Reneau Z. Peurifoy
Frei von Angst – ein Leben lang

Aus dem Programm Verlag Hans Huber
Psychologie Sachbuch

HUBER

Im Verlag Hans Huber ist außerdem erschienen:

Reneau Z. Peurifoy
Angst, Panik und Phobien
Aus dem Englischen übersetzt von Irmela Erckenbrecht
Ein Selbsthilfe-Programm
376 Seiten (ISBN 978-3-456-84404-6)

Sven Barnow / Harald J. Freyberger /
Wolfgang Fischer / Michael Linden (Hrsg.)
Von Angst bis Zwang
Ein ABC der psychischen Störungen:
Formen, Ursachen und Behandlung
304 Seiten (ISBN 978-3-456-83985-1)

Claudia Herbert / Ann Wetmore
Wenn Albträume wahr werden
Traumatische Ereignisse verarbeiten und überwinden
Aus dem Englischen übersetzt von Irmela Erckenbrecht
203 Seiten (ISBN 978-3-456-84218-9)

Derrick Silove / Vijaya Manicavasagar
Wenn die Panik kommt
Ein Ratgeber
Aus dem Englischen übersetzt von Irmela Erckenbrecht
160 Seiten (ISBN 978-3-456-84303-2)

Reneau Z. Peurifoy

Frei von Angst – ein Leben lang

Hilfe zur Selbsthilfe

Aus dem Englischen übersetzt von Irmela Erckenbrecht

Ein Selbsthilfe-Programm

Verlag Hans Huber

Die amerikanische Originalausgabe dieses Buches ist 1997 in 1. Auflage
unter dem Titel "Overcoming Anxiety: From Short Term Fixes to Long-Term Recovery.
A Revolutionary Program for Creating Lifelong Freedom from Anxiety" bei
Owl Books, Henry Holt and Company, New York erschienen.

Lektorat: Monika Eginger
Herstellung: Daniel Berger
Umschlag: Atelier Mühlberg, Basel
Druck und buchbinderische Verarbeitung: AZ Druck und Datentechnik GmbH, Kempten
Printed in Germany

Bibliografische Information der Deutschen Bibliothek
Die Deutsche Bibliothek verzeichnet diese Publikation in der Deutschen Nationalbibliografie; detaillierte bibliografische Daten sind im Internet über http://dnb.d-nb.de abrufbar.

Anregungen und Zuschriften bitte an:
Verlag Hans Huber
Hogrefe AG
Länggass-Strasse 76
CH-3000 Bern 9
Tel: 0041 (0)31 300 4500
Fax: 0041 (0)31 300 4593

1. Auflage 2007

ISBN 978-3-456-84408-4

Vorbemerkung

Die in diesem Buch vorgestellten Methoden und Verfahren sind nicht als Ersatz für eine ärztliche oder psychotherapeutische Behandlung gedacht. Lassen Sie sich in allen gesundheitlichen Fragen auf jeden Fall von Ihrer Ärztin oder Ihrem Arzt beraten – insbesondere dann, wenn körperliche Symptome vorliegen, die der Diagnose und medizinischen Betreuung bedürfen. Wenn Sie unter starken psychischen Symptomen leiden, ist die Konsultation einer erfahrenen Psychotherapeutin oder eines erfahrenen Psychotherapeuten unbedingt empfehlenswert.

Inhalt

Vorwort

Als ich 1988 die Arbeit an meinem ersten Buch «Angst, Panik und Phobien» abschloss, war ich der erste, der auf einem landesweiten Kongress zum Thema Angsttherapie einen integrierten, «multimodalen» Behandlungsansatz vorstellte. In den Folgejahren entwickelte sich dieser Ansatz zur Standardbehandlung für Menschen mit Angstproblemen, und «Angst, Panik und Phobien» wurde sowohl bei den Betroffenen als auch bei behandelnden Einrichtungen, Therapeutinnen und Therapeuten sowie Selbsthilfegruppen nicht nur in den USA, sondern auch in Europa zu einem viel gelesenen Buch.

Als ich es für eine neue, aktualisierte Ausgabe überarbeitete, wurde mir klar, dass es tatsächlich eine gute Grundlage bildet, mir inzwischen aber nicht mehr weit genug ging. In vielen Gesprächen mit Behandelnden und Selbsthilfegruppen war mir zunehmend bewusst geworden, dass die empfohlenen Behandlungsmodelle zwar eine Erleichterung von Angstsymptomen bringen, in der Regel aber nicht weiterführen. Wie viele andere Therapeutinnen und Therapeuten konzentrierte ich mich in meiner eigenen Praxis inzwischen mehr und mehr darauf, von Angstproblemen betroffenen Menschen über die ersten Phasen der Symptomkontrolle hinaus zu einer langfristigen Genesung zu verhelfen.

Infolge dieser Überlegungen begann ich 1993 mit den ersten Arbeiten an dem jetzt vorliegenden Buch. Mein Ziel war es, über mein erstes Buch hinauszugehen, neue Gebiete zu erschließen und Menschen, die unter Angstproblemen leiden, einen Weg zu weisen, der sie zu einer langfristigen Genesung führt. Nachdem ich eine erste Gliederung erstellt und vier Kapitel entworfen hatte, musste ich die Arbeit für anderthalb Jahre unterbrechen, um mich einem anderen Projekt zu widmen. Diese Pause half mir, die bis dahin nur grob umrissenen Ideen in der Zusammenarbeit mit zahlreichen Klientinnen und Klienten weiterzuentwickeln. Das Buch hat dadurch an Reife gewinnen können.

Weil es in diesem Buch darum geht, langfristige Genesung zu erlangen und die «Botschaften» hinter der Angst zu erkennen, werden die Grundlagen der Symptomkontrolle nur in vereinfachter Form vorgestellt. Leserinnen und Leser, die noch damit beschäftigt sind, ihre Symptome unter Kontrolle zu bringen und deshalb ausführlichere Erklärungen wünschen, sei die Lektüre meines ersten Buches, «Angst, Panik und Phobien» empfohlen.

Ich hoffe sehr, dass die Kämpfe und Siege der in diesem Buch beschriebenen Menschen Ihnen helfen werden, ein erfüllteres und zufriedenstellenderes Leben zu führen. Wenn Sie sich die Zeit nehmen, dem Beispiel dieser Menschen zu folgen, bin ich fest davon überzeugt, dass auch Sie in Ihrem Kampf mit der Angst Erfolg haben und eine langfristige Genesung erlangen werden.

Danksagung

Ohne die vielen Menschen, die mir ihre Probleme anvertrauten, wäre dieses Buch nicht möglich gewesen. Ich danke ihnen aufrichtig für all die Einsichten, die sie mir dadurch vermittelt haben, und die Hilfe, die unsere gemeinsame Arbeit den Leserinnen und Lesern dieses Buches geben wird.

Außerdem danke ich Laura DaLanni, Sandra Festian, Nancy Flocchini, Jane Hoff, John Marzo, Lynn Maguire, Debbie Roth und Kay Stathacopoulos, die den ersten Entwurf durchsahen und viele Vorschläge für Ergänzungen und Änderungen machten. Alissyn Link las den zweiten Entwurf und half mir, ihn in seine letzte Form zu bringen.

Zu Dank verpflichtet bin ich auch Rita Clark, die mir zwei der oben genannten «Probeleser» empfahl, und Shirley Green, die sich über die Jahre als große Quelle der Ermutigung erwies. Barbara-J. Zitwer, meine Agentin, glaubte schon in den Anfangsjahren an meine Arbeit, als ich noch darum kämpfte, sie an die Öffentlichkeit zu tragen, und hat mich immer wieder ermutigt und motiviert. Auch Jenny Dolan, meine Lektorin bei Henry Holt, leistete hervorragende Arbeit. Durch ihre Sorgfalt konnten so manche Unstimmigkeiten im Text geklärt und viele Abschnitte stark verbessert werden. An der Betreuung des Projektes durch den Verlag waren außerdem Brian Oettel und später auch Amy Rosenthal beteiligt.

Auf jeden Fall danken möchte ich meiner Frau Michiyo, die mir geduldig zur Seite stand, während ich die Erfahrung und das Wissen erwarb, um dieses Buch schreiben zu können.

Schließlich danke ich meinen Eltern. Ohne sie wäre ich nicht der, der ich heute bin. Ihnen soll dieses Buch gewidmet sein.

1 Eine neue Sichtweise auf die Angst

Seit meiner ersten Beschäftigung mit der Behandlung von Angstproblemen im Jahre 1981 gab es hinsichtlich der Ursachen und Behandlungsmöglichkeiten solcher Probleme eine wahre Wissensexplosion. Heute gibt es eine Flut von Büchern, Audio- und Videokassetten, die Programme zur Überwindung von Angstproblemen beschreiben, sowie eine zunehmende Anzahl von Behandlungszentren und psychotherapeutischen Praxen, die sich auf die Behandlung von Angstproblemen spezialisiert haben. Inmitten all dieser guten Nachrichten gibt es einen negativen Aspekt, der oft übersehen wird: Forschungsarbeiten zeigen, dass die derzeit verwendeten Behandlungsansätze rasch helfen und Erleichterung bringen, als langfristige Lösungen jedoch häufig versagen.

Viele Menschen mit Angstproblemen, die sich in Therapie begeben oder ein Selbsthilfeprogramm durcharbeiten, erzielen damit gute Ergebnisse. Nach einem gewissen Zeitraum jedoch, der von wenigen Wochen bis zu vielen Jahren reichen kann, kehren die Symptome wieder. Bei einigen melden sie sich mit aller Macht zurück, führen zu lähmender Angst, Panikattacken und erneutem Vermeidungsverhalten. Bei anderen flackern sie in leichterer Form wieder auf oder nehmen andere Formen an, äußern sich z. B. durch übermäßige Sorgen oder starke Nervosität. Auch Vermeidungsverhaltensweisen oder nervöse Rituale, die sich von denen unterscheiden, die die früheren Angstprobleme begleiteten, sind möglich.

Außerdem gibt es Menschen, die Bücher lesen und Selbsthilfeprogramm durcharbeiten und dennoch nie die Erleichterung finden, nach der sie dringlich suchen. Ihre ursprünglich intensiven Symptome sind möglicherweise gelindert, doch erleben sie grundsätzlich auch weiterhin deutliche Angstgefühle. Wenn Angstsymptome wiederkehren oder nie ganz gelöst werden, kann dies zu Gefühlen des Versagens, der Wut, der Verwirrung und der Depression führen.

Mit diesem Buch möchte ich deshalb bei der Entwicklung von Lösungen den nächsten Schritt gehen und zeigen, wie man über die kurzfristige Erleichterung hinaus eine langfristige Genesung erlangen kann. Beim

Durcharbeiten der einzelnen Kapitel werden Sie drei Menschen kennen lernen, die diesen Weg mit mir gegangen sind, die lähmenden Auswirkungen starker Angstgefühle bekämpft und gewonnen haben. Dieser Kampf war weder leicht noch schnell vorüber. Am Ende erlangten alle drei jedoch eine langfristige Genesung. Beim Lesen der Beschreibungen werden Sie viel Neues über sich erfahren, viele neue Fähigkeiten dazugewinnen und eine neue Sichtweise auf die Angst entwickeln.

Eines der zentralen Leitmotive dieses Buches lautet, dass die Angst nur ein «Bote» ist, der Ihnen sagen will, dass Sie ein wichtiges Lebensthema angehen müssen. Manchmal entwickeln sich Angstsymptome, weil man sich von mehreren, gleichzeitig auftretenden Problemen überfordert fühlt, z. B. Probleme mit der Gesundheit, dem Geld, den Kindern oder bei der Arbeit hat. Angst kann aber auch mit Beziehungsproblemen zusammenhängen (also mit Ihrer Fähigkeit, Bindungen einzugehen und anderen Vertrauen entgegen zu bringen) oder mit den so genannten «existenziellen» Fragen des Lebens verbunden sein (also damit, welche Antworten Sie auf die Fragen finden: «Was ist der Sinn des Lebens?» und: «Wie finde ich Glück?»).

Zweck dieses Buches ist, Ihnen dabei zu helfen, die Botschaft zu verstehen, die Ihre Symptome Ihnen überbringen wollen. Allzu oft versteift man sich so auf die Symptome der Angst (den Boten), dass man die Botschaft völlig übersieht. Lernt man jedoch, die Botschaft zu erkennen, vermindern sich auch die Gefühle der Scham und Demoralisierung, die leicht entstehen können, wenn man sich ganz auf das Ausmerzen der Symptome konzentriert. Gleichzeitig ist es der Schlüssel zu dem, was ich «langfristige Genesung» nenne.

Hat man diese Sichtweise erst einmal akzeptiert, verschiebt sich das Ziel von der *Abwesenheit* der Angst auf den positiven *Umgang* mit der Angst. Dies ist ein vernünftigeres Ziel. Richtet sich die Aufmerksamkeit auf die Botschaft (die tiefer liegenden Themen, die zur Angst führen) anstatt auf den Boten (die Symptome), wird langfristige Genesung möglich.

Was ist langfristige Genesung?

Langfristige Genesung ist das letzte Stadium des *Prozesses,* den Menschen bei der Überwindung ihrer Angst durchlaufen. Im Laufe dieses Prozesses erreichen sie eine zunehmend höhere Ebene der Genesung. Aus Gründen der Einfachheit habe ich die Genesung in die folgenden drei grundlegenden Ebenen unterteilt.

Ebene 1: Grundlegende Symptomkontrolle

Auf dieser Ebene der Genesung konzentriert sich die betroffene Person darauf, die Symptome in den Griff zu bekommen. Bei neuen Klientinnen und Klienten liegt hier stets auch mein erster Schwerpunkt der Behandlung. Solange die Symptome stark sind, ist das Interesse an langfristigen Antworten eher klein. Der große Leidensdruck nährt den Wunsch nach rascher Erleichterung, am besten *sofort*!

Am Ende dieses Stadiums wird erfreulicherweise eine deutliche Verbesserung erlebt. Anstelle intensiver Angstsymptome treten nur noch gelegentliche Episoden mit Angst- oder Panikgefühlen auf, und in der Regel kann zumindest die Hälfte der Alltagssituationen, die vorher stark angstbesetzt waren, ohne allzu große Mühe gemeistert werden.

Wer am Ende dieses Stadiums steht, hat auch ein gutes Verständnis der Angstmechanismen gewonnen sowie eine große Breite von Bewältigungsstrategien im Umgang mit den Symptomen entwickelt. Er ist nicht mehr *hyper*-wachsam, immer auf der Hut vor einer Wiederkehr der Symptome, und die ständige Selbstbeobachtung hat nachgelassen. Bei vielen spielen Medikamente beim Umgang mit den Symptomen noch eine wichtige Rolle.

Ebene 2: Fortgeschrittene Symptomkontrolle

Auf dieser Ebene der Genesung gewinnt die betroffene Person größeres Zutrauen und ist dadurch in der Lage, die meisten, wenn auch nicht alle Vermeidungsverhaltensweisen aufzugeben. Intensive Angstepisoden sind jetzt selten. In einem gewissen Maße ist die betroffene Person inzwischen auch mit den Aspekten ihrer Persönlichkeit ins Reine gekommen, die zu den Angstproblemen beitragen können. Das Gleiche gilt für eine möglicherweise vorhandene genetische Prädisposition. Die Person ist an dem Punkt angekommen, an dem sie ihr Verhalten nicht mehr von den Symptomen beeinträchtigen lässt. Sie weiß, wie sie den Angst-Panik-Kreislauf vermeiden und ihre verschiedenen Bewältigungsstrategien effektiv einsetzen kann. Es liegt auch ein gewisses Verständnis dafür vor, dass Angstsymptome Boten sind.

Wer sich im vorherigen Stadium noch auf Medikamente verlassen hat, nimmt jetzt entweder gar keine Medikamente mehr oder setzt sie nur noch in deutlich geringer Dosis ein bzw. hebt sie sich für Situationen auf, die als besonders bedrohlich empfunden werden.

Auch wenn die «Angst vor der Angst» noch immer spürbar ist, besteht jetzt ein größeres Bewusstsein für die Angst auslösenden Mechanismen. Der Schwerpunkt der Aufmerksamkeit hat sich – zumindest teilweise – von den Symptomen zu den Ursachen der Angst verschoben. Weil das Verständnis der Zusammenhänge jedoch noch unvollständig ist, können immer wieder einmal Angstsymptome aufflackern. In dem Fall besteht die Tendenz, zu Ebene 1 zurückzukehren, die Gedanken wieder stark auf die Symptome zu richten und Vermeidungsverhalten zu entwickeln.

Ebene 3: Langfristige Genesung

Auf dieser Ebene der Genesung nimmt die betroffene Person Angst ganz anders wahr als auf den ersten beiden Ebenen. Angst gilt nicht mehr als etwas, das es um jeden Preis zu vermeiden gilt, sondern als natürlicher Teil des Lebens. Wer sich in diesem Stadium befindet, erkennt, welche Themen bei ihm mit Angstgefühlen verbunden sind, und versteht die Botschaften, die diese Gefühle ihm übermitteln wollen. Er weiß, dass stärkere Angstgefühle *zu erwarten sind*, wenn zentrale Lebensthemen ins Spiel kommen, und konzentriert sich deshalb eher auf die Angst auslösenden Ursachen als auf die Symptome. Dies wiederum erlaubt ihm, Angstgefühle auszuhalten, ohne die Verzweiflung zu verspüren oder die Eskalation zu erleben, die für die frühen Angsterfahrungen auf der ersten Ebene typisch waren. Wer sich bei der Symptomkontrolle bisher auch auf Medikamente stützte, stellt auf dieser Ebene fest, dass er sie nicht länger braucht.

Halten Sie vor dem Weiterlesen einen Moment lang inne, um zu überlegen, welche der oben beschriebenen Ebenen Ihren derzeitigen Zustand am besten trifft. Falls dies das erste Buch zum Thema Angst ist, das Sie in den Händen halten, sind Sie vielleicht noch in der ersten intensiven Symptomatik befangen und müssen zunächst versuchen, sich mit pragmatischen Techniken Erleichterung zu verschaffen. Wenn Sie seit Jahren gegen Ihre Angst ankämpfen, haben Sie wahrscheinlich schon mehrere

Bücher gelesen, Selbsthilfeprogramme durchgearbeitet oder Therapeutinnen und Therapeuten aufgesucht. In diesem Fall kann es sein, dass sie zwischen der ersten und der zweiten Ebene hin und her pendeln. Mein Ziel ist es, Ihnen das Wissen und die Fähigkeiten an die Hand zu geben, die Sie brauchen, um über die ersten beiden Ebenen hinauszukommen und zu einer langfristigen Genesung zu gelangen.

Wie Sie das Beste aus dem Programm machen

Dieses Buch ist als *Arbeitsbuch* gedacht. Um das Beste daraus zu machen, sollten Sie es deshalb langsam durchlesen. Ich schlage vor, dass Sie mindestens eine Woche bei jedem Kapitel verweilen und von den praktischen Übungen so viele wie möglich durchführen. Zwar ist es am besten, das Buch systematisch durchzuarbeiten, doch können manche Menschen es einfach nicht abwarten zu erfahren, was in den einzelnen Kapiteln steht. Falls es Ihnen auch so geht, lesen Sie ruhig in einem ersten Durchgang das gesamte Buch durch, um einen allgemeinen Eindruck davon zu gewinnen, welche Themen es abdeckt. Anschließend gehen Sie das Buch dann noch einmal langsam durch.

Um die in diesem Kapitel beschriebene langfristige Genesung zu erreichen, ist mehr als nur ein allgemeines Verständnis der Inhalte notwendig. Ziel ist es, die in den einzelnen Kapiteln vorgestellten Informationen und Fähigkeiten so zu verinnerlichen, dass sie zu einem natürlichen Teil Ihres Verhaltens werden, sich mit der Zeit also ganz automatisch einstellen. Den praktischen Übungen kommt in diesem Prozess eine Schlüsselrolle zu. Je mehr Zeit und Energie Sie auf sie verwenden, desto erfolgreicher werden Sie sein.

Planen Sie ab dem nächsten Kapitel jeweils eine Woche pro Kapitel ein, ehe Sie zum nächsten übergehen. Beginnen Sie damit, die Überschriften zu lesen, um sich einen ersten Überblick zu verschaffen. Anschließend können Sie dann das gesamte Kapitel in Ihrer üblichen Lesegeschwindigkeit durchgehen. Am besten ist es, jedes Kapitel mindestens dreimal durchzulesen – bei Bedarf auch öfter, wenn Ihnen die jeweiligen Informationen kompliziert erscheinen. Beim zweiten und dritten Lesen wird sich Ihr Verständnis vertiefen, und möglicherweise werden sich Aspekte auftun, die Sie beim ersten Lesen übersehen haben.

Hin und wieder kann es sein, dass Sie gut mehr als eine Woche mit einem Kapitel verbringen könnten. Gründlichkeit ist wichtig – aber ebenso wichtig ist es, den eigenen Schwung nicht zu verlieren. Bleiben Sie deshalb nicht länger als zwei Wochen bei einem Kapitel und setzen Sie dabei so viele der praktischen Übungen um wie möglich. Wenn Sie mit dem Programm ganz durch sind, können Sie noch einmal zu den Bereichen zurückkehren, bei denen Sie das Gefühl haben, dass eine intensivere Beschäftigung nötig ist.

Dies mag nach viel Arbeit klingen, und das ist es sicher auch. Vergessen Sie aber nicht, dass es Ihr ganzes bisheriges Leben lang gedauert hat, die Verhaltensweisen und Denkmuster zu entwickeln, die zu Ihrer jetzigen Situation geführt haben. Sicherlich wird es Zeit, Energie und viel Engagement erfordern, neue Denk- und Verhaltensweisen zu erlernen. Doch wenn Sie dieses Buch auf die beschriebene Weise durcharbeiten, stehen Ihre Erfolgschancen sehr gut.

Zusammenfassung der Schlüsselideen

1. Angst ist ein normaler Teil des Lebens. Sie ist ein «Bote», der meldet, dass ein zu lösendes Problem vorliegt. Je stärker die Angst, desto wichtiger das Problem. Menschen mit starker Angst haben oft grundlegende Lebensprobleme, die sie nicht ausreichend verarbeitet haben.
2. Bei einer langfristigen Genesung geht es nicht darum, gar keine Angst mehr zu haben. Entscheidend ist, mit der Angst richtig umzugehen.
3. Es gibt verschiedene Ebenen der Genesung. Viele Menschen bleiben auf der ersten oder zweiten Ebene stehen bzw. schwanken zwischen der ersten und zweiten Ebene hin und her.
4. Wer eine langfristige Genesung erreicht, nimmt Angst anders wahr als Menschen, die auf der ersten oder zweiten Ebene der Genesung stehen bleiben. Wenn Angst auftritt, richtet er seine Anstrengung sofort darauf, die Botschaft zu verstehen und effektiv darauf zu reagieren. Deshalb kann er selbst intensive Angst erleben, ohne dabei die Verzweiflung und die Eskalation der Symptome zu verspüren, wie sie beim ersten Auftreten von Angstproblemen typisch waren.
5. Auch Sie können langfristig genesen, wenn Sie das in diesem Buch vorgestellte Programm langsam und systematisch durcharbeiten.

Praktische Übungen zu Kapitel 1

Das Beste aus den Übungen machen

Am Ende jedes Kapitels finden Sie eine Reihe von Übungen, die sich auf dem Weg zur langfristigen Genesung als hilfreich erwiesen haben. Einige von ihnen vermitteln möglicherweise Informationen oder Fähigkeiten, die bereits zu Ihrem üblichen Denk- und Verhaltensrepertoire gehören. Ebenso gut kann es aber auch sein, dass der Inhalt einiger Übungen Ihnen peinlich, unangenehm oder besonders schwierig erscheint. All dies ist möglich, weil das Programm so ausgelegt wurde, dass es die Bedürfnisse vieler Menschen erfüllt, und weil Sie mit Ihren ganz persönlichen Schwächen und Stärken einzigartig sind. Verwenden Sie weniger Zeit auf die Übungen, die Sie einfach finden, und mehr Zeit auf andere Übungen, die Ihnen schwerer fallen.

Übungen, die Ihnen leicht erscheinen, betreffen wahrscheinlich Fähigkeiten, die Sie bereits in anderen Zusammenhängen erlernt haben, und Vorstellungen, die bei Ihnen bereits verinnerlicht sind. Fallen Ihnen Übungen dagegen besonders schwer, drehen sie sich wahrscheinlich um Dinge, die Ihnen neu sind oder die Sie bisher nicht meistern konnten. Genau diese Übungen sind jedoch für Sie am wichtigsten. Nur wenn eine bestimmte Übung großen Stress oder gar Angst auslöst, können Sie daraus schließen, dass Sie für diese Übung noch nicht bereit sind. Überspringen Sie sie und gehen Sie zu Übungen über, die Ihnen weniger schwer fallen. Später kehren Sie dann zu der mit Stress verbundenen Übung zurück. Möglicherweise werden Sie feststellen, dass sie Ihnen nicht so schwer fällt wie beim ersten Versuch.

Einer der Schlüssel zu einer langfristigen Genesung besteht in der Fähigkeit zu verstehen, welche Botschaft Ihnen Ihre Symptome übermitteln wollen. Diese Fähigkeit zu entwickeln kann manchmal schwierig sein. Machen Sie in jedem Fall alle Übungen, auch wenn eine bestimmte Übung nicht so aussehen mag, als ob sie auf Sie zutreffen könnte. Es kann sein, dass Sie von den Ergebnissen überrascht sind.

Niemand kann genau sagen, wie lange es in Ihrem Fall dauern wird, bis Sie eine langfristige Genesung erreicht haben. Dies hängt sowohl von Ihrer genetischen Veranlagung und Ihrer Persönlichkeit ab als auch von der Komplexität und Schwere Ihrer Probleme sowie Ihren gegenwärtigen Lebensumständen. Außerdem sollte man sich klar machen, dass man in der Regel erst dann merkt, dass man eine langfristige Genesung erzielt hat, wenn man schon eine ganze Weile frei von Angst ist. Persönliches

Wachstum folgt eigenen, schwer vorauszusagenden Gesetzen. Wenn Sie sich jedoch fest vornehmen, dieses Buch so einzusetzen, wie es vorgesehen ist – sich die Texte sorgfältig durchlesen und in Ihrem Leben so viele Anregungen umsetzen wie möglich (auch wenn Ihnen der eine oder andere Vorschlag albern erscheinen mag und Sie vielleicht nicht wirklich verstehen, was er zu bedeuten hat) –, ist die Wahrscheinlichkeit, dass Sie Erfolg haben werden, ziemlich groß.

Legen Sie eine regelmäßige Übungszeit fest

Behalten Sie bei der Arbeit mit diesem Buch stets im Hinterkopf, dass es sich um ein *Selbst*hilfeprogramm handelt. Das heißt, Sie müssen die Durchführung des Programms selbst organisieren. Legen Sie deshalb am besten gleich zu Beginn eine Tageszeit fest, zu der Sie sich den Übungen am Ende der Kapitel widmen, und räumen Sie dieser Übungszeit eine ebenso große Bedeutung bei wie Ihren regelmäßigen Mahlzeiten. Falls Sie einen Terminkalender führen, tragen Sie die Übungszeiten ein. Regelmäßiges und geplantes Üben hilft Ihnen dabei, den üblichen Fehler zu vermeiden, nämlich nur dann etwas zu unternehmen, wenn Sie gerade starke Angstgefühle verspüren. Halten Sie sich an die «Gute Tage-Regel»: *Den größten Fortschritt erzielen Sie, wenn Sie sich gut fühlen und Ihr Leben glatt verläuft.* An guten Tagen ist es am einfachsten, sich selbst möglichst objektiv zu sehen und die in den Kapiteln aufgeführten Übungen durchzuführen. Gleichzeitig ist es aber auch die Zeit, in der Sie am wenigsten motiviert sind. Doch selbst wenn der Leidensdruck an guten Tagen eher gering ist: Machen Sie die Übungen trotzdem. Wenn Sie entspannt und nicht von Angstgefühlen beeinträchtigt sind, ist es am leichtesten, an Fertigkeiten und Verständnis das zu entwickeln, was Sie brauchen, um eine langfristige Genesung zu erlangen.

Schreiben Sie eine kurze Erklärung Ihrer jetzigen Situation

Verfassen Sie, ehe Sie zum nächsten Kapitel übergehen, eine kurze schriftliche Erklärung, wieso es Ihrer Meinung nach zu Ihren Symptomen gekommen ist und warum sie Ihnen weiterhin Probleme machen. Diese Erklärung kann ein, zwei Sätze oder eine ganze Seite umfassen. Bewahren Sie sie auf, damit Sie später darauf zurückkommen können.

Erwägen Sie eine Psychotherapie

Viele Menschen haben ihre Angstprobleme allein mit Hilfe des vorliegenden Programms überwinden können – also auch ohne die Hilfe einer Psychotherapeutin oder eines Psychotherapeuten. Andere fanden es am besten, das Programm in Verbindung mit einer Psychotherapie durchzuarbeiten. Wenn Sie große Schwierigkeiten haben, mit dem täglichen Leben zurechtzukommen, suchen Sie sich eine Psychotherapeutin oder einen Psychotherapeuten, die/der mit der Behandlung von Angstproblemen Erfahrung hat. Hinweise und Adressen dazu finden Sie in Anhang 2.

Suchen Sie sich eine Mitstreiterin oder einen Mitstreiter

Auch wenn es möglich ist, dieses Buch allein durchzuarbeiten, finden viele es hilfreich, es gemeinsam mit einer Person Ihres Vertrauens zu tun. Diese Person braucht nicht selbst unter Angstproblemen zu leiden – viel wichtiger ist, dass Sie sich gut verstehen und einander vertrauen. Indem Sie die einzelnen Lektionen mit einem anderen Menschen durchsprechen, vertiefen Sie Ihr eigenes Verständnis des dargestellten Stoffes. Dieser andere Mensch kann Sie außerdem auf Dinge hinweisen, die Sie allein vielleicht übersehen hätten.

Erwägen Sie die Teilnahme an einer Selbsthilfegruppe

Viele Menschen empfinden die Teilnahme an einer Selbsthilfegruppe als ausgesprochen hilfreich. Eine gut geführte Selbsthilfegruppe bietet die Vorteile einer Mitstreiterin oder eines Mitstreiters multipliziert mit der Anzahl der Mitglieder in der Gruppe. Hinweise und Adressen finden Sie in Anhang 3.

Ein Wort zu Medikamenten

Die meisten Klientinnen und Klienten, die sich in Therapie begeben, suchen nach einer raschen und einfachen Lösung, die sie wieder dahin bringt, wo sie waren, ehe es zu den belastenden Symptomen kam. Dies ist eine ganz normale Reaktion und erklärt, warum Menschen mit Angstproblemen so häufig zu Medikamenten greifen. Um dieser Nachfrage gerecht zu werden, ist eine große Bandbreite von Medikamenten zur Linderung von Angstsymptomen entwickelt worden. Tatsächlich können diese Medikamente hilfreich sein, wenn es darum geht, eine Person zu stabilisieren, die sich außer Kontrolle fühlt – trotzdem sind sie in der Regel keine langfristige Lösung. Etwa die Hälfte der Menschen, die meine Praxis aufsuchen, haben vorher schon Medikamente verschrieben bekommen und auch regelmäßig eingenommen. Die andere Hälfte nimmt entweder keine Medikamente oder nimmt sie nur «nach Bedarf». Von den drei in diesem Buch beschriebenen Klientinnen und Klienten griff Mary «bei Bedarf» zu einem Beruhigungsmittel, Robert nahm regelmäßig Medikamente ein, und Kimberly hatte Medikamente ausprobiert, aber unter den Nebenwirkungen gelitten und sie deshalb wieder abgesetzt.

Ich sagte den dreien, was ich allen meinen Klientinnen und Klienten sage: «Wenn Sie Medikamente einnehmen, sollten Sie dies vorerst auch weiterhin tun.» Die meisten meiner Klientinnen und Klienten verspüren eine Abneigung gegen die Einnahme von Medikamenten, doch ist es wichtig, solange bei einem verschriebenen Medikament zu bleiben, bis man das Gefühl hat, grundlegende Fähigkeiten hinzugewonnen zu haben, und bereit ist, die Dosis zu reduzieren. Wenn Sie ein Medikament absetzen wollen, besprechen Sie dies auf jeden Fall mit der Ärztin oder dem Arzt, die/der es Ihnen verschrieben hat, und vermindern Sie die Dosis ganz allmählich. *Wenn Sie ein Medikament eine Weile lang regelmäßig eingenommen haben, kann ein plötzliches Absetzen zu einem verstärkten Auftreten von Symptomen führen oder andere negative Auswirkungen haben.*

Wenn Sie keine Medikamente nehmen und in Ihrem Alltag einigermaßen zurechtkommen, sollten Sie dabei bleiben und schauen, was Sie mit den in diesem Buch vermittelten Fähigkeiten erreichen können. Wenn Ihre Symptome es Ihnen schwer machen, Ihren Alltag zu meistern, können Medikamente Ihnen helfen, die Symptome so zu reduzieren, dass Sie besser zurechtkommen, während Sie dieses Buch durcharbeiten. Wenn Sie es mit einer begleitenden medikamentösen Behandlung versuchen wollen, empfehle ich Ihnen, eher zu einer Psychiaterin oder einem Psychiater zu gehen als zu einer Hausärztin oder einem Hausarzt. Psychiaterinnen und Psychiater sind auf den Einsatz von Psychopharmaka (also von Medikamenten, die emotionale und mentale Prozesse beeinflussen können) spezialisiert und können die Medikation auch eher anpassen, falls es zu Nebenwirkungen kommt. Wie immer, wenn es darum geht, eine geeignete Ärztin oder einen geeigneten Arzt zu finden, suchen Sie jemanden, der Ihnen aufmerksam zuhört. Die Hinweise für die Therapeutensuche in Anhang 2 gelten auch für die Suche nach einer Psychiaterin oder einem Psychiater.

Eine wichtige Ausnahme für die obigen allgemeinen Hinweise ist die Zwangsstörung. Da diese Störung eine starke biologische Komponente hat, sind Medikamente häufig hilfreich, wenn sie *in Verbindung* mit einem kognitiv-verhaltenstherapeutischen Ansatz eingesetzt werden, wie er in diesem Buch beschrieben wird.

Ein Wort an die Partnerinnen und Partner oder anderen wichtigen Bezugspersonen von Menschen mit Angstproblemen

Partnerinnen und Partnern oder anderen wichtigen Bezugspersonen von Menschen mit Angstproblemen empfehle ich ausdrücklich, sich fachlich über Angststörungen zu informieren. Leider sind oft auch eigene Gefühle wie Angst oder Wut im Spiel. Dahinter steht manchmal die heimliche Befürchtung, die Beziehung könnte zu Ende gehen, wenn es der betroffenen Person besser geht und sie unabhängiger wird. In anderen Fällen haben Partnerinnen und Partner oder andere wichtige Bezugspersonen selbst mit Problemen zu kämpfen, die von ihrem Wesen her denen der betroffenen Person nicht unähnlich sind. Oder es steckt einfach Unwissenheit über die Ursachen und Ausprägungen von Angstproblemen dahinter, was dann häufig zu oberflächlichen Ratschlägen führt (z. B. die betroffene Person solle nicht so «albern» oder «kindisch» sein und sich endlich «zusammenreißen»). All dies kann mit sich bringen, dass Partnerinnen und Partner oder andere wichtige Bezugspersonen von Menschen mit Angstproblemen sich zurückziehen, die Probleme ignorieren oder mit aller Macht versuchen, die Situation mit allzu einfachen und oberflächlichen Vorschlägen zu «lösen». All dies kann die Beziehung schwächen und bei der betroffenen Person zu Wut und Verbitterung führen.

Wenn Sie sich kundig machen, werden Sie womöglich feststellen, dass Sie sich in Ihrem Leben mit vielen Problemen auseinander setzen müssen, die denen der betroffenen Person gar nicht so unähnlich sind. In einem solchen Fall kann es sehr hilfreich sein, sich offen über diese Entdeckung auszusprechen. Auch Sie können mit Sicherheit für Ihr eigenes Leben davon profitieren. Am besten wäre natürlich, wenn Sie sich der betroffenen Person als Mitstreiterin oder Mitstreiter für dieses Selbsthilfeprogramm zur Verfügung stellen würden. Falls Ihre Persönlichkeit oder Ihre Beziehung zu der betroffenen Person dies erschweren sollte, können Sie zumindest dieses Buch lesen und anschließend mit der betroffenen Person besprechen, was Sie daraus gelernt haben.

Viel spricht dafür, dass auch Sie die empfohlenen Übungen machen und über die Abschnitte des Buches sprechen, die von Problemen handeln, mit denen Sie selbst zu kämpfen haben. So könnten Sie z. B. beim Durcharbeiten von Kapitel 2 Ihr eigenes Genogramm erstellen oder nach der Lektüre von Kapitel 4 Kernüberzeugungen und Assoziationen benennen, die Ihnen immer wieder zu schaffen machen. Da vieles von dem, was in diesem Buch steht, auf alle Menschen zutrifft, werden Sie aller Wahrscheinlichkeit feststellen, dass Sie mit der betroffenen Person vieles teilen, von dem Sie bisher noch gar nichts wussten. Das Buch auf diese Weise durchzuarbeiten gibt Ihnen eine wunderbare Möglichkeit, die betroffene Person zu unterstützen, und wird Sie beide einander umso näher bringen.

2 Die Spuren der Kindheit

In diesem Kapitel werden Sie Mary, Robert und Kimberly kennen lernen. Alle drei haben mit Angstproblemen kämpfen müssen, letztlich aber eine langfristige Genesung erzielt. Der Weg, den sie dabei gegangen sind, ähnelt dem der meisten meiner Klientinnen und Klienten, unabhängig von der jeweiligen Diagnose. Auch wenn Ihre Lebensprobleme sich von den beschriebenen möglicherweise unterscheiden, werden Sie wahrscheinlich in vielen Bereichen an Ihre eigene Lebensgeschichte erinnert werden. Auch wenn dies nicht gleich auf den ersten Blick sichtbar werden sollte, lassen sich aus diesen Fallbeispielen Prinzipien für den Umgang mit der Angst ableiten, die Sie auf Ihr eigenes Leben übertragen können.

Die Beschreibungen der drei Fallbeispiele sind in vier Abschnitte unterteilt: Der erste Abschnitt enthält ein kurzes Personenprofil mit der Beschreibung der jeweiligen Ausgangsschwierigkeiten. Darauf folgt ein *Genogramm*, also eine grafische Darstellung der Herkunftsfamilie. Die Kästchen in dieser Darstellung stehen für männliche, die Kreise für weibliche Familienmitglieder. Eine waagerechte gerade Linie zeigt eine Heirat, eine waagerechte Zickzacklinie (wie in Roberts und Kimberlys Familien) eine Scheidung an. Die senkrechten Linien, die zu Mary, Robert und Kimberly führen, sind etwas länger als die zu ihren Geschwistern; dies dient dazu, sie aus der Geschwisterreihe herauszuheben.

Mary ist das jüngste Kind, Robert und Kimberly sind jeweils die ältesten Kinder in der Geschwisterreihe. Neben den Eltern sollten andere Erwachsene, die in der Kindheit der betroffenen Person eine wichtige Rolle spielten, in das Genogramm aufgenommen werden. In Marys Fall waren dies ihre Großeltern und ihr Onkel mütterlicherseits, für Kimberly war der Stiefvater wichtig.

Jedem Genogramm folgen kurze Beschreibungen der erwachsenen Bezugspersonen sowie eine Reihe früher Erinnerungen aus der Kinder- und Jugendzeit.

Mary

Mary ist eine attraktive Frau Ende zwanzig. Sie ist mittelgroß und hat eine schlanke, sportliche Figur. Sie ist geschieden und arbeitet als Sekretärin in einer bundesstaatlichen Behörde. In unseren ersten Sitzungen gibt sie an, zwar nur gelegentlich «schlimme» Panikattacken zu haben, sich aber täglich ängstlich zu fühlen und sich ständig Sorgen zu machen. Mit diesen Problemen habe sie seit fast fünf Jahren zu kämpfen. Sie habe sich bereits therapeutisch beraten lassen und dadurch zunächst auch Erleichterung erfahren. In letzter Zeit seien ihre Symptome jedoch wieder schlimmer geworden. Seitdem könne sie sich nicht mehr allzu weit von ihrem Wohnort entfernen und auch nicht mehr ins Theater, ins Restaurant oder zu geselligen Zusammenkünften gehen, bei denen mehr als zwei oder drei Menschen versammelt seien.

Mary ist Langstreckenläuferin, traut sich aber nicht mehr, in der freien Natur zu trainieren, wie sie es früher so gern getan hat. Ihre Symptome hatten eingesetzt, als sie bei einem schweren Sturm mit dem Flugzeug unterwegs gewesen war. Als sie das nächste Mal verreiste, erlebte sie starke Angstgefühle. Danach kam es häufiger in allen möglichen Situationen zu Panikattacken. Diagnostiziert wurde bei ihr eine Panikstörung mit Agoraphobie.

Die Erwachsenen in Marys Kindheit

Mutter

Meine Mutter war Sekretärin in meiner Grundschule. Sie war sehr kritisch und immer ängstlich. Sie fuhr nicht im Dunkeln, und ich glaube, sie ist Alkoholikerin. Sie fängt am späten Nachmittag an, Wein zu nippen, und im Laufe des Abends wird es dann immer mehr. Als ich klein war, kam sie mir ziemlich distanziert vor, obwohl wir uns später, als ich älter wurde, etwas näher gekommen sind.

Vater

Mein Vater war Fernfahrer, also oft nicht zu Hause. Und meistens war er wegen irgendetwas wütend. Er selbst war ein Einzelkind gewesen, und ich glaube, deshalb war er ziemlich ichbezogen. Außerdem musste er immer

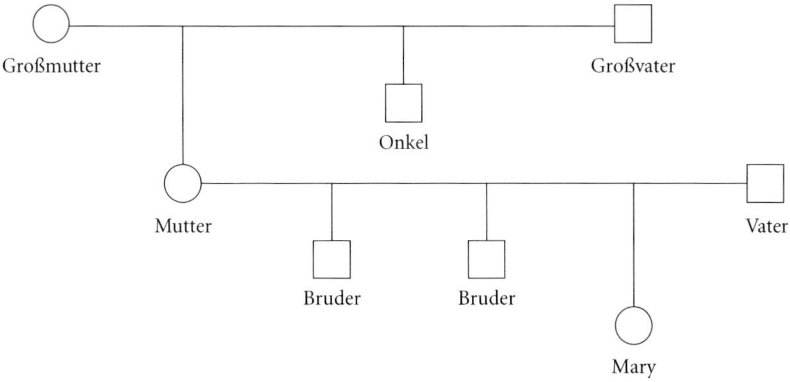

alles kontrollieren. Aber ich glaube, er war ein guter Vater. Ich weiß, dass er mich liebte, auch wenn er es nie gesagt hat, und er hat dafür gesorgt, dass wir immer alles hatten, was wir brauchten. Ich war seine «kleine Prinzessin» und konnte es kaum erwarten, bis er von seinen Fahrten nach Hause kam. Ich wollte es ihm unbedingt immer recht machen. Sonntags ging er mit uns in den Park spielen, das war für mich als Kind immer der Höhepunkt der Woche.

Großvater

Mein Großvater war mit Sicherheit Alkoholiker. Ich kannte ihn zwar nicht gut, aber nach allem, was ich gehört habe, hatte er große Schwierigkeiten. Er hat sich vergiftet. Leider hat er nicht genug Gift genommen, um schnell zu sterben, sodass er einen langen, qualvollen Tod erleiden musste. Er war immer sehr nervös gewesen. Ich habe gehört, dass er mit fünfzig mit dem Autofahren aufgehört hat. Er sagte, Autos wären einfach zu schnell für ihn.

Großmutter

Wie mein Großvater, war auch meine Großmutter immer im Hintergrund. Wir besuchten sie regelmäßig. Sie war dann immer gerade in der Küche beschäftigt oder putzte das Haus. Ich mochte sie, weil sie mich immer umarmte und mir etwas Süßes zusteckte.

Onkel

Mein Onkel kam gelegentlich vorbei. Ich weiß noch, dass wir immer essen gingen, wenn er kam. Das machte Spaß. Es wurde viel geredet und gelacht. Mein Vater schien ihn sehr gern zu mögen. Ich war immer stolz darauf, wenn ich sagen konnte: «Das ist mein Onkel Jake.»

Marys frühe Erinnerungen

Kindergarten- und Grundschulalter

In den ersten Wochen im Kindergarten hatte ich große Angst. Ich weiß nicht mehr, wieso es so war, aber aus irgendeinem Grund weigerte ich mich während meiner gesamten Kindergartenzeit, meine Schuhe zuzubinden. In der Grundschule dachte ich oft, meine Freundinnen würden über mich tuscheln und mich bemitleiden. Ich tat alles, um es meinen Lehrern recht zu machen. Ich fühlte mich ungeliebt und spielte oft mit fiktiven Freundinnen und Freunden. Ich erinnere mich, dass meine Mutter uns oft bestraft hat. Sie schlug uns auf den Po oder gab uns Ohrfeigen und stopfte mir Seife oder Tabascosauce in den Mund, wenn sie meinte, ich hätte «Widerworte» gegeben. Ich war eine «Heulsuse» und weinte beim geringsten Anlass los. Meine Brüder lachten mich deshalb häufig aus. Manchmal waren sie richtig gemein. Ich hatte das Gefühl, für meine Mutter eine Last zu sein, weil ich einmal hörte, wie sie sagte, ich sei «nicht geplant» gewesen. Wirklich sicher fühlte ich mich nur, wenn ich mich in der hintersten Ecke meines Kleiderschranks verkroch.

Unterstufenzeit

Ich wurde sportlich aktiv und stellte bald fest, dass dies ein Bereich war, in dem ich mich hervortun konnte. Leichtathletik gefiel mir besonders gut. Damals begann ich mit dem Laufen. Ich schloss Freundschaften, aber keine davon war sehr eng. Ich hatte immer das Gefühl, am Rand zu stehen und den anderen zuzuschauen. Die meiste Zeit verbrachte ich mit meinem Lauftraining und den Hausaufgaben. Dadurch war ich eine gute Schülerin.

Letzte Schuljahre

Die letzten Schuljahre brachten keine große Veränderung. Ich lief weiterhin, hatte Freundinnen und erste Verabredungen, aber immer das Gefühl, niemandem wirklich nahe kommen zu können.

Junges Erwachsenenalter

In den ersten Jahren lief meine Ehe recht gut. Ich war endlich glücklich und hatte das Gefühl, meine Nische gefunden zu haben. Als die Angstzustände kamen, ging es jedoch stetig bergab. Anfangs hat mein Mann noch versucht, mich zu verstehen und zu unterstützen. Nach einer Weile war es ihm, glaube ich, einfach zu viel mit meiner ständigen Ängstlichkeit und meinen Sorgen, und er beschloss, sich von mir zu trennen. Vor etwa zwei Jahren wurden wir geschieden. Da wir keine Kinder hatten, teilten wir einfach alles durch zwei und gingen getrennte Wege.

Robert

Robert war gerade vierzig geworden, als er das erste Mal zu mir kam. Er ist etwa ein Meter siebzig groß, zum zweiten Mal verheiratet und hat einen Sohn aus erster Ehe. Robert litt fast täglich unter starken Angstgefühlen. Als Abteilungsleiter stand er beruflich unter großem Druck und hatte große Mühe, jeden einzelnen Arbeitstag durchzustehen. Zu den Panikattacken und der ständigen Ängstlichkeit kamen ungewöhnliche Schluckprobleme, die ihn davon abhielten, irgendetwas anderes zu essen als Suppen oder Babybreie.

Robert berichtete, seine Symptome hätten vor etwa vier Jahren während einer Geschäftsreise eingesetzt. Er habe eine schwere Grippe gehabt und beim Essen in einem Restaurant so stark husten und würgen müssen, dass er dachte, er würde keine Luft mehr bekommen. Wegen der Panikattacken und des Vermeidungsverhaltens wurde bei ihm (wie bei Mary) eine Panikstörung mit Agoraphobie diagnostiziert. Da man keine medizinische Ursache für Roberts Schluckprobleme finden konnte und sie mit Stress zusammenzuhängen schienen, kam als zusätzliche, vorläufige Diagnose eine «Konversionsstörung» hinzu. Unter «Konversion» versteht man die Umwandlung eines verdrängten seelischen Konfliktes in ein kör-

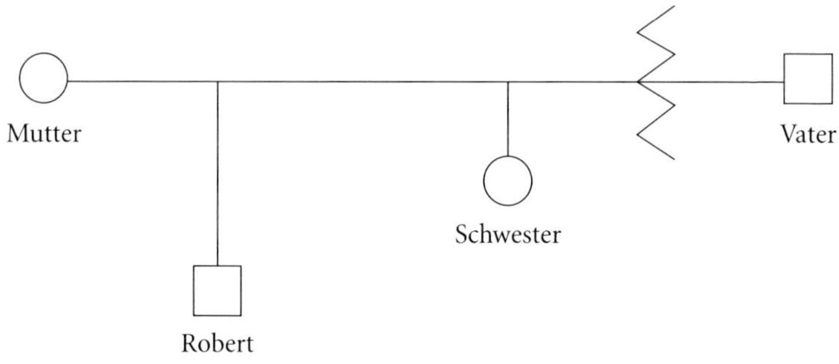

perliches Symptom – ein Symptom, das gewissermaßen den ursprünglichen inneren psychischen Konflikt symbolisiert.

In Roberts Genogramm zeigt die Zickzacklinie an, dass Roberts Eltern sich scheiden ließen, als er achtzehn war. Er hat eine jüngere Schwester.

Die Erwachsenen in Roberts Kindheit

Mutter

Meine Mutter stammte aus dem Ausland und heiratete meinen Vater, als er dort stationiert war. Sie war ein sehr emotionaler Mensch. Sie bekam manchmal heftige Wutausbrüche und beschimpfte mich oder andere Familienmitglieder, weil wir etwas getan hatten, das ihr nicht gefallen hatte. Bei anderen Gelegenheiten brach sie in Tränen aus. Als Kind hatte sie ein sehr hartes Leben geführt und auch keine richtige Ausbildung bekommen. Sie hatte eine starke negative Ausstrahlung. Uns Kindern stand sie emotional nicht sehr nah. Sie ging nicht arbeiten. Der Haushalt war der Mittelpunkt ihres Lebens. Als Kind kam sie mir immer vor wie Alice im Wunderland, weil sie in ihrer ganz eigenen, kleinen Welt zu leben schien und gar nicht mitbekam, was im Leben der Menschen um sie herum eigentlich los war. Unser Zuhause sah immer tadellos aus, und wir waren immer sauber und ordentlich angezogen. Von außen wirkten wir wahrscheinlich wie eine Musterfamilie; wir machten immer einen adretten Eindruck.

Vater

Mein Vater war Elektrotechniker. Er war Alkoholiker, trank jeden Abend vor dem Fernseher mehrere Flaschen Bier. Am Wochenende waren es zwei bis drei Sixpacks. Ständig schimpfte er, weil das Bier alle war. Er reagierte immer heftig und wurde oft auch gewalttätig. Mindestens einmal in der Woche gerieten er und meine Mutter in Streit, bis er auf sie einschlug. Manchmal schlug er auch uns. Alles sollte so laufen, wie er es wollte, sonst rastete er aus. Er hatte immer ganz genaue Vorstellungen davon, wie etwas «richtig» zu laufen hatte.

Roberts frühe Erinnerungen

Kindergarten und Grundschulzeit

Zu meinen frühesten Erinnerungen gehört, dass ich mich am Abendbrottisch plötzlich verschluckte und würgen musste. Ich dachte: «Ich muss aufpassen, dass niemand etwas merkt.» Mein Vater sah, dass ich Probleme hatte, klopfte mir auf den Rücken und half mir, den in meiner Kehle feststeckenden Brocken loszuwerden. Später sagte niemand mehr etwas dazu; alle aßen weiter, als ob nichts geschehen sei. Ich war nicht sehr glücklich als Kind. Irgendwie war ich immer angespannt. Abends hatte ich Angst davor, von meinem Vater geschlagen zu werden. Tagsüber wurde ich von stärkeren Mitschülern gehänselt und fürchtete, dass sie mich verprügeln würden. Ich war ein Schwächling und immer darauf bedacht, meine Gefühle zu verbergen. Als ich klein war, lebten wir noch im Ausland. Das erste Schuljahr verbrachte ich in Pakistan, danach kehrten wir vorübergehend in die USA zurück. Vom vierten Schuljahr an waren wir in Japan.

Unterstufenzeit

Das war eine schreckliche Zeit für mich. Ich war sehr klein, und mehrere größere Mitschüler machten sich einen Spaß daraus, mich zu drangsalieren und zu schlagen. Ich hatte nur wenige Freunde. Ich war ein durchschnittlicher Schüler, bekam Zweien und Dreien.

Letzte Schuljahre

Ich war der Kleinste in meiner Schule. Aber wir wohnten jetzt wieder in den USA, da schien ich wenigstens besser hinzupassen. Ich schloss ein paar Freundschaften. Meine Leistungen waren weiterhin durchschnittlich, im Zeugnis hatte ich Zweien und Dreien.

Junges Erwachsenenalter

In der Zeit passierte nichts Außergewöhnliches. Ich ging aufs College und studierte Betriebswirtschaft. Meine erste Ehe hielt zehn Jahre; zwischendurch gab es immer wieder Krisen. Anfangs machte ich es wie mein Vater, wurde in den ersten Jahren meiner Ehe immer wieder gewalttätig. Obgleich ich mich in den zehn Jahren sehr verändert habe, blieb meine Frau wegen der ersten Zeit sehr verbittert. Ich glaube nicht, dass sie überhaupt wahrgenommen hat, dass ich mich verändert habe. Am Ende ließen wir uns scheiden, blieben aber wegen unseres Sohnes in Kontakt. Wir wollen beide das Beste für ihn, kommen, was ihn betrifft, vernünftig miteinander aus. Meine zweite Frau lernte ich bei der Arbeit kennen. Unsere Ehe würde gut laufen, wenn ich nicht diese Probleme hätte. Es kommt deshalb zwischen uns immer wieder zu Spannungen.

Kimberly

Kimberly ist eine hoch gewachsene, etwas übergewichtige Frau Ende dreißig mit einer äußerst lebhaften Persönlichkeit. Sie ist geschieden und hat zwei Söhne, die bei ihr leben. Kimberly arbeitet als Krankenschwester an einer Schule für Kinder und Jugendliche mit schweren körperlichen und emotionalen Problemen. Etwa sechs Monate vor unserem ersten Gespräch war sie von einem der Schüler tätlich angegriffen worden und hatte ernsthafte Verletzungen erlitten. Seitdem litt sie tagsüber immer wieder unter heftigen Angstgefühlen, nachts kehrte das schreckliche Erlebnis in Form von Albträumen zurück. Sie war immer «auf der Hut», ging abends nicht mehr allein vor die Tür und machte einen großen Bogen um öffentliche Parks und andere Orte, die sie einen erneuten Angriff fürchten ließen.

Seit dem Vorfall hatte Kimberly sich nicht in der Lage gefühlt, wieder an ihren Arbeitsplatz zurückzukehren. Bei ihr wurde eine Posttraumatische Belastungsstörung diagnostiziert.

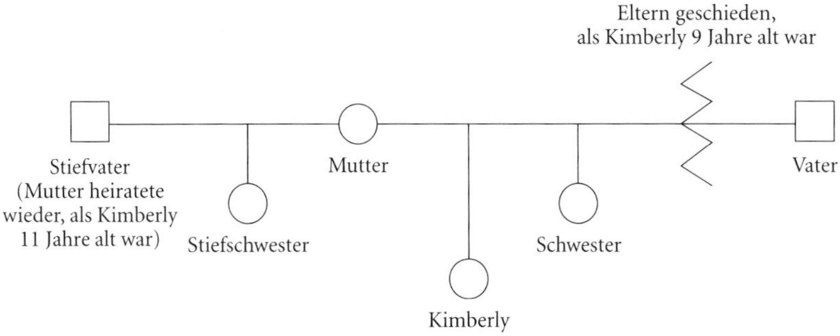

Die Erwachsenen in Kimberlys Kindheit

Mutter

Meine Mutter war Kosmetikerin und Friseurin. Sie war eine schöne Frau und eine tolle Mutter. Unser Zuhause war immer sauber und ordentlich. Sie war immer für uns da, wenn wir etwas für die Schule brauchten. Mit ihr konnte man auch immer reden. Wir waren uns sehr nah.

Vater

Mein Vater war Sportlehrer. Er erinnerte mich an einen Ausbilder bei der Armee: fordernd, unbarmherzig, dogmatisch und perfektionistisch. Er war durch nichts zufrieden zu stellen. Ich hatte nie eine wirkliche Beziehung zu ihm. Ständig ging es nur um Konkurrenz. Als Familie waren wir sehr aktiv, wir unternahmen viel, gingen angeln, spielten Volleyball und so weiter. Bei allen diesen Unternehmungen herrschte aber immer ein scharfer Konkurrenzkampf. Ständig ging es darum, wer den größten Fisch gefangen oder bei einem Spiel gewonnen hatte. Er sagte nie: «Ich hab dich lieb», oder zeigte mir sonst irgendwie seine Zuneigung. Auch nachdem meine Mutter wieder geheiratet hatte, hielt ich weiterhin Kontakt zu meinem leiblichen Vater, und ich liebe ihn sehr. Unsere Beziehung blieb aber auch dann noch ein einziger Konkurrenzkampf.

Stiefvater

Mein Stiefvater leitete die Filiale einer großen Supermarktkette. Er war freundlich und viel ausgeglichener als mein leiblicher Vater. Wir verstanden uns gut. Als ich in die Highschool kam, stand ich ihm viel näher als meinem leiblichen Vater. In der Pubertät war er für mich eine Art «Fels in der Brandung».

Kimberlys frühe Erinnerungen

Kindergarten- und Grundschulzeit

Meine Kindheit war schön. Ich war glücklich und hatte viele Freundinnen und Freunde. Ich ging gern in die Schule und war eine gute Schülerin, hatte nur Einsen und Zweien. Wir waren eine sehr aktive Familie, trieben alle möglichen Sportarten und gingen mindestens zweimal im Jahr zelten. In meiner Kindheit gab es keine größeren Traumata – nur diesen ständigen Konkurrenzkampf mit meinem Vater. Vielleicht war er enttäuscht, weil er nur Töchter hatte. Ich glaube, deshalb habe ich mich auch sportlich so engagiert. Darüber konnte ich wenigstens irgendwie mit meinem Vater in Kontakt kommen. Meine Körpergröße half mir, mit ihm mitzuhalten. Negativ war nur, dass mein Vater so schwer zufrieden zu stellen war. Ich glaube, ich habe das ausgeglichen, indem ich umso mehr die Nähe meiner Mutter suchte.

Unterstufenzeit

Größtenteils gefiel mir die Zeit damals. Ich war weiterhin sportlich sehr aktiv. Allerdings ist es in dem Alter nicht so leicht, groß zu sein. Im siebten Schuljahr maß ich schon ein Meter achtzig und hatte deshalb Komplexe, vor allem, wenn ich mit Jungen zusammen war, die kleiner waren als ich. Ich war eine gute Schülerin, bekam Einsen und Zweien. Durch meine Körpergröße war ich beim Sport besser als viele andere.

Letzte Schuljahre

Ich trieb weniger Sport und wandte meine Aufmerksamkeit mehr den anderen Schulfächern und dem Theaterspielen zu. Ich sang gern und war sehr gut in der Schule. Gegen Ende der zehnten Klasse kannte ich genug große Jungen aus meiner Klasse oder aus den Klassen darüber, sodass ich mir nicht mehr ganz so unnormal vorkam. Trotzdem wurde ich weiter gehänselt und musste mir alle Witze über groß gewachsene Menschen anhören, die jemals ausgedacht worden waren. Alles in allem waren die letzten Schuljahre jedoch recht schön.

Junges Erwachsenenalter

Ich ging gern auf die Krankenpflegeschule, auch wenn es anstrengend war. Ich lernte meinen späteren Ehemann kennen, und ziemlich bald nach der Hochzeit bekamen wir zwei Söhne. Als sie klein waren, arbeitete ich halbtags. Vor etwa sechs Jahren begann ich ganztags auf meiner jetzigen Stelle zu arbeiten und hatte immer das Gefühl, etwas wirklich Sinnvolles zu tun. Bis zu dem tätlichen Übergriff hatte ich mir wegen der Kinder und Jugendlichen nie Sorgen gemacht. Ich hatte immer das Gefühl gehabt, alles meistern zu können.

Schon ein flüchtiger Blick auf die kurzen Beschreibungen legt nahe, dass Mary, Robert und Kimberly allesamt Altlasten aus der Kindheit mit ins Erwachsenenalter geschleppt hatten. Je mehr sie anschließend über die eigenen Kindheitserfahrungen sprachen, desto deutlicher wurde dies.

Zusammenfassung der Schlüsselideen

1. Die Geschichten von Mary, Robert und Kimberly enthalten grundlegende Hinweise, die sich auch auf Ihren Kampf mit der Angst übertragen lassen.
2. In einem Genogramm lassen sich alle Personen, die in der eigenen Kindheit eine wichtige Rolle spielten, übersichtlich zusammenfassen. Das Aufschreiben früher Erinnerungen an Kindergarten- und Grundschulzeit, Unterstufenzeit, letzte Schuljahre und junges Erwachsenenalter verschafft einen ersten Überblick über prägende Aspekte der eigenen Geschichte.

Praktische Übungen zu Kapitel 2

Zeichnen Sie ein Genogramm Ihrer Familie

Fertigen Sie nach den in diesem Kapitel vorgestellten Vorbildern ein Genogramm Ihrer Familie zur Zeit Ihrer Kindheit an. Führen Sie, wie Mary es mit ihrer Großmutter tat, auch Großeltern, Onkel, Tanten und alle anderen Bezugspersonen auf, die für die Jahre Ihrer Persönlichkeitsentwicklung wichtig waren. Wenn Sie eine Partnerin oder einen Partner haben, erstellen Sie ein zweites Genogramm, in dem Sie auch diese Familie darstellen. Benutzen Sie ein großes Blatt Papier, damit Sie die Beschreibungen der für Ihre Kindheit wichtigen Erwachsenen und Ihre frühen Erinnerungen auf dem gleichen Blatt festhalten können.

Beschreiben Sie Ihre Eltern und andere wichtige Bezugspersonen

Wenn Ihr Genogramm fertig ist, beschreiben Sie beide Elternteile und alle anderen Erwachsenen, die in Ihrer Kindheit eine zentrale Rolle spielten. Versuchen Sie, in einigen kurzen Sätzen einen Eindruck der verschiedenen Persönlichkeiten zu geben. Waren sie gelassen, zurückhaltend, kritisch, extrovertiert? Gehen Sie mit einigen Worten auch auf Ihre Beziehung zu diesen Erwachsenen ein. War diese Beziehung herzlich oder distanziert? Konnten Sie mit ihnen reden, oder stand etwas zwischen Ihnen? Manchmal ist es hilfreich sich vorzustellen, man schriebe eine Charakterbeschreibung für einen Schauspieler, der die Rolle des jeweiligen Erwachsenen spielen soll.

Beschreiben Sie Ihre Kindheitserinnerungen

Wenn Sie die Charakterbeschreibungen abgeschlossen haben, sind Ihre Kindheitserinnerungen an der Reihe. Beschreiben Sie kurz, wie es war, als Sie noch sehr klein waren (Kindergarten- und Grundschulzeit), als Sie in die fünfte bis zehnte Klasse gingen (Unterstufenzeit), als Sie die Schule beendeten bzw. eine Ausbildung machten (Letzte Schuljahre) und als Sie ein junger Erwachsener waren. Konzentrieren Sie sich nicht nur auf das, was besonders positiv oder negativ war, sondern führen Sie durchaus auch ganz gewöhnliche Erinnerungen auf. Letztlich geht es darum, ein

Bild davon zu geben, wie das Leben sich für Sie in diesen verschiedenen Phasen gestaltete.

Welche Arten von Angststörungen gibt es?

Falls Sie noch keine Beschreibung der verschiedenen Arten von Angststörungen gelesen haben, nehmen Sie sich jetzt etwas Zeit für Anhang 1. Sie finden darin eine kurze Zusammenfassung der wichtigsten Angststörungen nach den derzeit gültigen Definitionen. Marys und Roberts Diagnose lautete «Panikstörung mit Agoraphobie», bei Kimberly wurde eine «Posttraumatische Belastungsstörung» diagnostiziert.

3 Der Zeittunnel

Die meisten meiner Klientinnen und Klienten verbringen viel Zeit mit Grübeleien darüber, warum sie mit Angstproblemen zu kämpfen haben. Fragen wie: «Warum ist das so gekommen?», «Was stimmt mit mir nicht?» oder «Warum kann ich diese Probleme nicht einfach überwinden?» nehmen ihr Denken in Beschlag. Um diesen Zustand zu überwinden und den Blick nach vorn richten zu können, ist es wichtig, einleuchtende und verständliche Antworten auf diese Fragen parat zu haben. Sind diese Antworten erst einmal gefunden, können Sie Ihre Aufmerksamkeit darauf richten, wie Sie Ihre Symptome reduzieren und eine langfristige Genesung erreichen können.

Um sich selbst erklären zu können, warum es zu Angstproblemen kommt und warum sie sich oft so hartnäckig halten, müssen Sie über drei Dinge Bescheid wissen: konditionierte Reaktionen, ein Phänomen, das ich «Zeittunnel» nenne, und die Funktionsweise von Emotionen. Dieses und das nächste Kapitel gehen auf diese drei Dinge ein. Sie enthalten die gleichen Informationen, die ich sowohl Mary, Robert und Kimberly als auch hunderten von anderen Menschen mit Angstproblemen gegeben habe, um ihnen den ersten Schritt auf dem Weg zur Genesung zu ermöglichen.

Konditionierte Reaktionen

Anfang des 20. Jahrhunderts führte ein russischer Wissenschaftler namens I. P. Pawlow ein heute als klassisch geltendes Experiment durch. Er setzte hungrige Hunde einem neutralen Reiz wie dem Klingeln einer Glocke aus und gab ihnen anschließend Futter. Das Fressen führte dazu, dass die Hunde Speichel und andere Verdauungssäfte produzierten. Nach regelmäßiger Wiederholung assoziierten die Hunde den neutralen Reiz mit dem Fressen, sodass allein das Klingeln schon den Speichelfluss auslösen konnte. Pawlow sprach von einer konditionierten, also durch Lernen erworbenen Reaktion.

Auch viele menschliche Verhaltensweisen sind als konditionierte Reaktionen anzusehen. Denken Sie an den Spruch: «Bei Muttern schmeckt's am besten.» Auch wenn die Mutter noch so eine miserable Köchin war, trifft er trotzdem zu, weil die Kinder auf ihre Art des Kochens konditioniert wurden (was auch erklärt, warum das Essen in fremden Ländern oft «merkwürdig» schmeckt). Das Gleiche gilt für die Kleidermode. Sehen wir uns auf Bildern in der Mode vor zehn oder gar zwanzig Jahren, kommt uns dies eigenartig vor, weil wir uns langsam auf die heutige Mode re-konditioniert haben. Auch viele ganz alltägliche Aktivitäten wie das Autofahren sind mit einer ganzen Reihe von konditionierten Reaktionen verbunden – ja, ohne diese erlernten, sich wie automatisch abspulenden Verhaltensmuster könnten wir unseren Alltag gar nicht bewältigen.

Die Posttraumatische Belastungsstörung

Konditionierte Reaktionen spielen bei allen Formen von Angstproblemen eine wichtige Rolle. Am einfachsten zu verstehen sind sie jedoch bei der Posttraumatischen Belastungsstörung. Mit diesem Begriff werden in der Psychologie und in der Psychiatrie all die Symptome beschrieben, die Personen nach einem schweren Trauma (einem sehr belastenden Erlebnis) erleiden. Während des Ersten und Zweiten Weltkriegs sprach man in diesem Zusammenhang von «Granatschock» oder «Kriegsneurose». Heute wird der Begriff «Posttraumatische Belastungsstörung» auf alle Situationen angewendet, in denen eine «normale» Person «unnormale» und im höchsten Maße belastende Erfahrungen macht oder miterlebt und dadurch traumatisiert wird, z. B. durch eine Vergewaltigung, einen tätlichen Übergriff, eine Naturkatastrophe, eine schwere Operation, einen Unfall oder Kampfhandlungen im Krieg.

Bei Menschen mit Posttraumatischer Belastungsstörung spulen sich vor dem geistigen Auge häufig lebensechte Bilder des traumatischen Ereignisses ab, und nachts werden sie von Albträumen geplagt. Oft haben sie auch das Gefühl, die Ereignisse würden sich in der Gegenwart wiederholen, und sie verspüren ein starkes körperliches Unbehagen, wenn sie Ereignissen ausgesetzt sind, die an das traumatische Erleben erinnern oder in irgendeiner Weise damit verbunden sind. Die Betroffenen meiden meist Orte oder Gegenstände, die mit dem Trauma zusammenhängen, und oft stellt sich eine gewisse «Abstumpfung» ein: Sie vermeiden bestimmte Gedanken oder Gefühle und verspüren eine gewisse Distanz oder Entfremdung im Hinblick auf ihre Mitmenschen. Häufig sind sie übererregbar, haben Ein- oder Durchschlafschwierigkeiten und leiden unter einer übertriebenen Schreckhaftigkeit.

Kimberly ist ein typisches Beispiel für eine Person mit Posttraumatischer Belastungsstörung. Nach dem tätlichen Übergriff durch einen ihrer Schüler löste allein das Vorbeifahren an ihrer Schule oder der Gedanke an eine mögliche Rückkehr an ihre Arbeitsstelle heftige «Rückblenden» aus – Phasen, in denen Kimberly das schreckliche Geschehen noch einmal zu erleben schien. Vor ihrem geistigen Auge spielte es sich so klar und deutlich ab, als würde alles wieder von vorn beginnen. Kam ihr in einem Geschäft oder auf der Straße ein Jugendlicher entgegen, der dem Angreifer auch nur im Entferntesten ähnlich sah, regten sich sofort heftige Angstgefühle.

Posttraumatische Belastungsstörungen geben wichtige Aufschlüsse über die konditionierten Reaktionen, die sich bei einem Trauma entwickeln können. Wenn Sie das Gefühl haben, in Gefahr zu sein, kann irgendein sinnlicher Reiz – ein Anblick, ein Geräuschs, ein Geruch, ein Geschmack oder ein Tastempfinden – in Ihrem Körper das auslösen, was man gemeinhin die «Kampf oder Flucht-Reaktion» nennt. Der Körper speichert diese Verbindung, und sobald Sie in Zukunft dem gleichen oder einem ähnlichen Reiz ausgesetzt sind, kann es ebenfalls zur «Kampf oder Flucht-Reaktion» kommen. Dabei macht es keinen Unterschied, ob die Gefahr real oder nur vorgestellt ist. Je intensiver die Gefahr wahrgenommen wird, desto stärker fällt auch die Wirkung des Reizes aus. Für das Überleben der Menschheit war dieser Automatismus in früheren Zeiten äußerst wichtig. In den Fällen, in denen ein bestimmter Anblick, ein Geräusch, ein Geruch, ein Geschmack oder eine Berührung eine konkrete Gefahr bedeutete, hatte nur derjenige eine Chance, der sofort darauf reagierte. Auch heute noch ermöglicht die «Kampf oder Flucht-Reaktion» Menschen ein Überleben, z. B. wenn sie in einem Krieg an Kampfhandlungen beteiligt sind oder beim Autofahren in eine brenzlige Situation geraten. In den meisten Fällen wird sie heute aber in Situationen ausgelöst, die keine reale Gefahr darstellen und keine direkte körperliche Reaktion erforderlich machen.

Logisches Denken spielt bei dieser konditionierten Reaktion keine Rolle – im Gegenteil, sie läuft *automatisch und unbewusst* ab. Stellen Sie sich vor, Sie wären an einen Apparat angeschlossen, der einen elektrischen Schlag übermitteln kann, und ich würde Ihnen jedes Mal einen Schlag versetzen, wenn ich das Wort «lila» sage. Wenn ich dies lange genug mache, werden Sie zusammenzucken, sobald ich das Wort «lila» ausspreche. Und selbst wenn ich anschließend alle Drähte entferne, den Apparat zerstöre und Ihnen erkläre, dass Sie nie wieder einen Schlag bekommen werden, werden Sie bei dem Wort «lila» unwillkürlich zusammenzucken.

Dies zu betonen ist deshalb so wichtig, weil ein großer Teil der populären Psychologie, wie man sie heute in Selbsthilfebüchern findet, auf *Einsicht* setzt. Die Autorinnen und Autoren dieser Bücher erklären Ihnen, warum Sie so handeln und fühlen, wie Sie es tun. Dabei gehen sie davon aus, dass sich das Problem, wenn Sie seine Ursachen erst einmal verstanden haben, von selbst erledigen wird. In Wirklichkeit ist Einsicht zwar durchaus nützlich, verändert aber allein in der Regel nicht, wie jemand denkt oder handelt.

Natürlich heißt dies nicht, dass Einsicht wertlos ist. Einsicht und Wissen haben, wie man etwa am Spielen eines Musikinstruments sehen kann, eine wichtige Funktion.

Ohne grundlegende Kenntnisse der Notenschrift und des richtigen Fingersatzes können Sie ein Musikinstrument kaum beherrschen. Diese Kenntnisse sind ein notwendiger erster Schritt, reichen aber allein nicht aus, um dem Instrument echte Musik zu entlocken.

Kehren wir noch einmal zu dem Beispiel mit dem elektrischen Stromschlag zurück. Wenn Sie über längere Zeit immer wieder einmal das Wort «lila» hören, ohne dabei einen Schlag zu bekommen, werden Sie irgendwann aufhören, beim Klang des Wortes zusammenzuzucken. In der Fachsprache heißt dies, Sie werden *desensibilisiert.* Genau das Gleiche geschah mit Kimberly, die sich nach einer Weile in Situationen, die zur Zeit unseres ersten Gesprächs noch massive Angstgefühle ausgelöst hatten, wieder wohler fühlte. Dies weist auf die zweite wichtige Tatsache im Zusammenhang mit konditionierten Reaktionen hin: Es ist möglich, sich selbst so zu desensibilisieren, dass bestimmte «Auslöser» ihre Wirkung verlieren. Diese Selbst-Desensibilisierung ist eine der Aufgaben, denen wir uns in den nächsten Kapiteln ausführlich widmen werden.

Der Zeittunnel

Wenn Menschen auf die Gegenwart so reagieren, als befänden sie sich noch immer in der Vergangenheit, spreche ich von einem «Zeittunnel». Es handelt sich dabei um eine besondere Art der konditionierten Reaktion, die zu erklären hilft, warum sich Menschen, die in schwierigen Familien aufgewachsen sind, im späteren Leben häufig in ähnlich dysfunktionalen Mustern wieder finden. Robert ist hierfür ein gutes Beispiel. Die körperlichen und verbalen Übergriffe durch seinen Vater, die Beschimpfungen durch seine Mutter und die Angst, von seinen Mitschülern verprügelt zu werden, prägten ihm so tiefe konditionierte Reaktionen ein, dass sie ihn bis ins Erwachsenenleben verfolgten. Sobald er mit jemandem zusammentraf, der bei ihm ähnliche Gefühle auslöste wie seine Eltern, reagierte er so, wie er damals reagiert hatte, als er noch ein Kind war.

Bei seiner Arbeit erwiesen sich diese konditionierten Reaktionen als besonders problematisch. Immer wenn Robert mit seinem Vorgesetzten, der zufällig ein eher barscher und tendenziell uneinsichtiger Mensch war, ein Gespräch führen musste, verkniff es sich Robert, seinem Vorgesetzten zu widersprechen oder offen seine Meinung zu sagen. So stimmte er häufig Dingen zu, die er später bereute. Nach einem solchen Gespräch mit seinem Vorgesetzten war Robert dann oft von Gefühlen der Scham und der Selbstverachtung erfüllt. Was hinter seinem Verhalten steckte, war jedoch leicht zu erklären: Immer, wenn er mit seinem Vorgesetzten zusammentraf, wurden Konditionierungen aus seiner Kindheit aktiviert, denn der Vorgesetzte erinnerte Robert an seinen Vater. Weil sein Vater schnell gewalttätig werden konnte, hatte Robert gelernt, den Mund zu halten und Konflikten aus dem Weg zu gehen. Als Erwachsener verwechselte Robert die Vergangenheit mit der Gegenwart, ohne dass ihm das bewusst war. Sobald er seinem Vorgesetzten gegenübertrat, war er im Zeittunnel gefangen.

Wie Sie dem Zeittunnel entfliehen können

Wie man dem Zeittunnel entkommt, ist leicht zu erlernen, obgleich in der Regel viel Zeit und Mühe nötig ist, bis die alten Muster verblassen und durch neue ersetzt werden können.

Der erste Schritt zur Flucht aus dem Zeittunnel besteht darin, die Gefühle, Gedanken oder Verhaltensweisen, die darauf hindeuten, dass Sie die Gegenwart so erleben, als wären Sie wieder in der Vergangenheit, genau zu benennen. Wenn Sie diese Muster einmal erkannt haben, werden Sie feststellen, dass Sie immer schneller merken, wann Sie in alte Muster zurückfallen.

Der zweite Schritt besteht darin, sich beim ersten Auftreten alter Muster bewusst an der Gegenwart zu orientieren. Ergreifen Sie dazu die folgenden beiden Maßnahmen:

- Überlegen Sie, was gerade vor sich geht
- Stellen Sie fest, was daran real ist

Robert begann damit, Gespräche mit seinem Vorgesetzten als Situationen zu erkennen, die ihn in den Zeittunnel hineinzogen. Nachdem ihm einmal bewusst geworden war, dass er auf seinen Vorgesetzten reagierte, als wäre er noch ein kleiner Junge und würde seinem wütenden Vater gegenüberstehen, konzentrierte er sich ganz darauf, in der Gegenwart zu bleiben. Wenn beim Gang ins Büro seines Vorgesetzten unangenehme Gefühle in ihm aufstiegen, wiederholte er im Stillen die folgenden Sätze: «Ich bin wieder einmal dabei, mich in den Zeittunnel hineinziehen zu lassen. Die Gefühle, die ich jetzt habe, sind Reaktionen aus der Vergangenheit. Als ich noch klein war, waren sie verständlich und angemessen. Jetzt aber ist es an der Zeit, in die Gegenwart zurückzukehren. Mein Vorgesetzter ist *nicht* mein Vater. Er ist mein Vorgesetzter, weiter nichts. Ich bin *kein* kleiner Junge mehr, der einer unhaltbaren Situation hilflos ausgeliefert ist. Ich bin erwachsen, besitze viele Fähigkeiten und Kompetenzen. Niemand wird mich schlagen. Was mir bevorsteht, ist nichts weiter als ein Routinegespräch über die Aufgabenverteilung in meiner Abteilung.»

Anfangs musste Robert diese Aussagen mehrmals wiederholen, ehe er zu seinem Vorgesetzten hineinging, und sich auch während des Gesprächs manchmal ganz bewusst daran erinnern. Mit der Zeit fiel es ihm jedoch immer leichter, auf eine erwachsene Art und Weise auf seinen Vorgesetzten zu reagieren. Es gelang ihm zunehmend, im Gespräch mit seinem Vorgesetzten in der Gegenwart zu bleiben. Gleichzeitig wurde ihm bewusst, dass er auch im Zusammensein mit bestimmten anderen Menschen ängstlich und unruhig wurde, obwohl es keinen offensichtlichen Grund dafür zu geben schien. Er stellte fest, dass alle diese Leute ihn in irgendeiner Hinsicht an seine Eltern erinnerten und ihn dadurch in die Vergangenheit zurückwarfen. Manchmal war es nur die Stimme einer Person, manchmal ihr Aussehen oder eine bestimmte Körperhaltung.

Robert erkannte auch, dass Situationen, in denen er kritisiert wurde, Reaktionen auslösten, die er im Umgang mit seiner überkritischen Mutter herausgebildet hatte. In seiner ersten Ehe war er immer wütend geworden, wenn seine Frau ihn kritisierte. Selbst harmlose Kommentare hatten explosive Wutausbrüche ausgelöst, was schließlich dazu geführt hatte, dass seine erste Frau ihn verließ. Um nicht die gleichen Fehler zu machen, versuchte er in seiner zweiten Ehe, sich zu beherrschen, indem er seine Wut hinunterschluckte und äußerlich ruhig blieb. Dies erwies sich schließlich als einer der ursächlichen Faktoren seiner Schluckprobleme.

Vier häufige Verhaltenstendenzen bei Erwachsenen, die in der Kindheit misshandelt wurden

Es gibt vier Verhaltenstendenzen, die bei Erwachsenen, die in der Kindheit misshandelt wurden, auffallend häufig auftreten. Wer schwere sexuelle, körperliche oder emotionale Misshandlungen erlebte, wird in der Regel alle vier Tendenzen aufweisen. In weniger schweren Fällen kann es sein, dass nur eine der Tendenzen auftritt und das Leben der Betroffenen weniger beeinträchtigt.

Die erste ist die *Tendenz, auf bestimmte Reize überzureagieren*. In diesem Kapitel haben wir dieses Phänomen mit Hilfe des «Zeittunnels» erklärt. Mary, Robert und Kimberly reagierten heftig auf Situationen und Ereignisse, die sie an problematische Erfahrungen aus ihrer Kindheit erinnerten. Weil Kimberlys Kindheit sehr viel ruhiger verlaufen war als Marys oder Roberts, hatte sie in diesem Bereich die wenigsten Schwierigkeiten.

Die zweite Tendenz besteht in der *Schwierigkeit, emotionale Beeinträchtigungen abzuschütteln*. Das heißt, dass jemand nicht nur leicht z. B. ängstlich oder wütend wird, sondern es ihm außerdem, wenn er einmal wütend oder ängstlich ist, äußerst schwer fällt, sich wieder zu beruhigen. Dies trifft insbesondere dann zu, wenn der Zeittunnel im Spiel ist, also z. B. das Gefühl der Hilflosigkeit angesichts einer drohenden Gefahr, die jemand als Kind erlebte, in die Gegenwart übertragen wird. Der Zeittunnel-Effekt führt allgemein zu einer Regression, also zu einem Rückfall in kindliche Verhaltensweisen, was die Fähigkeit, vernünftig zu denken und Emotionen im Zaum zu halten, weiter reduziert.

Wer als Kind viele Gefühle unterdrücken musste, hat oft auch Schwierigkeiten damit, Gefühle wahrzunehmen, ehe sie sehr stark werden, weil ihm die Neigung, jeden Anflug von Emotionen zu unterdrücken, zur automatischen Angewohnheit geworden ist. Erst wenn die Gefühle so stark sind, dass sie sich nicht länger ignorieren lassen, treten sie in sein Bewusstsein. So kann es kommen, dass er entweder gar keine oder übertrieben starke Gefühle verspürt. Ähnlich war es z. B. bei Robert, der Fremden gegenüber manchmal einen starken Hass empfand, im Gespräch mit seiner Frau jedoch selbst bei wichtigen Themen geradezu gefühllos oder gleichgültig wirkte.

Die dritte Tendenz besteht darin, *sich und die Welt negativ zu sehen*. Dies beeinträchtigt die Fähigkeit, anderen zu vertrauen, sich sicher zu fühlen und zu glauben, dass gesetzte Ziele auch erreicht werden können. Im Hinblick auf die eigene Person kommen immer wieder Zweifel auf, ob man «normal» oder liebenswert ist. Darauf wollen wir im nächsten Kapitel noch ausführlich eingehen.

Die genaue Ausprägung der schwierigen Kindheitserlebnisse beeinflusst, wie diese negativen Ansichten ausfallen. Wurde jemand z. B. von einem Fremden misshandelt, könnte es sein, dass er sich später nur in Gegenwart vertrauter Menschen wohl fühlt und auf Trennungen ängstlich reagiert. War ein Erwachsener beteiligt, der ihn eigentlich hätte schützen und ihm Liebe geben sollen, kann das Vertrauen selbst in enge Bezugspersonen gestört sein.

Als vierte Tendenz, die in diesem Zusammenhang häufig auftritt, gilt die *verminderte Fähigkeit, aktuelle Ereignisse zu durchschauen.* Menschen mit dieser Neigung fühlen sich, wenn sie unter Stress stehen, in einen Konflikt geraten oder emotional erregt sind, häufig wie benommen und völlig verwirrt. Wenn ein Kind misshandelt wird und der Situation äußerlich nicht entfliehen kann, ergreift es oft die einzige andere Möglichkeit zur Flucht: die Dissoziation, also die Abspaltung der eigenen Gefühle. Auf diese Weise gelingt es ihm, sich der als bedrohlich empfundenen Situation zumindest mental zu entziehen. Je schwerer die Misshandlung, desto größer die Tendenz, sich mental von der schmerzhaften Erfahrung abzuspalten. Leider setzt sich dieses Muster oft automatisch im Erwachsenenalter fort, was dazu führt, dass sich die betroffene Person entzieht, sobald ein aktuelles Ereignis Erinnerungen an die in der Vergangenheit erlittenen Schmerzen weckt.

Alle vier Charakterzüge können zu den verschiedensten Problemen führen. So haben Menschen, die in der Kindheit misshandelt wurden, z. B. häufig Schwierigkeiten damit, gesunde von ungesunden Beziehungen zu unterscheiden. Ihre Erfahrungen in der Kindheit lehrten sie, Hinweise zu übersehen, die Menschen, die in gesunden Familien aufgewachsen sind, als Gefahrensignale erkennen können. Stattdessen werden sie «blind» und «taub» oder fallen in alte Reaktionsmuster zurück, die sie dazu bringen, dem Unheil geradewegs in die Arme zu laufen, ohne sich dessen bewusst zu sein.

Auch spirituelle Aspekte können davon betroffen sein. Die Betroffenen finden nur schwer zufrieden stellende Antworten auf Fragen wie: «Gibt es einen Gott?», «Hat das Leben einen tiefer liegenden Sinn?» und «Lohnt es sich, anderen etwas von mir zu geben?»

Außerdem entwickeln misshandelte Kinder häufig ein negatives Selbstkonzept, halten sich selbst für böse, unzulänglich, schuldig oder für das

Geschehene verantwortlich. Viele präsentieren anderen dann nur noch eine vermeintlich präsentable Oberfläche, hinter der sie ihre wahren Gefühle verstecken. All dies macht es ihnen schwer, gesunde Beziehungen zu entwickeln und ein glückliches Leben zu führen.

Zusammenfassung der Schlüsselideen

1. Konditionierte Reaktionen sind automatische, unbewusste Reaktionen, die das menschliche Verhalten nachhaltig prägen.
2. Konditionierte Reaktionen sind an allen Angstproblemen beteiligt. Am einfachsten zu erkennen ist dies bei der Posttraumatischen Belastungsstörung.
3. Einsicht ist hilfreich, verändert aber allein in der Regel nicht, wie jemand handelt oder denkt
4. Es ist möglich, sich im Hinblick auf die mit konditionierten Reaktionen verbundenen Auslöser selbst zu desensibilisieren.
5. In den «Zeittunnel» gerät man immer dann, wenn man auf die Gegenwart so reagiert, als handele es sich um die Vergangenheit.
6. Um dem Zeittunnel zu entfliehen und in die Gegenwart zurückzukehren, müssen Sie genau überlegen, was gerade vor sich geht, und sich dann fragen, was daran wirklich real ist.
7. Erwachsene, die als Kind misshandelt wurden, haben häufig die Tendenz: (1) auf bestimmte Reize überzureagieren, (2) emotionale Beeinträchtigungen schlecht abschütteln zu können, (3) sich und die Welt negativ zu sehen und (4) aktuelle Ereignisse schlecht durchschauen zu können.

Praktische Übungen zu Kapitel 3

Erkennen Sie die Auslöser, die Sie in den Zeittunnel ziehen

In diesem Kapitel wurde beschrieben, wie die problematischen Verhaltensweisen entstehen, die am schwierigsten zu verändern sind: automatische Reaktionsmuster, die Sie erlernt haben, als Sie noch klein waren. Zwar sind diese Reaktionsmuster nicht allein verantwortlich, doch spielen sie bei der Entstehung der meisten Angstprobleme eine wichtige Rolle.

Sorgen Sie dafür, dass Sie genug Zeit haben, die empfohlenen Übungen zu den folgenden Kapiteln systematisch durchzuarbeiten.

Gehen Sie Ihr Genogramm und Ihre Aufzeichnungen über die wichtigsten Bezugspersonen in Ihrer Kindheit sowie Ihre Kindheitserinnerungen noch einmal durch und streichen Sie dabei alle in der Kindheit herausgebildeten und bis heute wirksamen Verhaltensmuster an. Denken Sie daran, dass *Verhaltensweisen, die in der Kindheit zur Lösung von Konflikten dienen, im Erwachsenenalter häufig zum Problem werden können.* Immer, wenn Sie bemerken, dass Sie in der Gegenwart so reagieren, als wären Sie noch immer in der Vergangenheit, setzen Sie die beschriebene zweistufige Methode ein: Überlegen Sie, was genau vor sich geht und was daran tatsächlich real ist, um sich zurück in die Gegenwart zu bringen. Diese Methode sollten Sie auch immer dann anwenden, wenn Ihnen eine Situation bevorsteht, die Sie häufig in den Zeittunnel katapultiert, damit Sie möglichst gleich von vornherein an der Gegenwart festhalten können.

Führen Sie Tagebuch

Nutzen Sie ein Tagebuch, um die schriftlichen Übungen zu machen, Probleme und Sorgen aufzulisten, Einsichten festzuhalten und Ihren Fortschritt zu dokumentieren. Im Verlauf der weiteren Kapitel werden Sie feststellen, dass ein solches Tagebuch das eigene Wachstum enorm fördern kann. Schaffen Sie sich deshalb ganz bewusst ein geeignetes Büchlein an. Es braucht gar nichts Teures oder besonders Schönes zu sein. Ein einfaches Notizbuch mit Spiralbindung ist völlig in Ordnung. Manche nehmen lieber ein Ringbuch, in das sie neue Blätter einheften können, andere begeistern sich für teurere Blankobücher mit einem attraktiven Einband. Stöbern Sie in Ruhe in einem Schreibwarenladen und entscheiden Sie sich für das, was Ihnen am meisten zusagt.

Für das Führen eines Tagebuchs ist eine ungestörte Privatsphäre wesentlich. Nur so können Sie offen und ehrlich aufschreiben, was Sie bewegt. Widerstehen Sie der Versuchung, für ein imaginäres «Publikum» zu schreiben: Das Bedürfnis, es diesen unsichtbaren Beobachtern recht zu machen, macht viele Vorteile eines Tagebuchs zunichte.

Der Wert eines Tagebuchs besteht nicht in dem dadurch entstehenden schriftlichen Protokoll Ihres Fortschritts, sondern in der Arbeit, die nötig ist, um dieses Protokoll zu erstellen. Später können Sie frei entscheiden, ob Sie Ihr Tagebuch zerstören oder es auch in Zukunft als Quelle der Ermutigung nutzen wollen, weil es Ihre Fortschritte dokumentiert.

Einige Hinweise zum Thema Schlaf

Wenn Sie nicht gut schlafen, ist Ihr Körper leichter erregbar und Ihre Fähigkeit, klar zu denken, stark beeinträchtigt. Chronische Schlafprobleme können dazu führen, dass Ihre Symptome sich verschlimmern und Sie die in diesem Buch beschriebenen Fähigkeiten weniger gut erlernen können. Viele meiner Klientinnen und Klienten, die anfangs Schlafprobleme hatten, stellten fest, dass allein die Verbesserung ihrer Schlafqualität einen spürbaren Rückgang ihrer Symptome zur Folge hatte.

Da chronische Schlafstörungen auch durch Medikamente und körperliche Probleme verursacht werden können, ist es in jedem Fall ratsam, mit Ihrer Ärztin oder Ihrem Arzt darüber zu sprechen. Bei besonders hartnäckigen Problemen könnte es auch sinnvoll sein, jemanden aufzusuchen, der auf die Behandlung von Schlafstörungen spezialisiert ist.

Zum Glück gehen aber viele Schlafprobleme einfach auf schlechte Schlafgewohnheiten oder Denkmuster zurück, die den Schlaf beeinträchtigen. Die folgenden Vorschläge sollen Ihnen bei der Entwicklung dessen helfen, was Fachleute eine «gute Schlafhygiene» nennen:

- *Gehen Sie immer zur gleichen Zeit ins Bett und stehen Sie zur gleichen Zeit wieder auf.* Vermeiden Sie es, entgangenen Schlaf am Wochenende oder im Urlaub nachzuholen. Wenn Sie bisher zu wechselnden Zeiten ins Bett gegangen und wieder aufgestanden sind, kann es sein, dass Sie Ihre biologische Uhr erst neu einstellen müssen, indem Sie einen regelmäßigen Zeitplan befolgen. Kleine Schlafpausen während des Tages sind in Ordnung, solange Sie auch hier einem festen Plan folgen und Ihre Nachtschlafzeiten entsprechend anpassen.

- *Reservieren Sie Ihr Bett für Schlaf und Sex.* Fernsehen, lesen oder andere Aktivitäten im Bett sind eine der häufigsten Gründe für Einschlafschwierigkeiten. Wenn Sie große Schlafprobleme haben, erklären Sie Ihr Schlafzimmer zum verbotenen Terrain – außer für Schlaf und Sex.

- *Schaffen Sie eine angenehme Schlafatmosphäre.* Viele Menschen denken nicht an so offensichtliche Dinge wie dafür zu sorgen, dass ihr Schlafzimmer dunkel, ruhig und gut belüftet ist.

- *Pflegen Sie ein Ritual, das Sie aufs Einschlafen vorbereitet.* Nach einer Weile wird dieses Ritual zum Auslöser einer konditionierten Reaktion, die Ihrem Körper sagt: «Es ist Zeit einzuschlafen.» Ein typisches Ritual könnte z. B. daraus bestehen, sich zu kämmen und die Zähne zu putzen, das Bett aufzudecken und die Kleidung für den nächsten Tag bereit zu legen.

- *In den letzten beiden Stunden vor dem Schlafengehen sollten Sie nur noch entspannende Dinge tun.* Dazu könnten z. B. gehören: ein heißes Bad oder eine heiße Dusche, eine angenehme Lektüre, eine unterhaltsame Sendung im Fernsehen, beten oder meditieren. Vermeiden Sie alles, was Angst auslösen könnte, z. B. Streitigkeiten, Krimis oder Thriller, die Beschäftigung mit unbezahlten Rechnungen oder das Wälzen von Problemen.

- *Setzen Sie Entspannungstechniken ein.* Viele Menschen empfinden das Zählen von Atemzügen als besonders hilfreich. Lesen Sie Anhang 4, wo diese und andere Techniken genau erklärt werden.

- *Wenn Sie zwanzig Minuten wach gelegen haben, stehen Sie besser wieder auf.* Wenn Sie zwanzig Minuten lang eine der in Anhang 4 beschriebenen Entspannungstechniken angewendet haben und immer noch wach sind, stehen Sie auf und gehen Sie in ein anderes Zimmer. Lesen Sie ein Buch oder blättern Sie in einer Zeitschrift, bis Sie sich müde fühlen. Es kann sein, dass Sie anfangs nachts viel Zeit außerhalb des Bettes verbringen und insgesamt nur vier oder fünf Stunden Schlaf finden. Diese kurzen, aber tiefen Schlafphasen werden sich jedoch allmählich ausdehnen und schließlich die gesamte Nacht ausfüllen.

- *Meiden Sie drei bis fünf Stunden vor dem Schlafengehen Koffein, Nikotin, schwere Mahlzeiten und körperliche Anstrengungen.*

- *Treiben Sie tagsüber Sport.* Sportliche Aktivitäten am späten Nachmittag verlängern die Tiefschlafphasen in der ersten Nachthälfte. Schon ein zügiger Spaziergang kann hier einiges bewirken. Körperliche Anstrengung kurz vor dem Schlafengehen hindert Sie dagegen am Einschlafen.

- *Schirmen Sie sich gegen störende Geräusche ab.* Wenn Ihnen kein wirklich ruhiger Schlafraum zur Verfügung steht und starker Lärm in Ihrer Umgebung es Ihnen schwer macht, ein- oder durchzuschlafen, versuchen Sie, den Lärm mit Hilfe eines Tricks auszublocken. Stellen Sie ein Radio neben das Bett und stellen Sie es so *zwischen* zwei Stationen ein, dass es ein «weißes Rauschen» produziert, das andere Geräusche neutralisiert. Viele Menschen haben auch mit Ohrstöpseln oder einer Kombination aus Ohrstöpseln und «weißem Rauschen» Erfolg.

- *Meiden Sie Alkohol.* Selbst kleine Mengen Alkohol können den Schlaf stören und Schlafprobleme langfristig verschlimmern.
- *Nehmen Sie nicht regelmäßig Schlafmittel ein.* Frei verkäufliche Schlafmittel (meist Antihistamine) sind in der Regel nicht sehr effektiv. Verschreibungspflichtige Medikamente können normale Schlafmuster, vor allem die Tief- oder REM-Schlafphasen verändern – also die Phasen, in denen Sie träumen. Häufig führt dies dazu, dass Sie sich am nächsten Tag zerschlagen fühlen. Weil der Körper sich an manche Substanzen gewöhnen kann, werden immer höhere Dosen gebraucht, und es kann zur Abhängigkeit kommen. Ja, Schlaftabletten sind häufig eine der Hauptursachen chronischer Schlaflosigkeit.
- *Wenn Sie tagsüber schläfrig werden, tun Sie etwas dagegen.* Die natürlichste Art, wach zu bleiben, ist, sich zu bewegen: Stehen Sie aus dem Sessel auf, gehen Sie im Zimmer auf und ab, strecken Sie sich oder schauen Sie vor die Haustür. Versuchen Sie es mit kurzen Ruhephasen und kreativen Pausen anstelle von Alkohol, Zigaretten oder Kaffee.

Wenn das Nachgrübeln über ungelöste Probleme Sie nicht einschlafen oder mitten in der Nacht wach liegen lässt, probieren Sie Folgendes:

- Stehen Sie aus dem Bett auf und gehen Sie in ein anderes Zimmer. Stellen Sie einen konkreten Plan für die Lösung des Problems auf und schreiben Sie Ihre Ideen auf ein Blatt Papier. Fassen Sie anschließend noch einmal schriftlich in ein, zwei Sätzen zusammen, was Sie sich vorgenommen haben.
- Wenn Sie sich nach dem Schreiben schläfrig fühlen, gehen Sie zum nächsten Schritt über. Wenn Sie nicht schläfrig sind, widmen Sie sich einer entspannenden Tätigkeit, um zur Ruhe zu kommen.
- Gehen Sie ins Bett und wenden Sie eine der in Anhang 4 beschriebenen Entspannungstechniken an. Viele Menschen empfinden das Zählen der eigenen Atemzüge als besonders hilfreich.
- Wenn Sie merken, dass Sie immer noch an das Problem denken, rufen Sie sich die kurze Zusammenfassung Ihres Planes ins Gedächtnis und wenden Sie eine Entspannungstechnik an, um sich abzulenken.
- Falls Sie häufiger vor dem Schlafengehen über Probleme nachgrübeln, führen Sie tagsüber eine regelmäßige «Problemlösestunde» ein, in der Sie über anstehende Aufgaben nachdenken und konkrete Pläne für deren Lösung ausarbeiten.

Manche Menschen werden mitten in der Nacht von Panikattacken geweckt. Aktuelle Forschungsarbeiten legen nahe, dass diese *nächtlichen Panikattacken* auf einen neurologischen Mechanismus zurückgehen, den man zurzeit allerdings noch nicht versteht. Falls Sie nächtliche Panikattacken haben, aber relativ leicht wieder einschlafen können, tun Sie weiterhin, was Ihnen am besten hilft, um wieder in den Schlaf zu finden. Falls die nächtlichen Panikattacken jedoch negative innere Dialoge auslösen und starke Angst das erneute Einschlafen erschwert, probieren Sie Folgendes:

- Bereiten Sie eine Karteikarte vor, auf die Sie positive Aussagen schreiben wie: «An meinen nächtlichen Panikattacken ist eine neurologische Laune schuld. Sie sind unangenehm, aber nicht gefährlich und dauern zum Glück nur kurz an. Ich mache etwas Entspannendes, bis ich mich schläfrig fühle. Dann gehe ich wieder ins Bett und wende eine Entspannungstechnik an.» Legen Sie diese Karteikarte auf Ihren Nachttisch oder ins Badezimmer.

- Wenn Sie eine nächtliche Panikattacke bekommen, stehen Sie auf und waschen Sie sich das Gesicht, damit Sie ganz wach werden. Sobald Sie wach sind, lesen Sie die vorbereitete Karte.

- Verbringen Sie die nächsten fünf bis zwanzig Minuten mit einer ablenkenden, entspannenden Tätigkeit, damit Ihr Körper sich wieder beruhigen kann. Lesen Sie ein Buch oder trinken Sie ein Glas warme Milch mit einem Teelöffel Honig (aber keinen Kakao, da dieser Koffein enthält).

- Sobald Sie müde werden, gehen Sie ins Bett zurück. Wenn Sie noch immer ein wenig unruhig sind, wenden Sie eine der in Anhang 4 beschriebenen Entspannungstechniken an, um wieder in den Schlaf zu finden.

Bei schweren Symptomen

Bei schweren Angstsymptomen, die Ihren Alltag stark beeinträchtigen, suchen Sie therapeutische Hilfe. In vielen Fällen hat sich meiner Erfahrung nach eine Therapiemethode namens «Eye Movement Desensitization and Reprocessing (EMDR)» sehr bewährt. In Anhang 2 finden Sie die Anschrift des Fachverbands der Therapeutinnen und Therapeuten, die diese Methode anwenden.

4 Das Rätsel der Gefühle

Die Angst ist ein Grundgefühl, das von allen Menschen täglich erfahren wird. Um zu verstehen, wie sich leichte Angst in ihrer alltäglichen Form zu einem unkontrollierbaren Albtraum entwickeln kann, müssen wir uns klarmachen, wie Gefühle (oder *Emotionen*) entstehen und funktionieren. Mit Hilfe dieses Wissens können wir begreifen, welche Dynamik Angstprobleme entstehen lässt. Und erst wenn wir diese Zusammenhänge verstanden haben, wird eine langfristige Genesung möglich sein.

Gefühle sind etwas Rätselhaftes. Sie kommen und gehen häufig ohne ersichtlichen Grund, versüßen uns das Leben oder machen es uns zur Qual. Wie wichtig Gefühle für unser Erleben sind, sieht man daran, dass sie zu allen Zeiten und in allen Kulturen zu künstlerischen Meisterleistungen Anstoß gaben. In den Regalen unserer Buchhandlungen finden sich reihenweise Ratgeberbücher, die sich mit den verschiedensten Gefühlen befassen. Und doch haben die meisten Menschen höchstens eine vage Vorstellung davon, *wie* sie funktionieren und *warum* es sie überhaupt gibt.

Das Rätselhafte an den menschlichen Emotionen wird auch dadurch verstärkt, wie wir *über* sie sprechen, ohne je wirklich zu definieren, was wir eigentlich damit meinen. Meine Workshops für Therapeutinnen und Therapeuten eröffne ich oft mit zwei zentralen Fragen: «Was sind Emotionen?» und «Was ist ihre Funktion?» Es ist erstaunlich, wie viele Therapeutinnen und Therapeuten ihre Ausbildung beenden, ohne klare Antworten auf diese beiden Fragen entwickelt zu haben. Angesichts dieser Ratlosigkeit bei den Fachleuten ist es wohl nicht verwunderlich, dass Gefühle für den Durchschnittsmenschen so verwirrend sind.

Im Rahmen dieses Kapitels möchte ich erläutern, welche Antworten ich aufgrund meiner jahrelangen Beschäftigung mit der psychologischen Forschung und der praktisch-therapeutischen Arbeit mit anderen Menschen gefunden habe.

Was sind Gefühle?

In der Alltagssprache sprechen wir von Gefühlen, als handele es sich dabei um eine feste Größe. Genau das ist aber nicht der Fall. Gefühle sind vielmehr ein komplexer *Prozess*, der *sowohl biologische als auch mentale Komponenten* hat. Mit den mentalen Komponenten ist gemeint, dass Gefühle in der Regel durch die *gedankliche Interpretation* eines Ereignisses entstehen. Diese Interpretation löst dann eine komplexe Folge von *biochemischen Reaktionen* aus, die wir in der Bezeichnung eines Gefühls zusammenfassen. Die biochemischen Reaktionen schaffen außerdem einen «Drang» zum Handeln. Dieses Handeln kann wiederum auf mentaler Ebene stattfinden, z. B. wenn Sie anderer Meinung sind als Ihr Gegenüber, sich aber dafür entscheiden, es nicht zu sagen. Es kann aber auch in körperliche Aktionen münden, z. B. wenn Sie Ihrem Gegenüber sagen, was Sie denken, oder sich etwas besorgen, das Sie brauchen.

Der beschriebene Prozess lässt sich wie folgt kurz zusammenfassen:

Ereignis → Interpretation → Emotion → Aktion

Dieses Modell wird *kognitives Modell der Emotionen* genannt («kognitiv» = auf das Denken bezogen), weil es die gedankliche Interpretation von Ereignissen bei der Entstehung von Emotionen betont. Tatsächlich entstehen die *meisten* Emotionen auf die oben beschriebene Weise, doch gibt es einige wichtige Ausnahmen: Emotionale Reaktionen können auch direkt durch Krankheiten, chemische Substanzen, Verletzungen und genetische Defekte verursacht sein. Einige Beispiele wären Medikamente, die sich auf die Stimmung auswirken, Schilddrüsenprobleme, die zu Angstgefühlen führen, Kopfverletzungen, die übermäßige emotionale Ausbrüche nach sich ziehen, und genetische Defekte, die eine bipolare Störung oder endogene Depressionen verursachen können. Einige emotionale Reaktionen scheinen uns auch von Anfang an angeboren zu sein. Dazu gehört z. B. die Erregung, die wir verspüren, wenn wir ein attraktives Mitglied des anderen Geschlechts erblicken, oder auch das euphorische Hochgefühl («Runner's High»), das bei anhaltender körperlicher Anstrengung durch die Ausschüttung körpereigener Endorphine entsteht.

Außerdem können auch ganz alltägliche körperliche Faktoren wie Hunger, Erschöpfung, Krankheit oder Stress auf unsere Gefühle Einfluss nehmen, und zwar auf zweierlei Weise: Sie beeinträchtigen die Fähigkeit,

Ereignisse gedanklich zu verarbeiten, und sie wirken direkt auf die biochemischen Prozesse, die an der Entstehung von Gefühlen beteiligt sind.

Warum haben wir Gefühle?

Das Schlüsselwort, an das wir bei der Beantwortung dieser Frage denken müssen, lautet: «Bedürfnisse». Gefühle entstehen durch eine unmittelbare Reaktion auf unsere Wahrnehmung davon, ob unsere Bedürfnisse erfüllt werden, ob wir bedroht sind und ob ein Verlust eingetreten ist bzw. eintreten könnte (eine Bedrohung oder ein Verlust kann bedeuten, dass verschiedene unserer Bedürfnisse nicht mehr erfüllt werden können).

Einfach ausgedrückt geht das Ganze folgendermaßen vonstatten: Ein Teil des Gehirns wertet ständig alles, was mit uns und um uns herum geschieht, daraufhin aus, ob unsere Bedürfnisse davon berührt werden. Dieser Prozess, der Ereignissen bestimmte Bedeutungen zuweist, erfolgt in der Regel automatisch und unbewusst. Ist ein Bedürfnis befriedigt worden oder könnte es bald befriedigt werden, erleben wir verschiedene positive Empfindungen wie Freude, Erregung oder Zufriedenheit. Liegt eine Bedrohung vor, kommt es zu Wut (von Gereiztheit bis zu offenem Zorn) oder Angst (von leichten Befürchtungen bis zur offenen Panik). Wenn wir einen Verlust erleiden, sind Niedergeschlagenheit, Trauer oder Depression die emotionalen Folgen. Natürlich sind Ereignisse häufig komplex. Das gleiche Ereignis kann manche Bedürfnisse erfüllen und andere unerfüllt lassen. Deshalb erleben wir auch so oft widerstreitende Gefühle.

Der Prozess der ständigen Interpretation äußerer Ereignisse im Hinblick auf die Bedeutung für die eigenen Bedürfnisse kann wie folgt dargestellt werden:

			→	Ein Bedürfnis wird befriedigt oder könnte bald befriedigt werden	→	Positive Emotionen wie Freude, Erregung oder Befriedigung
Ereignis	→	Interpretation	→	Eine Bedrohung besteht oder könnte bald bestehen	→	Wut oder Angst
			→	Ein Verlust tritt auf oder könnte auftreten	→	Niedergeschlagenheit, Trauer oder Depression

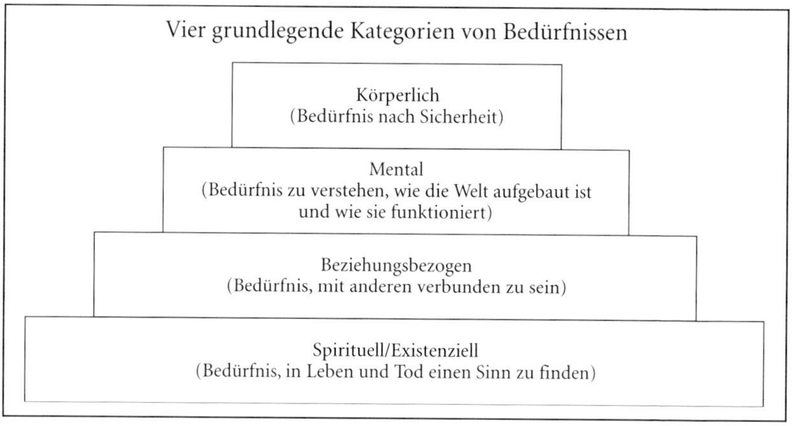

Beziehungsbedürfnisse

Sie gehen auf das Grundbedürfnis zurück, zu wenigstens einer anderen Person auf dieser Welt eine tiefe, bedeutungsvolle Verbindung zu spüren. In der Realität hat dieses Bedürfnis körperliche, psychische und spirituelle Aspekte. Wird ein Baby gar nicht berührt, entwickelt es sich nicht richtig, ja, es kann sogar sterben. Auch die Art und Weise, wie man sich selbst, andere und die Welt sieht, beeinflusst die eigene Fähigkeit, Beziehungen anzuknüpfen und aufrecht zu erhalten.

Spirituelle Bedürfnisse

Hier geht es um das Grundbedürfnis, im eigenen Leben und Sterben einen Sinn zu finden. Es führt dazu, dass wir auf Fragen wie: «Warum bin ich hier?», «Was geschieht, wenn ich sterbe?» oder «Gibt es einen Gott?» Antworten suchen. Menschen, die nicht an eine Seele oder eine spirituelle Dimension glauben, begreifen diese Fragen einfach als einen besonderen Aspekt der mentalen Bedürfnisse und suchen die Antworten nur mit Hilfe der Vernunft oder der Philosophie. Falls Sie zu diesen Menschen gehören und den Begriff «spirituell» nicht mögen, können Sie diese Fragen auch als Ausdruck existenzieller Bedürfnisse sehen, da sie damit zu tun haben, der eigenen Existenz einen Sinn zu geben.

Wer dagegen glaubt, dass das Universum und der Mensch eine spirituelle Dimension besitzen, definiert diese Bedürfnisse eher in einem metaphysischen Sinne. Er sieht durch diese Bedürfnisse die rein physikalischen und rationalen Realitäten der Wissenschaft transzendiert und einen Aspekt des Universums berührt, der nicht in den Aufgabenbereich der rationalen Wissenschaft fällt, obwohl er einen eigenständigen Aspekt des menschlichen Daseins repräsentiert. Befriedigende Antworten auf Fragen nach dem Sinn des Lebens meint er nicht allein mit Hilfe der menschlichen Vernunft finden zu können. Eine wichtige Quelle der Erkenntnis ist für ihn die Erfahrung einer Beziehung zu Gott.

Die Erfüllung der Bedürfnisse in den einzelnen Kategorien ist voneinander durchaus unabhängig, d. h., die körperlichen Bedürfnisse z. B. können erfüllt sein, auch wenn die Beziehungsbedürfnisse nicht erfüllt sind. In der Regel empfinden Menschen jedoch eine gewisse Unruhe und Unzufriedenheit, wenn die Bedürfnisse in den unteren, breiten Blöcken nicht befriedigt sind.

Wenn Sie eine fundierte Vorstellung davon haben, wer Sie sind, wo Ihr Platz auf der Welt ist und worin Ihre Lebensziele bestehen, fällt es Ihnen leichter, sich sicher zu fühlen, auch wenn Ihre körperliche Unversehrtheit bedroht ist, weil Sie z. B. an einer Krankheit leiden. Und wenn Sie in ein dichtes, tragfähiges Netz von Beziehungen eingebunden sind, sind Sie sich Ihres Platzes auf der Welt sicherer, auch wenn Sie schwierige Lebensphasen wie z. B. den Verlust Ihres Arbeitsplatzes zu bestehen haben. Umgekehrt können Sie, wenn Sie keine Lebensziele haben oder nur ein schwaches Gefühl dafür besitzen, wer Sie sind, im Überfluss leben und trotzdem unglücklich sein, wenn Sie sich nicht mit ständigem Nervenkitzel betäuben. Ohne bedeutsame Beziehungen wird Ihnen im Hinblick auf Ihre Lebensziele und Ihre Selbstzufriedenheit immer etwas fehlen, auch wenn Sie gesund und materiell abgesichert sind.

Ganz unten an der Basis stehen die spirituellen Bedürfnisse. Welche Antwort wir auf die Frage: «Was ist der Sinn des Lebens?» finden, spielt eine wichtige Rolle, wenn es darum geht, wie wir auf viele große und kleine Lebensereignisse reagieren.

Grundüberzeugungen und unbewusste Assoziationen

Alles, was wir denken, beruht auf einer Reihe von Überzeugungen, die wir im Laufe unseres Lebens erworben haben. Weil wir beim Denken und Sprechen eine Art Kurzcode verwenden, sind wir uns vieler der Überzeugungen, auf denen unser Denken basiert, gar nicht bewusst. Zu den wichtigsten Methoden der *kognitiven Psychologie** gehört, die Überzeugungen einer Person herauszukristallisieren, die zu ihrer persönlichen Interpretation bestimmter Ereignisse beitragen und daher als wahre Quelle der meisten emotionalen Reaktionen angesehen werden.

Es gibt ganz einfache, praktische Überzeugungen wie: «Wenn ich die Dusche anstelle, wird Wasser aus dem Duschkopf laufen.» *Grundüberzeugungen* beziehen sich auf das eigene Selbst im Verhältnis zu anderen Menschen und zur Wirklichkeit. Sie haben sich irgendwann einmal aus Erfahrung herausgebildet, werden aber auch später noch für wahr gehalten und dem eigenen Verhalten zugrunde gelegt. Ich unterscheide drei Arten von Grundüberzeugungen: Überzeugungen, die sich auf die eigene Person beziehen, Überzeugungen, die Beziehungen zu anderen Menschen betreffen, und Überzeugungen, die den eigenen Platz in der Welt beschreiben. Hier sind Beispiele für je eine positive und negative Grundüberzeugung in den genannten drei Bereichen:

Überzeugungen über sich selbst:
«Ich kann etwas bewirken» – «Ich bin zu nichts nutze»

Überzeugungen über Beziehungen:
«Beziehungen sind für mich eine Quelle des Glücks» –
«Früher oder später werde ich sowieso immer verlassen»

Überzeugungen über die Welt:
«Das Leben birgt viele Möglichkeiten» – «Das Leben ist ohne Sinn»

Zu diesen bewussten Überzeugungen kommen zahlreiche *unbewusste Assoziationen*. Sie sind das Resultat konditionierter Reaktionen, die sich in bestimmten Situationen und im Umgang mit bestimmten Situationen in der Kindheit herausgebildet haben, aber im Erwachsenenalter fortbestehen. Diese unbewussten Assoziationen können sich von den bewusst formulierbaren Grundüberzeugungen deutlich unterscheiden. Manchmal werden sie auch als «unbewusste Regeln» bezeichnet.

* Die kognitive Psychologie konzentriert sich auf das Denken (Kognition) und die persönlichen Überzeugungen, während die Verhaltenspsychologie das Verhalten und die psychodynamische Psychologie die Interaktion von bewussten und unbewussten mentalen oder emotionalen Prozessen in den Mittelpunkt stellt.

Ein einfaches, aber einleuchtendes Beispiel dafür ist Robert, der als Kind körperlich, emotional und verbal misshandelt wurde. Als Kind lernte Robert schnell, dass seine Eltern gefährlich waren und ihm körperlichen und emotionalen Schmerz zufügen konnten. Als Erwachsenem fiel es Robert schwer, sich gegenüber Autoritätspersonen wie Ausbildern oder Arbeitgebern zu behaupten. Die mit seinen Eltern assoziierte Angst und Gefahr übertrug er auf alle Personen, die in gewisser Weise über ihn zu bestimmen hatten. Seine unbewusste Assoziation lautete: «Menschen mit Autorität sind gefährlich». Wenn man solche Assoziationen in Worte fasst, ist es wichtig, sich klarzumachen, dass Robert nicht bewusst zu seiner Schlussfolgerung gekommen ist. Im Gegenteil, er selbst war von seiner Reaktion auf seinen Vorgesetzten am meisten überrascht. Nach seiner bewussten Überzeugung war er ein kompetenter Erwachsener, der keinen Grund hatte, sich vor seinem Vorgesetzten zu fürchten.

Robert reagierte auf eine *unbewusste Assoziation* aller Autoritätspersonen mit seinen Eltern. Wie Sie in den folgenden Kapiteln noch sehen werden, ist die Beschreibung solcher Assoziationen mit Sätzen wie: «Menschen mit Autorität sind gefährlich» ein wichtiger Schritt, der dabei hilft, die damit verbundenen Verhaltensmuster zu verändern und schließlich ganz aufzulösen.

Damit haben wir das letzte fehlende Stück in das Puzzle der Gefühle eingefügt. Wie Sie bereits gelernt haben, überprüft ein Teil des Gehirns das, was um Sie herum geschieht, ständig daraufhin, ob es verschiedene Bedürfnisse erfüllt oder bedroht. Ihre bewussten Überzeugungen *und* unbewussten Assoziationen dienen in diesem Prozess als Leitvorgaben. Manchmal hat man Assoziationen, die mit den eigenen Überzeugungen im Widerspruch stehen, wie wir dies in Roberts Fall gezeigt haben. Wann immer Sie also auf ein Ereignis emotional so reagieren, dass es Ihnen unlogisch oder verwirrend erscheint, liegt dies wahrscheinlich an einer Interpretation, die sich auf eine oder mehrere negative Grundüberzeugungen oder unbewusste Assoziationen stützt.

Zusammenfassung der Schlüsselideen

1. Gefühle sind komplexe Prozesse mit biologischen und mentalen Komponenten.
2. Das kognitive Modell der Emotionen versteht Gefühle als Ergebnis der

Interpretation von Ereignissen. Diese Interpretation findet häufig unbewusst statt.

3. Das kognitive Modell erklärt, wie die meisten Emotionen entstehen. Es gibt aber auch wichtige Ausnahmen, bei denen es auf nicht-kognitive Weise zu emotionalen Reaktionen kommt.
4. Emotionen sind dazu da, Gedanken und Handlungen in Gang zu setzen, die zur Bedürfnisbefriedigung führen.
5. Wird ein Bedürfnis befriedigt, kommt es zu positiven Gefühlen. Wahrgenommene oder reale Bedrohung führt zu Angst oder Wut. Wahrgenommene oder reale Verluste lösen traurige Gefühle aus.
6. Menschliche Bedürfnisse können in vier Kategorien unterteilt werden: körperliche, mentale, beziehungsbezogene und spirituelle Bedürfnisse.
7. Grundüberzeugungen lassen sich in drei Gruppen unterteilen: Überzeugungen über das Selbst, Überzeugungen über Beziehungen zu anderen und Überzeugungen über den eigenen Platz in der Welt.
8. Außer den bewussten Grundüberzeugungen gibt es zahlreiche unbewusste Assoziationen. Sie sind das Ergebnis konditionierter Reaktionen, die sich ursprünglich im Hinblick auf bestimmte Menschen oder Situationen in der Kindheit herausgebildet und später verallgemeinert haben.
9. Die unbewussten Assoziationen (oder «unbewussten Regeln») können sich von den bewussten Grundüberzeugungen durchaus unterscheiden. Ein wichtiger Schritt besteht darin, diesen unbewussten Assoziationen auf die Spur zu kommen und sie in Worte zu fassen, damit man bewusst mit ihnen arbeiten kann.
10. Wie man Ereignisse interpretiert, beruht auf einer Kombination von bewussten Überzeugungen und unbewussten Assoziationen.

Praktische Übungen zu Kapitel 4

Ein gutes Fundament legen

Die in diesem Kapitel gegebenen Informationen bilden die Grundlage, auf der die folgenden Kapitel aufbauen. Nehmen Sie sich deshalb ausreichend Zeit, um alles richtig zu verarbeiten. Lesen Sie den Text auf jeden Fall noch einmal sorgfältig durch, ehe Sie zum nächsten Kapitel übergehen. Sie werden überrascht sein, was Ihnen beim ersten Mal entgangen ist. Falls Ihnen manches noch immer unverständlich erscheint, lesen Sie das Kapitel noch ein drittes Mal. So wie der Text auf die folgenden Kapitel vorbereitet, sind auch die praktischen Übungen so angelegt, dass Sie das Fundament für spätere Übungen legen. Text und Übungen sind also für die noch kommende Arbeit wesentlich.

Überlegen Sie, welche Überzeugungen und unbewussten Assoziationen Sie in der Kindheit herausgebildet haben

Eine der Schlüsselideen in diesem Kapitel lautet, dass Gefühle von einer Interpretation bestimmter Ereignisse ausgelöst werden. Diese Interpretation hängt davon ab, ob der eigenen Einschätzung nach Bedürfnisse erfüllt oder bedroht werden. Wie man dies einschätzt, beruht auf bewussten Überzeugungen und unbewussten Assoziationen.

Bedenken Sie bei der Arbeit an diesen Übungen, dass sie dazu dienen, problematische Überzeugungen und Assoziationen zu betonen. Natürlich gibt es außer diesen negativen Aspekten auch viele positive Überzeugungen und Assoziationen, die man aus der Kindheit mit ins Erwachsenenleben nimmt. Mary z. B. bildete aufgrund ihres Erfolgs beim Laufen und in der Schule die Überzeugung heraus: «Ich kann Erfolg haben, wenn ich mich anstrenge.» Kimberlys enge Beziehung zu ihrer Mutter und ihrem Stiefvater führte zu der tiefen Überzeugung: «Ich bin liebenswert und werde geliebt.» Und zu Roberts positiven Überzeugungen gehörte: «Ich bin sehr geschickt in allen praktischen Dingen.» Solch positive Dinge sollten auch Sie sich immer ins Gedächtnis rufen. Man vergisst leicht, dass man auch Positives gelernt hat, wenn man stark mit den Problembereichen im eigenen Leben beschäftigt ist.

Behalten wir diesen Aspekt also im Hinterkopf, wenn wir uns nun den negativen Einstellungen zuwenden, die Mary, Robert und Kimberly mit in ihr Erwachsenenleben gebracht haben. Manche sind bewusste Überzeugungen, wie z. B. Marys Aussage: «Ich kann nichts richtig machen», andere sind unbewusste Assoziationen, wie z. B. Roberts «Regel»: «Konflikte sind gefährlich.»

Mary

Ich kann nichts richtig machen.
Ich bin anderen unterlegen. Ich bin nicht so intelligent oder tüchtig wie sie.

Wenn es Probleme gibt, lieber nicht hinschauen, lieber gar nichts fühlen und am besten gleich das Weite suchen!
Liebe tut weh, also schütze dich!
Die Welt ist gefährlich. Ich bin niemals sicher.

Robert

Konflikte sind gefährlich.
Menschen mit Autorität sind gefährlich.
Etwas stimmt nicht mit mir. Ich bin anderen unterlegen.
Ich kann nichts an meiner Lage ändern.
Am besten ist es, sich zu betäuben und gar nichts mehr zu fühlen.

Kimberly

Nur auf das Gewinnen kommt es an.
Ich muss die Beste sein, sonst bin ich nichts wert.
Fehler dürfen nicht sein.
Ich muss stark sein und darf niemals Schwäche zeigen.

Die obigen Listen stellen nur eine Auswahl der problematischen Überzeugungen und Assoziationen dar, die diese drei Menschen bei sich selbst ausgemacht haben. Dennoch lässt sich an ihnen schon klar ablesen, dass Mary und Robert in ihrer Fähigkeit, innige Beziehungen zu anderen einzugehen und mit Problemen effektiv umzugehen, stark eingeschränkt waren. Wie Sie in den nächsten Kapiteln noch sehen werden, spielte dies bei der Entwicklung ihrer Symptome eine große Rolle. Selbst Kimberly, die aus ihrer Kindheit enorme Stärken mitgebracht hatte, wies eine wesentliche Schwäche auf: den Drang, niemals Fehler zu machen und bei allem immer die Beste zu sein. Der Wunsch, seine Sache gut zu machen, ist an sich natürlich positiv, doch trieb Kimberly ihn zu einem Extrem, der jeden Fehler als große Niederlage erscheinen ließ. Als sie mit den Nachwirkungen des tätlichen Überfalls zu kämpfen hatte, erwies sich dies als Haupthindernis.

Die eigenen negativen Überzeugungen über sich selbst aufzulisten ist allerdings sehr viel einfacher als das Aufspüren unbewusster Assoziationen. Weil sie das Ergebnis unbewusster konditionierter Reaktionen sind, hat man bisher meist nie über sie nachgedacht. Zum Glück kann man ihnen mit Hilfe einer einfachen Methode auf die Spur kommen. Die Methode beruht auf einem alten Sprichwort: «Wenn es wie eine Ente aussieht, wie eine Ente schnattert und wie eine Ente watschelt, ist es wahrscheinlich eine Ente.» In der kognitiven Psychologie wird dieses Sprichwort zu dem Prinzip: «Wenn Sie so handeln, als würden Sie etwas glauben, so reden, als würden Sie etwas glauben, und so denken, als würden Sie etwas glauben, glauben Sie es auch.» Das, was Sie glauben, ist die unbewusste Assoziation, nach der Sie suchen.

Um dieses Prinzip auf sich selbst anwenden zu können, müssen Sie die praktischen Übungen zu Kapitel 2 durchgeführt haben. Falls Sie damit noch nicht fertig sind, vervollständigen Sie sie jetzt und fahren Sie erst dann mit den Übungen zu diesem Kapitel fort. Gehen Sie die Beschreibungen Ihrer Familie und frühen Kindheitserlebnisse durch und stellen Sie eine Liste mit all den negativen Überzeugungen und unbewussten Assoziationen zusammen, die Ihnen im Leben Probleme verursacht haben. Am einfachsten geht dies, wenn Sie sich beim Lesen Ihres Genogramms und der Beschreibungen Ihrer Kindheit fragen: «Welche Überzeugungen und Assoziationen würde ein Kind, das in dieser Situation aufwächst, über sich selbst, über die anderen und über die Welt entwickeln?» Denken Sie immer an das Prinzip, dass eine Überzeugung oder Assoziation, nach der Sie handeln, sprechen oder denken, in Ihrem Leben wahrscheinlich eine wichtige Rolle spielt, ob Sie nun bewusst damit übereinstimmen oder nicht. Im Anschluss finden Sie eine Reihe verschiedener negativer Überzeugungen und Assoziationen über sich selbst, über die anderen und über die Welt, die häufig problematischem Verhalten zugrunde liegen.

Beispiele für negative Überzeugungen und Assoziationen über sich selbst

Ich bin anderen unterlegen. (Ich kann mich nicht mit anderen messen, ich bin nicht so intelligent oder fähig wie andere.)
Ich bin zu nichts nutze.
Ich habe keine Macht. Ich kann nichts tun, um meine Lage zu verändern.
Ich bin nicht liebenswert.
Ich bin schuldig.
Ich bin hässlich.
Ich bin ein schlechter Mensch.
Mir will nichts gelingen.

Ich bin unfähig.
Ich bin verrückt.

Beispiele für negative Überzeugungen und Assoziationen über andere

Allzu enge Beziehungen sind gefährlich (oder führen zu Verletzungen), deshalb lasse ich mich nicht zu sehr auf andere ein.
Konflikte sind gefährlich.
Menschen mit Autorität sind gefährlich.
Man kann niemandem trauen.
Früher oder später wird man immer im Stich gelassen.
Das andere Geschlecht ist überlegen/unterlegen.
Ich bin dafür verantwortlich, wie sich andere fühlen.
Wenn die anderen merken, dass ich nicht mithalten kann, werden sie mich nicht mögen.
Ich darf niemals mit anderen über meine Schwächen, über Tod oder Krankheit sprechen. Sie könnten gekränkt sein oder schlecht von mir denken oder mich verlassen.

Beispiele für negative Überzeugungen und Assoziationen über die Welt

Die Welt ist furchterregend und gefährlich.
Es gibt keinen sicheren Ort auf der Welt.
Wenn mir etwas Schlechtes passiert, ist das meine Schuld.
Auf den Lauf der Dinge kann ich keinen Einfluss nehmen.
Das Leben ist ohne Sinn.
Leben heißt leiden.
Krankheit und Tod sind schrecklich. Man muss gut auf seinen Körper achten, weil er schwach und anfällig ist und jederzeit etwas schrecklich schief gehen kann.

Wenn Sie es schwierig finden, Ihre Grundüberzeugungen und Assoziationen herauszufinden, können Sie eine Person Ihres Vertrauens, die Sie gut kennt, um Hilfe bitten. Falls Sie niemanden haben, mit dem Sie darüber sprechen können, wäre es sicher hilfreich, eine qualifizierte Therapeutin oder einen qualifizierten Therapeuten aufzusuchen.

5 Eine Erklärung für das «Warum?»

Um die Dynamik zu verstehen, die zu einer Panikstörung führen kann, lassen Sie uns noch einmal genau nachvollziehen, wie Marys Symptome ursprünglich ihren Anfang nahmen. Wie bei den meisten Menschen entwickelte sich Marys Panikstörung schrittweise. Es begann mit Angstgefühlen an Bord eines Flugzeugs. Als die nächste Flugreise bevorstand, setzten bei Mary Erwartungsängste ein, und sie begann, ihren Körper ständig zu beobachten – beides primäre Quellen für weitere Angstgefühle. Erwartungsängste (auch «negative Antizipation» genannt) sind durch ein «Was, wenn ...?»-Denken geprägt. Weil Mary nicht verstand, warum sie bei dem ersten Flug solche Angst gehabt hatte, war sie vor dem nächsten Flug sehr unruhig. In dieser Situation waren die folgenden Gedanken für sie typisch:

- «Was, wenn ich auf diesem Flug wieder Panik bekomme?»
- «Was, wenn ich vor lauter Angst die Beherrschung verliere?»
- «Was werden die Leute denken?»
- «Vielleicht bin ich psychisch krank.»
- «Vielleicht habe ich ein körperliches Problem, das mein Arzt bisher übersehen hat.»

Solche Gedanken sind verständlich, wenn man Angst machende Empfindungen hat, für die es keine Erklärung gibt. Hat man allerdings fundierte, einleuchtende Antworten auf diese Fragen, die man versteht und denen man zustimmen kann, fällt es leichter, diese Art des Denkens zu überwinden. Es hilft auch dabei, die Aufmerksamkeit auf die Schritte zu lenken, die notwendig sind, um eine langfristige Genesung zu erreichen.

Zusätzlich zu ihren Erwartungsängsten setzte bei Mary eine verstärkte Körperbeobachtung ein. Sie begann, ständig in ihren Körper hineinzuhorchen und nach Signalen zu suchen, die eine geheimnisvolle Wiederkehr der Symptome anzeigen könnten. Während des Wartens auf ihren

Flug führte die Körperbeobachtung dazu, dass sie alle möglichen Empfindungen und Reaktionen bemerkte, die sie vorher gar nicht wahrgenommen hatte. Alle diese Reaktionen waren vollkommen normal, doch da Mary sie nicht verstand, wertete sie sie fälschlicherweise als Zeichen dafür, dass die schrecklichen Empfindungen, vor denen sie sich so fürchtete, zurückkehren würden.

Als Mary an Bord des Flugzeuges ging und sich auf ihren Platz setzte, verstärkten sich ihre Erwartungsängste und lösten eine Kampf oder Flucht-Reaktion aus. Diese Reaktion ist darauf ausgelegt, alle Funktionen des Körpers, die für eine unmittelbare Notreaktion nicht unbedingt notwendig sind (wie etwa die Verdauung), zurückzufahren und alle Funktionen, die in einer Notsituation gebraucht werden (schneller Herzschlag, tieferer Atem, schwitzen und so weiter), anzukurbeln. Als Mary die Zunahme der mit der rätselhaften Panikreaktion verbundenen körperlichen Symptome bemerkte, nahm ihre Angst zu, was ihre Symptome wiederum verstärkte. Kurz gesagt, bei ihr setzte der Angst/Panik-Kreislauf ein. Dieser Kreislauf kann wie folgt dargestellt werden:

Normale Körperreaktion	→	Reaktion wird wahrgenommen und löst Angst aus	→	Die Angst führt zur Kampf oder Flucht-Reaktion
				↓
		Verstärkte Angst führt zu stärkerer Kampf oder Flucht-Reaktion	← →	Die verstärkte Körperreaktion verschlimmert die Angst

Mary trat jetzt in die dritte Phase des Prozesses ein, in der sich die Angstreaktion mit immer verschiedenartigeren Situationen verbindet. Weil die gefürchteten Reaktionen auch ein zweites Mal ohne offensichtlichen Grund eingesetzt hatten, begann Mary sich Sorgen zu machen und hielt auch in Situationen, die nichts mit dem Fliegen zu tun hatten, ängstlich nach möglichen Symptomen Ausschau. Eines Morgens beim Joggen z. B. bemerkte sie, dass sie außer Atem und etwas benommen war. Dies war eigentlich ein ganz *normales* Gefühl, wie es jeder, der intensiv Sport treibt, kennt. In der Vergangenheit hatte sie nie darauf geachtet, doch weil sie sich jetzt um ihre Körperreaktionen große Sorgen machte, bekam sie Angst und redete sich selbst in eine weitere, *selbst verursachte* Panikattacke hinein. Schon bald beobachtete sie ihren Körper ständig.

Wer wie Mary seinen Körper in allen Situationen ganz genau beobachtet, nimmt alle möglichen Empfindungen und Missempfindungen wahr, die er vorher gar nicht bemerkt hat. Weil sie neu zu sein scheinen, schließt er irrigerweise, dass sie auf einen Krankheitsprozess oder eine abnorme Reaktion hinweisen. In Wahrheit sind die allermeisten Empfindungen und Missempfindungen, von denen mir Betroffene berichten, jedoch ganz *normale* Reaktionen, die sie vor dem Einsetzen der Angstsymptome schlichtweg ignoriert haben.

Bei vielen Menschen entwickeln Erwartungsängste und Körperbeobachtung bald ein Eigenleben. An diesem Punkt spielen die in Kapitel 3 erläuterten konditionierten Reaktionen eine wichtige Rolle. Weil Mary irrigerweise das Laufen mit Gefahr assoziierte, wurden diese Empfindungen zu einem Auslöser konditionierter Angstreaktionen. Ja, im Laufe der Zeit löste allein der Gedanke an das Laufen bei ihr leichte Angstgefühle aus. Sobald Mary diese leichten Angstgefühle bemerkte, setzte sie den Angst/Panik-Kreislauf in Gang und verstärkte so ihre Angst, bis daraus eine Panikattacke erwuchs.

Bei Robert führte die Assoziation von Essen und Gefahr zu einer so starken konditionierten Reaktion, dass allein der Gedanke an das Essen bei ihm starke Angstgefühle auslösen konnte. Zu bedenken ist dabei in jedem Fall, dass die ursprünglich von dieser Art der konditionierten Reaktion geschaffene Angst völlig unbewusst ist. Hat man erst einmal eine bestimmte Situation, Aktivität oder Körperempfindung mit Gefahr assoziiert, kommt es in der Folge immer wieder zu Angstgefühlen. Wird die konditionierte Reaktion dagegen nicht durch negative innere Dialoge verstärkt, lässt sie mit der Zeit nach und verschwindet schließlich ganz. Leider verstehen die meisten Menschen mit Angstproblemen diesen Zusammenhang nicht. Sobald sie die konditionierte Angstreaktion erleben, verstärken sie diese mit ängstlichen Gedanken, sodass die Angstgefühle schlimmer werden.

Im Laufe mehrerer Monate breiteten sich Marys Angstgefühle immer weiter aus, und die Panikattacken wurden häufiger. Sie begann Orte zu meiden, die sie mit den Angst erregenden Symptomen verband. Ihr Aktionsradius wurde dadurch immer kleiner, ihre Erwartungsängste immer größer. Mary war in einem Teufelskreis gefangen. Das war der Punkt, an dem wir uns kennen lernten und sie sich auf den Weg zur Genesung begab.

Die Antwort ist «E»

Wenn ich die Vorgeschichte meiner Klientinnen und Klienten aufgenommen habe, bitte ich sie in der Regel, mir zu erzählen, warum es ihrer Meinung nach erstmals zu ihren Symptomen gekommen ist und warum sie sich so hartnäckig halten. Mary, Robert und Kimberly gaben typische Antworten auf meine Fragen:

> *Mary:* Ich habe eine Panikstörung und leide unter geringer Selbstachtung. Ich komme mit meinem Leben einfach nicht zurecht.

> *Robert:* Ich weiß nicht, warum ich diese Schluckbeschwerden und so große Angst vor dem Essen habe. Ich glaube, es könnte ein Erlebnis aus meiner Kindheit dahinter stecken, von dem man mir erzählt hat. Meine Mutter sagte mir, als ich etwa zwei Jahre alt war, hätte ich eine Büroklammer verschluckt, sodass sie mich mit dem Kopf nach unten halten mussten und ich fast erstickt wäre. Ich selbst kann mich daran nicht erinnern, aber es könnte doch sein, dass meine Probleme darauf zurückgehen.

> *Kimberly:* Ich weiß, dass ich tätlich angegriffen wurde und eine Posttraumatische Belastungsstörung habe. Ich verstehe nur nicht, warum ich das nicht besser wegstecken kann. Eigentlich bin ich ein ziemlich starker Mensch.

Beim Lesen werden Sie bemerkt haben, dass alle drei Erklärungen ziemlich vage sind. Mary verwendete sogar den klinischen Begriff «Panikstörung» und das in der Populärpsychologie verbreitete Schlagwort «geringe Selbstachtung». Begriffe wie *Panikstörung* und *Posttraumatische Belastungsstörung* sind Teil eines modernen Klassifikationssystems für psychische Probleme. Für die Forschung und die klinische Diagnose sind sie wichtig. Einer Person, die von diesen Störungen betroffen ist, helfen die Begriffe jedoch wenig dabei zu verstehen, wie es zu ihren Problemen kam oder warum sie fortbestehen. Leider kommt es ziemlich häufig vor, dass an die Stelle eines wahren Verständnisses für die *Dynamik* eines Prozesses oder Phänomens ein bloßes Etikett oder Schlagwort tritt.

Verwendet man Fachbegriffe oder populäre Schlagworte, um sich selbst zu beschreiben, verstärkt man den Eindruck, dass man ernsthaft erkrankt ist und sich von allen anderen Menschen unterscheidet. Will man eine langfristige Genesung erreichen, besteht eine der Hauptaufgaben jedoch darin, sich nicht länger mit einer Störung zu identifizieren, sondern sich als ganz normale Person zu sehen, die mit einem bestimmten Problem zu kämpfen hat. Auch Sie unterscheiden sich nicht wesentlich von jemandem, der eine schwere Krankheit oder einen Unfall erlebt hat und erfolgreich zu einem normalen Leben zurückgekehrt ist. Bei Ihren Problemen handelt es sich einfach um eine der vielen möglichen Auseinandersetzungen, denen Menschen sich im Laufe ihres Lebens stellen müssen.

Ein weiterer Irrtum, dem viele Menschen unterliegen, ist das Bestreben, mit *einer* Ursache alles erklären zu wollen. Ich sage meinen Klientinnen und Klienten oft, dass die Antwort, wenn es um Menschen geht, in der Regel «E» ist. Bei Multiple-Choice-Tests lautet Antwort «E» nämlich in der Regel: «Alles Obige trifft zu.» Sie werden sehen, dass für Marys und Roberts Angstprobleme keine einzelne Ursache verantwortlich war. Vielmehr gab es mehrere unterschiedliche Faktoren, die zu den Anfangssymptomen führten und dafür sorgten, dass diese Symptome hartnäckig bestehen blieben.

Dass die meisten Angstprobleme von mehreren, miteinander in einer Wechselwirkung stehenden Faktoren verursacht werden, ist leicht zu verstehen. Weil wir jedoch in einer Kultur leben, die auf komplexe Fragen einfache Antworten verlangt, und weil es genug Selbsthilfebücher gibt, die mit solchen einfachen Antworten zu bestechen versuchen, dauert es oft eine ganze Weile, bis die Betroffenen diese Vorstellung tatsächlich akzeptieren.

Roberts ursprüngliche Erklärung, ein Trauma in der Kindheit sei für seine Symptome verantwortlich, ist typisch für die Suche nach einer einzigen Ursache. Zwar spielen Kindheitserfahrungen beim Entstehen von Angstproblemen in der Regel eine gewisse Rolle, doch gibt es selten ein einzelnes Ereignis oder einen einzelnen Faktor, der als primäre Ursache gelten kann. Eine weitere verbreitete Form des Versuches, alle Erscheinungen durch eine Ursache zu erklären, ist die Vorstellung, Angstprobleme gingen auf ein «chemisches Ungleichgewicht im Gehirn» zurück. Biologische Vorgänge als *einzige* Ursache des Problems auszumachen, ist verlockend, weil sich damit die Hoffnung verbinden lässt, man bräuchte nur das richtige Medikament zu schlucken, um das Ungleichgewicht zu beheben, und schon wäre mit einem Schlag wieder alles in Ordnung. Natürlich spielen biologische Faktoren, ebenso wie Erfahrungen aus der Kindheit, häufig eine wichtige Rolle, doch sind sie in der Regel nicht die *einzige* Ursache von Angstproblemen. Lassen Sie uns deshalb fünf Faktoren etwas näher anschauen, die in verschiedenen Kombinationen am Auftreten anfänglicher Angstepisoden beteiligt sein können.

Fünf wichtige Faktoren beim ersten Auftreten von Angstsymptomen

In Kapitel 2 haben wir gehört, dass Marys erste Panikattacke während einer Flugreise bei stürmischem Wetter auftrat. Für Mary schien es so, als sei die Attacke «aus heiterem Himmel» gekommen. Verschiedene Dinge haben jedoch die Grundlage für diese Reaktion geschaffen. Im Wesentlichen sind es fünf Faktoren, die in verschiedenen Kombinationen mit den aus der Kindheit mitgebrachten Überzeugungen und emotionalen Weichenstellungen eine erste Panikattacke auslösen können. Lassen Sie uns diese Faktoren der Reihe nach einzeln anschauen.

Ein sensibler Körper

Wie viele Menschen mit Angstproblemen reagiert Mary sehr empfindlich auf Geräusche, Düfte und andere Sinneseindrücke, die Durchschnittsmenschen meist nicht weiter tangieren. So fällt es ihr z. B. schwer, abends einzuschlafen, wenn sie nach vier Uhr nachmittags noch eine Tasse Kaffee getrunken hat. Um besser zu verstehen, was es mit dieser Sensibilität auf sich hat, überlegen Sie, was dabei herauskäme, wenn Sie die Körpergröße einer großen Anzahl von Menschen messen würden. Einige wenige Mitglieder der Gruppe würden sich als sehr groß, einige wenige als sehr klein erweisen, die meisten aber würden irgendwo nahe dem Durchschnitt liegen. Würde man diese Ergebnisse in eine Graphik übertragen, erhielte man die typische, glockenförmige Kurve, die man «Normalverteilung» nennt.

Eine solche Kurve würde sich auch ergeben, wenn Sie irgendeine andere beliebige menschliche Eigenschaft messen würden. Egal, ob es um die Knochendichte, die Blutzusammensetzung oder das Körpergewicht ginge – am Ende würde sich eine Normalverteilung ergeben. Genau das Gleiche gilt für die Empfindlichkeit des Nervensystems. Wer einen besonders sensiblen Körper hat, besitzt häufig eine größere «Intuition», nimmt in vielen Situationen mehr Unterschwelliges wahr und ist eher in der Lage, sich in andere einzufühlen. Diese sensiblen, empathischen und intuitiven Fähigkeiten gehören zu den anziehendsten und wünschenswertesten Eigenschaften eines Menschen. Entstehen können sie durch einen Körper, der sensibler reagiert als der Durchschnitt und daher in der Lage ist, mehr Informationen aufzunehmen. Leider kann ein sensibler Körper davon auch leichter überfordert sein.

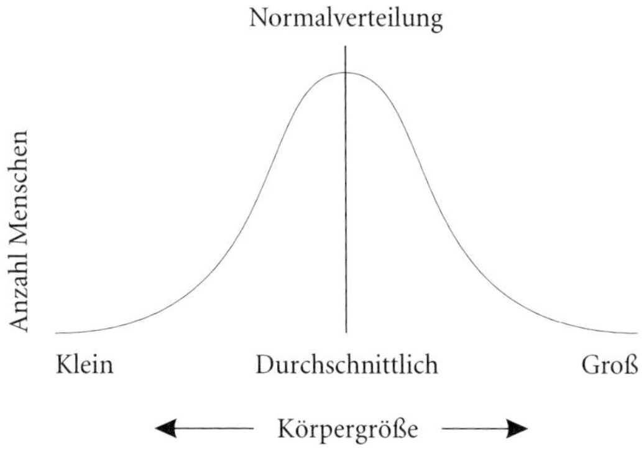

Bei Frauen wird das Bild durch die Wirkung ihrer Hormone weiter kompliziert. Viele Frauen, die in meine Praxis kommen, berichten mir, dass ihre Angstsymptome in der prämenstruellen Phase schlimmer sind. Dies bedeutet *nicht*, dass ihre Hormone für die Symptome verantwortlich sind. Aber der zusätzliche Stressfaktor kann sich mit einem besonders sensiblen Körper verbinden, der durch die Auswirkungen anhaltender Ängstlichkeit geschwächt ist, sodass die Kampf oder Flucht-Reaktion noch leichter ausgelöst werden kann als sonst.

Die Verbindung zwischen weiblichen Hormonen und Angstgefühlen ist auch in der Tatsache zu erkennen, dass die Angstprobleme bei manchen Frauen nach der Geburt eines Kindes einsetzen. In dieser Zeit erholt sich der weibliche Körper noch von der Anstrengung, das ungeborene Kind zu ernähren und zur Welt zu bringen. Die Hormone, die ihm dabei helfen sollen, haben sich noch nicht auf ihre normalen Werte eingependelt. All dies führt vorübergehend zu einer erhöhten Empfindlichkeit. Wenn genug andere Faktoren vorliegen, die das Einsetzen von Angstsymptomen begünstigen, kann der Angst-Panik-Kreislauf in Gang gesetzt werden.

Körperliche Erkrankungen

Weil es eine Reihe körperlicher Erkrankungen gibt, die mit Angst- und Panikgefühlen verbunden sein können, besteht der erste Schritt bei der Behandlung von Angstproblemen stets darin, körperliche Ursachen durch eine umfassende ärztliche Untersuchung auszuschließen. Beispiele für körperliche Erkrankungen, auf die man dabei achten würde, sind Herz-Kreislauf-Erkrankungen, Asthma, Anfallleiden, Diabetes, Überfunktion der Schilddrüse und Probleme mit dem Innenohr (dem Gleichgewichtsorgan).

Andere körperliche Erkrankungen können Angstsymptome verschlimmern. Ein weit verbreitetes Phänomen, das mir häufig begegnet, ist der so genannte Mitralklappenprolaps (MKP), eine angeborene Herzklappenanomalie, die bei fünf bis 15 Prozent der Bevölkerung vorliegen kann. Normalerweise ist keine medizinische Behandlung erforderlich, und etwa die Hälfte der Betroffenen haben keinerlei Symptome. Die andere Hälfte erlebt gelegentlich Herzklopfen oder Herzflattern (Extrasystolen), Schwindel, Kurzatmigkeit und/oder vage Brustschmerzen.

Mary hatte einen Mitralklappenprolaps, aber bis zum Einsetzen ihrer Panikattacken nie irgendwelche Symptome verspürt. Jetzt, wo sie ihren Körper stärker beobachtete, bemerkte sie jedoch einige der häufig mit einer gewölbten Herzklappe verbundenen Symptome. Da die Anomalie angeboren ist, waren diese Symptome aller Wahrscheinlichkeit nicht neu; Mary hatte sie bis dahin nur nicht wahrgenommen. Die als neu empfundenen, vagen Symptome lösten zusätzliche Ängste aus. Mary fürchtete jedes Mal eine neue Panikattacke oder gar eine ernsthafte Herzerkrankung.

Medikamente und andere Substanzen

Zahlreiche Medikamente wie Stimulanzien, Schilddrüsenhormone, Erkältungsmittel, Beruhigungsmittel, Schlaftabletten, bestimmte Blutdrucksenker, Steroide und – paradoxerweise – auch Antidepressiva können zu Angstsymptomen führen. Manchmal gehen diese Symptome auch darauf zurück, dass Medikamente ohne ärztliche Beratung eingenommen oder plötzlich abgesetzt werden. Und auch die verschiedenen legalen und illegalen Drogen wie Koffein, Nikotin, Alkohol, Marihuana, Amphetamine und Kokain können eine weitere potenzielle Quelle von Angstsymptomen sein.

Koffein ist besonders wichtig, weil es als mögliches Problem oft übersehen wird. Als Stimulans ist es die weltweit am häufigsten konsumierte stimmungsverändernde Substanz. Auch wenn Sie vor dem Auftreten Ihrer Angstprobleme ohne Schwierigkeiten Kaffee trinken konnten, empfehle ich Ihnen, konsequent darauf zu achten, nichts Koffeinhaltiges zu sich zu nehmen, solange Sie dieses Buch durcharbeiten. Wenn Sie unter Angstproblemen leiden, macht es einfach keinen Sinn, Ihrem Körper eine Substanz zuzufügen, die diese Probleme verstärken kann. Prüfen Sie auch frei verkäufliche Arzneimittel darauf, ob sie Koffein enthalten.

Viele Menschen, die eine langfristige Genesung erlangt haben, stellen fest, dass sie wieder damit anfangen können, in Maßen koffeinhaltige

Getränke zu sich zu nehmen, ohne negative Nebenwirkungen zu erleben. Andere erkennen, dass sie auf Koffein empfindlich reagieren und es daher am besten ist, es lieber ganz wegzulassen.

Hyperventilation

Wenn Sie hyperventilieren (*hyper* = übermäßig, *ventilieren* = Luft bewegen), atmen Sie schneller oder tiefer als notwendig. Weil Sie dabei mehr Kohlendioxyd ausatmen als sonst, kommt es zu einer Reihe chemischer Veränderungen im Blut. Dies kann in weniger als einer Minute zu einem oder mehreren der folgenden Symptome führen:

- Herzklopfen, Herzrasen, Brustschmerzen
- Taubheit oder Prickeln in Lippen, Händen oder Füßen
- Benommenheit, Schwächegefühl, Schwindel, Konzentrationsprobleme, verschwommenes Sehen oder das Gefühl, neben sich zu stehen (Depersonalisation)
- Kurzatmigkeit, Asthma, Erstickungsgefühle
- Schluckbeschwerden, Kloß im Hals, Bauchschmerzen oder Übelkeit
- Muskelverspannung, Muskelschmerzen, Zittern, Muskelkrämpfe
- Schwitzen, Angst, Erschöpfung, Schwäche, Schlafprobleme oder Albträume

Beschreibt jemand eines der obigen Symptome, ohne dass es dafür eine der üblichen körperlichen Erklärungen gibt, stelle ich in der Regel fest, dass Hyperventilation einen wichtigen Anteil hat.

Stress

Stress bei der Arbeit, in der Ausbildung, durch Beziehungsprobleme oder ein ungewöhnliches (positives wie negatives) Lebensereignis spielt in der Regel beim Einsetzen schwerer Angstprobleme eine wichtige Rolle. Viele der Menschen, die in meine Praxis kommen, erkennen dies zuerst jedoch nicht und neigen dazu, Stress zu ignorieren oder der Tatsache, dass sie müde, krank oder überfordert sind, wenig Bedeutung beizumessen. Oft werden sie sich ihres Ausgebranntseins erst bewusst, wenn es zur völligen Erschöpfung gekommen ist. Doch die Entwicklung effektiver Strategien zur Stressbewältigung ist häufig einer der Schlüssel zur langfristigen Genesung. In späteren Kapiteln werden wir deshalb noch ausführlicher auf das Thema Stress zu sprechen kommen.

Marys, Roberts und Kimberlys einfache Erklärungen

Nach der ersten Sitzung entwickelten Mary, Robert und Kimberly jeweils einfache Erklärungen, die aus drei Teilen bestanden:

1. Eine Aussage über die Kindheitsfaktoren, die bei der Entwicklung und Aufrechterhaltung der problematischen Symptome eine wichtige Rolle spielen.
2. Eine Aussage über das Einsetzen der ersten Symptome.
3. Eine Aussage über die Kräfte, die dazu beitragen, dass die Symptome auch weiterhin fortbestehen.

Beim Lesen der einzelnen Erklärungen ist zu bedenken, dass sie zusammenfassen sollen, welche Schlüsselkomponenten die Angstprobleme verursacht haben und aufrecht erhalten. So wie Mary, Robert und Kimberly im Laufe der Zeit ein tieferes Verständnis für diese Kurzerklärungen gewonnen haben, werden auch Sie für Ihre eigene Erklärung, die Sie im Rahmen Ihrer Arbeit mit diesem Buch entwickeln werden, neue Bedeutungsschichten finden.

Marys einfache Erklärung

Kindheitsfaktoren

Ich bin in einer Atmosphäre aufgewachsen, in der ich zu der irrigen Auffassung kam, dumm zu sein und nichts richtig machen zu können. Meine alkoholkranke Mutter ständig vor Augen, gelangte ich außerdem zu der Ansicht, dass die Welt gefährlich sei und ich mit dem Leben nie und nimmer zurechtkommen könnte. Weil alle Erwachsenen in meiner Umgebung schwer gestört waren, kam ich dazu, Vertrautheit mit Schmerz zu assoziieren und meine eigenen Bedürfnisse zu ignorieren. Wenn mich etwas beunruhigte, folgte ich der Familienregel: «Nicht hinschauen, nichts fühlen, schnell flüchten.» Meine Mutter flüchtete in den Alkohol, mein Vater in die Arbeit, und ich flüchtete in Tagträume und sportliche Aktivitäten.

Faktoren, die die ersten Symptome ausgelöst haben

Die ersten Symptome erlebte ich während einer sehr stressreichen Reise. Ich habe einen sensiblen Körper, mich aber trotzdem immer gezwungen, einfach weiterzumachen. Als es draußen stürmte, hatte ich Angst, das Flugzeug könnte abstürzen. Schon beim Start war ich ziemlich aufgeregt. Ich erinnere mich jetzt, dass ich außerdem eine Erkältung ausbrütete. Meine ersten Symptome gingen primär auf eine Kombination starker Hyperventilation, früher Erkältungsanzeichen, Erschöpfung und verständlicher Angst angesichts eines heftigen Sturms zurück.

Faktoren, die die Symptome aufrecht erhalten

Weil ich nicht verstand, was mit mir los war, und weil der Arzt, zu dem ich ging, mir auch keine einleuchtende Erklärung geben konnte, begann ich mir Sorgen zu machen. Ich fürchtete, eine nicht diagnostizierte Krankheit zu haben oder psychisch auf irgendeine Weise gestört zu sein. Ich begann, meinen Körper ganz genau zu beobachten. Sobald ich etwas bemerkte, das nicht in Ordnung zu sein schien, redete ich mir etwas ein («Irgend etwas stimmt nicht mit mir», «Ich schaffe das nicht» usw.) und versuchte zu flüchten.

Roberts einfache Erklärung

Kindheitsfaktoren

Ich wuchs in einer Familie auf, in der Misshandlungen gang und gäbe waren. Ich entwickelte deshalb ein sehr negatives Selbstbild und kam zu der Ansicht, dass man von anderen stets nur enttäuscht wird. Gleichzeitig begann ich, Konflikte mit Gefahren zu assoziieren. Außerdem habe ich einen sehr sensiblen Körper, der Stress einfach nicht so ohne weiteres wegstecken kann.

Faktoren, die die ersten Symptome ausgelöst haben

Meine ersten Symptome entwickelten sich in der Zeit, als ich meine jetzige Frau kennen lernte, aber noch in einer sehr konfliktreichen Beziehung mit meiner ersten Frau gefangen war. Ich war sehr krank, als ich das erste Mal würgen musste, und hatte gerade eine sehr anstrengende Fortbildung hinter mir. Auch wenn ich jetzt weiß, dass keine echte Lebensgefahr bestand, war mein erster Gedanke damals, ich müsste sterben.

Faktoren, die die Symptome aufrecht erhalten

Wie meine Mutter neige ich dazu, mir ständig Sorgen zu machen. Nach dem Vorfall mit dem Würgen kam mir der Gedanke, dass Menschen an Verschlucktem sterben können, immer wieder in den Kopf. Vor meinem geistigen Auge sah ich mich selbst so lange würgen, bis ich erstickte. Nach einer Weile machte mich allein das Betreten eines Restaurants schon nervös. Sobald ich die Nervosität bemerkte, wurden die ängstlichen Gedanken ausgelöst. Einmal machte ich mir während eines Kitzelns in meinem Hals furchtbare Sorgen. Ich dachte, ich hätte etwas verschluckt und müsste ersticken. Im Grunde fantasierte ich etwas und redete mir dann ein, es sei eine Tatsache. Dies wurde zu einer konditionierten Reaktion, die immer dann ausgelöst wurde, wenn ich in ein Restaurant kam oder ans Essen dachte.

Kimberlys einfache Erklärung

Kindheitsfaktoren

Ich wuchs in einer Familie auf, in der Konkurrenz eine große Rolle spielte. Ich lernte, dass ich stark sein muss und keine Schwäche zeigen darf. Bei uns zu Hause kam es darauf an, immer zu gewinnen. Den zweiten Platz zu machen, galt nichts. Perfektion war alles – Fehler waren verpönt.

Faktoren, die die ersten Symptome ausgelöst haben

Ich wurde tätlich angegriffen, war hilflos und konnte mich nicht schützen. Das Erlebnis war so intensiv, dass meine Psyche es nicht auf einmal verarbeiten kann. Sie zerlegt es in kleine Teilstücke, die dann als «Rückblenden» vor meinem geistigen Auge erscheinen. Die von allem, was mit dem schlimmen Erlebnis zusammenhängt, ausgelösten Ängste sind bloß konditionierte Reaktionen. Ich kann mich selbst desensibilisieren, indem ich lerne, diese Reaktionen zu akzeptieren.

Faktoren, die die Symptome aufrecht erhalten

Ich habe selbst zur Verschlimmerung meiner Symptome beigetragen, indem ich mir Unwahrheiten über mich selbst und meine Reaktion auf das schlimme

> Ereignis eingeredet habe («Ich bin ein Schwächling», «Das dürfte mich doch nicht so mitnehmen»). In Wahrheit sind diese Symptome aber ganz *normal* und werden im Laufe der Zeit schwächer werden und schließlich ganz verschwinden. Ich bin ein ganz *normaler Mensch*, der in eine *unnormale Situation* geraten ist. Was mich zu den Unwahrheiten über mich selbst trieb, waren zum Teil die aus meiner Kindheit mitgebrachten Überzeugungen, dass ich immer stark sein muss und niemals Schwächen zeigen darf.

Machen Sie sich klar, dass die von allen drei Betroffenen beschriebenen Vorgänge nichts als Variationen der vielen verschiedenen Arten von traurigen Erfahrungen sind, mit denen sich Menschen im Laufe ihres Lebens auseinander setzen müssen. Marys, Roberts und Kimberlys Angststörungen sind normale, menschliche Reaktionen von Personen, die in Umstände geraten sind, die sie nicht verstehen konnten und die sich darüber hinaus ihrer Kontrolle entzogen.

Zusammenfassung der Schlüsselideen

1. Menschen mit Angstproblemen verbringen oft viel Zeit damit, über die Ursache ihrer Probleme nachzugrübeln.
2. Eine fundierte, einleuchtende Erklärung dafür zu haben, wie die eigenen Angstprobleme entstanden sind und was sie am Leben erhält, hilft, die eigene Aufmerksamkeit darauf zu richten, was man tun muss, um eine langfristige Genesung zu erlangen.
3. Körperbeobachtung (auch «Internalisierung» genannt) spielt bei der Aufrechterhaltung der Symptome eine wichtige Rolle. Indem man Wahrnehmungen registriert, die bisher mit Panikattacken assoziiert waren, und sie als Zeichen der Gefahr wertet, löst man womöglich selbst verursachte Panikattacken aus.
4. «Die Antwort ist E»: Die meisten Angstprobleme werden durch eine Kombination von Faktoren ausgelöst und aufrecht erhalten. Die Suche nach einer einzigen Ursache ist zum Scheitern verurteilt.
5. Viele Menschen neigen dazu, ein tiefer gehendes Verständnis ihrer Probleme durch Fachbegriffe wie «Panikstörung» oder «geringe Selbstachtung» zu ersetzen. Diese Begriffe können unter Umständen aber mehr Verwirrung stiften als Probleme klären. Außerdem können sie die Wahrnehmung verstärken, dass man ernsthaft gestört und anders als andere Menschen ist.
6. Fünf Faktoren, die untereinander in einer Wechselwirkung stehen, können zusammenwirken, um eine Panikstörung auszulösen: ein sensibler

Körper, körperliche Erkrankungen, die Einnahme von Medikamenten oder anderen Substanzen, Hyperventilation und Stress.

7. Denken Sie daran, mit Ihrer einfachen Erklärung die folgenden drei Bereiche abzudecken:
   1. Kindheitsfaktoren,
   2. Faktoren, die die ersten Symptome ausgelöst haben, und
   3. Faktoren, die die Symptome aufrecht erhalten.

Praktische Übungen zu Kapitel 5

Führen Sie weiter Tagebuch

In dem Abschnitt über die praktischen Übungen zu Kapitel 3 wurden Sie gebeten, ein Tagebuch zu führen. Falls Sie es noch nicht getan haben, empfehle ich Ihnen dringend, jetzt damit zu beginnen. Nutzen Sie Ihr Tagebuch, um Ihre einfache Erklärung zu formulieren. Halten Sie alle Gedanken fest, die Ihnen über Ihre Vergangenheit und die Ereignisse rund um das Einsetzen Ihrer Symptome gekommen sind. Beziehen Sie auch Ihr Genogramm und die Beschreibungen Ihrer Kindheitserlebnisse mit ein. Außerdem sollten Sie alle Einsichten oder Gedanken zu Ihrer Arbeit mit diesem Buch festhalten. Ihr Tagebuch wird Sie bei dieser Arbeit unterstützen.

Wie bereits in Kapitel 3 erwähnt, ist eine ungestörte Privatsphäre für das Führen eines Tagebuchs wesentlich. Wenn Sie nur für sich schreiben, ist es viel wahrscheinlicher, dass Sie sich ehrlich und offen äußern. Bei allen Themen, die eine Kindheitskomponente haben, passiert es schnell, dass Sie problematische Schlüsselfaktoren vergessen. Wenn Sie Ihre Einsichten schriftlich festhalten, können Sie immer wieder darauf zurückkommen und sie zu einem festen Bestandteil Ihrer Bewertung aktueller Ereignisse machen.

Wenn Sie zuversichtlich sind, dass Sie alle für eine langfristige Genesung nötigen Lerninhalte vollständig verinnerlicht haben, können Sie frei entscheiden, ob Sie Ihr Tagebuch vernichten oder als Erinnerung an die gemachten Fortschritte behalten wollen.

Schreiben Sie eine einfache Erklärung für Ihre Probleme

Jetzt ist es an der Zeit, Ihre eigene einfache Erklärung aufzuschreiben. Halten Sie sich an die Beispiele und denken Sie daran, schriftliche Aussagen über die Kindheitsfaktoren einzubeziehen, die bei der Entwicklung und Aufrechterhaltung der problematischen Symptome eine Rolle spielten. Schreiben Sie außerdem auf, wie sich die Symptome ursprünglich entwickelten, und listen Sie dabei alle Stressquellen und Kindheitserfahrungen auf, die daran beteiligt gewesen sein können. Führen Sie auch alle Kräfte an, die dazu beitragen können, dass die Symptome fortbestehen.

Nehmen Sie sich für die Formulierung Ihrer Erklärung ausreichend Zeit. Vielleicht hilft es Ihnen, die Informationen über die familiären Hintergründe von Mary, Robert und Kimberly in Kapitel 2 und 4 noch einmal durchzulesen und mit den Erklärungen zu vergleichen, die diese drei Betroffenen entwickelt haben. Sie werden sehen, dass allen dreien neue Faktoren eingefallen sind, die sie noch nicht nannten, als sie mir das erste Mal von den möglichen Ursachen ihrer Probleme erzählten. Wie diese drei Betroffenen werden auch Sie beim Schreiben Ihrer Erklärungen neue Einsichten gewinnen.

Vermeiden Sie beim Formulieren Ihrer Erklärung alle Fachbegriffe. Versuchen Sie stattdessen, Ihre Gedanken in eigenen Worten wiederzugeben. Wenn es Ihnen schwer fällt, eine klare und einfache Erklärung zu finden, haben Sie wahrscheinlich noch nicht wirklich verstanden, warum es zu Ihren Symptomen gekommen ist und warum sie fortbestehen.

Gehen Sie in diesem Fall die vorherigen Kapitel noch einmal durch und bitten Sie eine Vertrauensperson, Sie bei der Formulierung Ihrer Erklärung zu unterstützen. Falls Sie eine Therapie machen, können Sie auch Ihre Therapeutin oder Ihren Therapeuten fragen. Falls Sie in einer Selbsthilfegruppe sind, bitten Sie die Gruppe um Hilfe. Nehmen Sie sich die von Mary, Robert und Kimberly formulierten Erklärungen zum Vorbild. Vier zusätzliche Beispiele einfacher Erklärungen finden Sie in den nun folgenden Abschnitten.

Einfache Erklärung eines Klienten mit Angst vor Krankenhäusern

Kindheitsfaktoren: Wegen meines Asthmas machte ich als Kind viele Angst einflößende Erfahrungen mit Ärzten. Weil meine Eltern mich ständig kritisierten, hatte ich auch keine allzu hohe Meinung von mir selbst.
Faktoren, die die ersten Symptome ausgelöst haben: Als ich einmal Marihuana rauchte, hatte ich ziemlich schreckliche Erlebnisse und dachte, ich müsste sterben. Die Leute von der Notaufnahme machten mir heftige Vorwürfe, als ich ihnen gestand, was ich genommen hatte. Was sie sagten, machte mir große Angst. Das reaktivierte meine Kindheitsängste und führte zu einer konditionierten Reaktion auf alles, was mit Krankenhäusern und Ärzten zu tun hat.
Faktoren, die die Symptome aufrecht erhalten: Immer, wenn ich mit Ärzten oder Krankenhäusern in Berührung komme, reagiere ich ängstlich. Ich rede mir die folgenden Unwahrheiten ein: «Die Angstsymptome bedeuten, dass ich meinen Körper auf nicht wieder gutzumachende Weise geschädigt habe. Ich kann meine eigene Situation nicht mehr beeinflussen. Ich habe einmal einen Fehler gemacht, jetzt bin ich den Folgen hilflos ausgeliefert. Die Ärzte werden durchschauen, dass ich Drogen genommen habe, und schlecht von mir denken.» Nichts von alledem ist wahr. Ja, in Wirklichkeit ist genau das Gegenteil der Fall.

Einfache Erklärung eines Klienten mit sozialer Phobie und Panikstörung

Kindheitsfaktoren: Ich habe einen sehr sensiblen Körper und war als Kind immer schüchtern und zurückhaltend. Weil ich nie viele Freunde hatte und kaum etwas mit anderen unternommen habe, hatte ich auch keine Gelegenheit, die gleichen sozialen Kompetenzen zu entwickeln wie die meisten anderen Menschen.
Faktoren, die die ersten Symptome ausgelöst haben: In der siebten Klasse machte ich mir große Sorgen über meinen sich verändernden Körper. Ich war ständig verlegen, hielt mich für hässlich und dumm und glaubte, andere dächten schlecht über mich. Einmal sollte ich vor

der ganzen Klasse ein Buch vorstellen. Ich wurde so nervös, dass ich zu zittern begann. Ich dachte, die anderen würden mich auslachen (obwohl sie es nicht taten), rannte aus dem Klassenzimmer und begann zu hyperventilieren. Die Symptome waren sehr beängstigend. Von dem Tag an hatte ich Angst, verrückt zu werden.
Faktoren, die die Symptome aufrecht erhalten: Jahrelang habe ich mir Dinge eingeredet, die gar nicht stimmen. Ich bin auch ein Spezialist dafür geworden, jede ungewohnte Regung meines Körpers sofort zu spüren. Immer, wenn ich etwas bemerke, das mir unnormal vorkommt, sage ich mir: «Ich werde wieder eine Attacke bekommen, und das wird schrecklich werden. Die Leute werden merken, dass ich Angst habe, und mich für verrückt halten.» Diese Art von Gedanken führen bei mir zu Angst und Panik

Einfache Erklärung einer Klientin mit Panikstörung

Kindheitsfaktoren: Ich bin in einer großen Familie aufgewachsen, wo ich in der Menge unterging. Als Kind wurde ich oft geschlagen und angeschrieen. Ich dachte, ich sei schlecht und irgendwie minderwertig. Außerdem habe ich eine ererbte körperliche Schwäche (Reizdarm). Bei Problemen habe ich gelernt, der Regel zu folgen: «Nicht hinschauen, nichts fühlen, schnell flüchten.»
Faktoren, die die ersten Symptome ausgelöst haben: Als junge Erwachsene habe ich aufgrund meines sensiblen Körpers körperliche Symptome entwickelt und viel Stress aushalten müssen (drei mir nahe stehende Menschen starben innerhalb eines Jahres). Meine ersten Symptome waren eine normale Stressreaktion. Ich hyperventilierte und erschrak über die damit verbundenen körperlichen Symptome.
Faktoren, die die Symptome aufrecht erhalten: Weil ich nicht verstand, was mit mir vorging, und den emotionalen Problemen nicht ins Auge schauen konnte, malte ich ein Schreckgespenst an die Wand. Immer, wenn ich eine ungewohnte Körperwahrnehmung hatte, redete ich mir ein: «Ich sterbe», «Ich kann nicht mehr atmen» usw. und lief vor dem Schreckgespenst davon.

Einfache Erklärung einer Klientin mit Panikstörung

Kindheitsfaktoren: Ich hatte einen sehr dominanten Vater und eine sehr unsichere, passive Mutter. Ich lernte, dass man Konflikten möglichst aus dem Weg geht und dass es wichtig ist, Gefühle zu verbergen, sich anzupassen und eine perfekte Fassade aufrecht zu erhalten. Mein Vater vermittelte mir das Gefühl grenzenloser Überlegenheit. Ich lernte, dass es gefährlich ist, Risiken einzugehen oder offen seine Meinung zu äußern.
Faktoren, die die ersten Symptome ausgelöst haben: In meiner Ehe dominierte mein Mann, während ich passiv blieb. Solange die Kinder klein waren, spielten wir die heile Familie, dann kam die Scheidung. Als ich plötzlich allein erziehende Mutter war, stand ich unter massivem Stress. Ich arbeitete halbtags und machte nebenbei meine Ausbildung zu Ende, dann zog ich nach Kalifornien zurück und begann wieder, ganztags zu arbeiten. Mein Exmann zahlte keinen Pfennig Unterhalt. Etwa zur gleichen Zeit fand ich heraus, dass mein Vater praktisch alle männlichen Kinder in meiner Familie sexuell missbraucht hatte, darunter meinen Sohn, zwei meiner Neffen und vor diesen meinen Bruder und meinen Cousin. Drei Familienmitglieder wurden plötzlich pflegebedürftig und starben innerhalb von sechs Wochen nacheinander. Zwei meiner besten Freundinnen zogen in andere Städte. Mein Sohn fing an, Drogen zu nehmen, meine Tochter lief von zu Hause fort. Und dann wurde auch noch bei der Arbeit mein Verantwortungsbereich beschnitten.
Faktoren, die die Symptome aufrecht erhalten: Weil ich darauf getrimmt worden war, Probleme nicht direkt anzugehen, gleichzeitig aber immer die Fassade aufrecht zu erhalten, unterdrückte ich meine Gefühle, dachte nur noch an meine Symptome anstatt an die anstehenden Lebenskonflikte und entwickelte Panikattacken und starke Angstgefühle.

6 Die Symptome in den Griff bekommen

In diesem Kapitel möchte ich Ihnen vier grundlegende Techniken für den Umgang mit Angstsymptomen vorstellen, die Mary, Robert und Kimberly in ihren ersten Therapiesitzungen erlernten:

- Signalgeleitete Entspannungsreaktion
- Entspannte Zwerchfellatmung
- Positiver innerer Dialog
- Ablenkung

Wie die meisten meiner Klientinnen und Klienten hatten Mary, Robert und Kimberly bereits von einigen dieser Techniken gehört. Mary hatte schon meditiert. Robert wusste, dass er zur Hyperventilation neigte und hatte gelernt, tiefe Atemzüge in den Bauch dagegen zu setzen. Sie alle nutzten positive innere Dialoge, wenn auch nur sporadisch und auf eher ineffektive Weise. Erst als wir die Techniken ausführlich durchgingen, bekamen Mary, Robert und Kimberly eine systematische Hilfestellung für einen besseren Umgang mit ihren Angstsymptomen. Nehmen Sie sich ausreichend Zeit, um dieses Kapitel in aller Ruhe durchzulesen, damit Sie die einzelnen Techniken möglichst effektiv auf Ihre eigene Situation anwenden können.

Signalgeleitete Entspannungsreaktion

Der von Herbert Benson geprägte Begriff *Entspannungsreaktion* beschreibt einen bewusst herbeigeführten Zustand tiefer Muskelentspannung. Um eine Entspannungsreaktion auszulösen, kann man verschiedene Methoden einsetzen, z. B. Progressive Muskelentspannung, Biofeedback, Autogenes Training oder Meditation. Hängt die Entspannungsreaktion mit einem bestimmten Signal (einer einfachen körperlichen Geste, einem Wort oder einem geistigen Bild) zusammen, wird sie zu einer *signalgeleiteten Entspannungsreaktion*.

Eines der Hauptmerkmale von Angstproblemen ist, dass normale, alltägliche Aktivitäten und Situationen mit Gefahr assoziiert werden. Kommt es erneut zu der Aktivität oder Situation, kann diese Assoziation eine automatische Angstreaktion auslösen. Wer jedoch eine signalgeleitete Entspannungsreaktion entwickelt hat, kann diese theoretisch bewusst einsetzen, sobald er eine Angstreaktion erlebt, und seine Angstgefühle damit neutralisieren.

In der Praxis erleben die meisten Menschen mit Angstproblemen, die ich kennen gelernt habe, allerdings recht starke Angstreaktionen, die über mehrere Monate oder gar Jahre hinweg ständig verstärkt worden sind. Weil es sich um eine neue konditionierte Reaktion handelt, ist die signalgeleitete Entspannungsreaktion dagegen anfangs noch schwach ausgeprägt. Wird sie in Angst einflößenden Situationen eingesetzt, kann es sein, dass sie die Angstgefühle deshalb zunächst nur leicht reduzieren kann. Im Zusammenwirken mit anderen Maßnahmen hilft diese kleine beruhigende Wirkung jedoch vielen Menschen bereits dabei, die Angst auf eine handhabbare Stärke zu reduzieren. Mit etwas Zeit und weiterer Übung wird die signalgeleitete Entspannungsreaktion dann stärker und entwickelt sich nach und nach zu einer immer wirksameren Methode. Verschiedene Methoden, die Sie einsetzen können, um eine signalgeleitete Entspannungsreaktion zu entwickeln, werden in Anhang 4 ganz genau erklärt.

Ich empfehle meinen Klientinnen und Klienten, von nun an bei allen Entspannungsübungen Zeigefinger, Mittelfinger und Daumen beider Hände zusammenzulegen. Das gleichzeitige Erleben von Entspannungsreaktion und zusammengelegten Fingern schafft eine einfache, neue konditionierte Reaktion, sodass später allein das Zusammenlegen der Finger zu einer gewissen Beruhigung führen kann. Das «Finger und Daumen»-Signal empfehle ich, weil es in den allermeisten Situationen problemlos durchzuführen ist und von anderen nicht bemerkt wird. Sie können sich aber auch ebenso gut für ein Wort oder ein geistiges Bild als Signal entscheiden.

Entspannte Zwerchfellatmung

Kapitel 5 zählt die durch Hyperventilation verursachten Symptome auf und beschreibt Hyperventilation als Atmung, bei der schneller und tiefer geatmet wird, als es für die entsprechende Situation notwendig wäre.

Häufig resultiert sie aus heftiger Brustatmung, Mundatmung oder Anhalten der Atemluft.

Um sich den Unterschied zwischen Brust- und Bauchatmung klarzumachen, nehmen Sie sich einen Augenblick Zeit und legen Sie sich hin. Legen Sie eine Hand auf die Brust und eine direkt über ihren Nabel. Nehmen Sie zwei oder drei Atemzüge, die tiefer sind als normal, und spüren Sie, welche Hand sich bewegt. Geht die Hand auf Ihrer Brust auf und ab, setzen Sie die Brustatmung ein. Ist es die Hand über Ihrem Nabel, atmen Sie mit dem Zwerchfell.

Beide Formen der Atmung sind völlig normal. Die Brustatmung ist vor allem dann angezeigt, wenn Sie Sport treiben oder aufgeregt sind. Sie hilft dem Körper, schnell zu ausreichenden Mengen Sauerstoff zu kommen. Die Zwerchfellatmung dagegen setzt der Körper ein, wenn wenig Bedarf an Aktivität besteht. Leider benutzen viele Menschen, wie z. B. Robert, die Brustatmung als *hauptsächliche* Atemmethode, auch wenn sie sitzen oder eigentlich entspannt sein sollten. Auch wenn noch unklar ist, warum manche Menschen zu gewohnheitsmäßigen Brustatmern werden, kann es sein, dass Personen, die sich ständig von alltäglichen Situationen bedroht fühlen, diese Atemmethode durch die Aktivierung der «Kampf oder Flucht»-Reaktion auslösen.

Eine andere Erklärung könnte die Besessenheit unserer Kultur mit schlanken Körpern und flachen Bäuchen sein. Manche Menschen, vor allem Jugendliche, die sich um ihr Äußeres besonders viel Gedanken machen, ziehen bewusst den Bauch ein, um dem kulturellen Idealbild zu entsprechen. Dies kann zu einem gewohnheitsmäßigen, unbewussten Anspannen der Bauchmuskeln führen. Da man den Bauch nicht anspannen und gleichzeitig mit dem Zwerchfell atmen kann, neigt der Körper dazu, auf die Brustatmung auszuweichen. Enge Kleidung, die die Bewegungsfreiheit des Zwerchfells einschränkt, kann zur Brustatmung als hauptsächlicher Atmungsmethode ebenfalls beitragen. Was auch immer die Ursache gewesen sein mag – Robert war zum gewohnheitsmäßigen Brustatmer geworden und neigte deshalb ständig zur Hyperventilation.

Robert hielt außerdem häufig den Atem an, wenn er in einer angespannten Situation war oder mit starken Emotionen zu kämpfen hatte. Wenn er dann wieder zu atmen begann, seufzte oder gähnte er, was dazu führte, dass ein leichtes Zittern durch seinen Körper ging – ein Ergebnis der Veränderung im Gleichgewicht von Sauerstoff und Kohlendioxyd in seinem Blutkreislauf, also eine ganz normale Reaktion. Weil dieses Gefühl jedoch so eng mit der schweren Hyperventilation verbunden war, die er einmal erlebt hatte, wertete Robert das Zittern als Auftakt zu einer Panikattacke und begann sofort mit dem negativen inneren Dialog, der seine Angst verstärkte.

Ein Atemanhalten wie bei Robert ist meist eine einfache, in der Kindheit erlernte konditionierte Reaktion. Wenn Sie jemand anschreit oder schlägt, besteht die natürliche Tendenz darin, den Atem anzuhalten. Roberts Eltern schrieen ihn ständig an. Sein Vater schlug ihn häufig. Wegen dieser Erfahrung verband er auch später noch jeden Konflikt mit Gefahr und hielt auch in alltäglichen Situationen häufig den Atem an.

Um die Symptome der Hyperventilation zu reduzieren, gibt es zwei Methoden. Die erste ist unter der Bezeichnung *Papiertüten-Technik* bekannt. Dazu müssen Sie eine Papiertüte bei sich tragen und hineinatmen, sobald Sie Symptome einer schweren Hyperventilation erleben. Da Ihre Atmung durch Kohlendioxyd reguliert wird, verlangsamt das zunehmend in der Tüte vorhandene Kohlendioxyd die Atmung. Wenn Sie gerade keine Papiertüte zur Hand haben, können Sie auch beide Hände über Mund und Nase zusammenlegen und so einen Hohlraum bilden, in den Sie atmen können. Die Papiertüten-Technik funktioniert, ist aber nicht überall problemlos einzusetzen und kann zu peinlichen Situationen führen, wenn sie in aller Öffentlichkeit angewandt werden muss.

Eine bessere Methode stellt daher die *entspannte Zwerchfellatmung* dar. Wie genau Sie diese bewusst erlernen und einsetzen können, erfahren Sie im Abschnitt zu den «praktischen Übungen» am Ende dieses Kapitels. Der Vorteil der entspannten Zwerchfellatmung gegenüber der Papiertüten-Technik besteht darin, dass man sie überall anwenden kann, ohne Aufmerksamkeit zu erregen. Wenn Sie sie bei den ersten Anzeichen von Angst einsetzen, können Sie der Hyperventilation von Anfang an einen Riegel vorschieben.

Positive innere Dialoge

Positive innere Dialoge bestehen aus Aussagen, die Sie laut sagen oder im Stillen denken können, um mit einer schwierigen Situation besser zurechtzukommen. In Kapitel 5 wird Marys negativer innerer Dialog bei Angstgefühlen wiedergegeben. Die negativen inneren Dialoge von Menschen mit Angstproblemen kreisen in der Regel um die folgenden irrigen Annahmen:

- «Mit mir passiert etwas Gefährliches. Diese Symptome sind ein Zeichen für eine ernsthafte körperliche oder psychische Erkrankung.»

- «Wegen der Symptome werde ich meinen Alltag nicht mehr meistern können.»
- «Wegen der Symptome werde ich mich vor anderen Menschen blamieren.»
- «Andere werden mein Problem bemerken und mich für sonderbar halten.»

Eine Reihe von positiven inneren Dialogen zu entwickeln, die Sie diesen negativen Aussagen entgegensetzen können, ist deshalb sehr wichtig. Lassen Sie uns die oben aufgeführten Ängste zunächst einmal einzeln durchgehen.

«Diese Symptome sind ein Zeichen für Gefahr»

Wie in Kapitel 5 bereits erwähnt, besteht der erste Schritt bei der Arbeit mit Angstproblemen darin, mögliche «medizinische» Ursachen mit Hilfe einer umfassenden körperlichen Untersuchung auszuschließen. Meine Klientinnen und Klienten tun dies meist, ehe sie zu mir kommen. Dies bedeutet, die unangenehmen Symptome, die sie erleben, stellen eine Kombination aus normalen physiologischen Vorgängen und konditionierten Reaktionen dar. Leider fällt es Menschen mit Angstproblemen äußerst schwer, sich selbst davon zu überzeugen, dass ihre Symptome nicht gefährlich sind. Ja, einer der Schlüssel zur langfristigen Genesung besteht darin, sich selbst immer wieder zu sagen, dass die Angstsymptome zwar unangenehm, aber nicht gefährlich sind.

«Wegen der Symptome werde ich meinen Alltag nicht mehr meistern können»

Sowohl Mary als auch Robert und Kimberly hatten sich immer wieder ganz genau ausgemalt, wie ihre Angst sie unfähig machen würde, im Alltag zu bestehen. Weil sie diese Bilder immer wieder in sich wach riefen, wurden sie allmählich zur Realität. Ich sage meinen Klientinnen und Klienten immer, dass sie zu dem Zeitpunkt, an dem sie zu mir kommen, die schlimmsten Angstepisoden bereits hinter sich haben. Zwar würde es auch in Zukunft möglicherweise noch zu Angstgefühlen kommen, die furchterregendsten und intensivsten Episoden träten aber tendenziell am Anfang einer Angststörung auf, wenn die Betroffenen noch nicht verstehen, was mit ihnen vor sich geht, und auch noch keine Gegenstrategien entwickelt haben. Wenn sie zu mir kommen, haben die meisten schon selbst wenigstens einige Bewältigungsstrategien entwickelt.

«Wegen der Symptome werde ich mich vor anderen Menschen blamieren.»

Viele Menschen mit Angstproblemen fürchten, sie könnten etwas Verrücktes sagen oder Unpassendes tun und sich damit in aller Öffentlichkeit blamieren. Auch hier hilft die Gewissheit, dass Sie Ihre schlimmsten Angstepisoden bereits hinter sich haben. Da Sie sich während dieser Episoden nicht grob «daneben benommen» haben, können Sie davon ausgehen, dass Sie auch in Zukunft nicht dermaßen stark aus der Rolle fallen werden, wie Sie es jetzt befürchten.

«Andere werden mein Problem bemerken und mich für sonderbar halten.»

In dieser Angst spiegeln sich oft kindliche Erfahrungen von Ablehnung und Vernachlässigung wider. Sowohl Mary als auch Robert und Kimberly sind als Kinder von ihren Eltern abgelehnt worden. Sie alle drei glaubten außerdem, anderen unterlegen zu sein. Ihre Symptome wurden nicht nur durch Kindheitsängste verstärkt, anders als die anderen und ihnen unterlegen zu sein, sondern auch durch die Befürchtung, wegen dieser Unterlegenheit abgelehnt zu werden.

Überlegen Sie, wie Sie auf jemanden reagieren würden, der Ängste hat. Aller Wahrscheinlichkeit nach würden Sie Mitgefühl zeigen und versuchen, der Person zu helfen. Genauso würden auch die meisten Menschen auf Sie reagieren. Überdies sind die meisten Menschen, mit denen ich gearbeitet habe, sehr gut darin, trotz innerer Ängste nach außen hin eine glatte «Fassade» zu wahren.

Denken Sie daran, dass Sie aufgrund Ihrer Sensibilität mehr spüren und wahrnehmen als die meisten Menschen. Ihr Kampf mit der Angst hat Sie auch übersensibel für Anzeichen von Angst gemacht. Den meisten Menschen um Sie herum fehlt jedoch diese Sensibilität. Selbst wenn Sie also zu den wenigen Betroffenen gehören, die z. B. vor Angst zittern oder andere äußerlich sichtbare Symptome zeigen, können Sie deshalb davon ausgehen, dass andere Menschen dies entweder gar nicht merken oder so mit ihren eigenen Angelegenheiten beschäftigt sind, dass sie sich gar nicht viel dabei denken.

Beispiele für positive innere Dialoge

Mary, Robert und Kimberly dachten sich eine Reihe von positiven Aussagen aus und hielten sie auf Karteikarten fest, die sie immer bei sich trugen, um sie im entscheidenden Moment parat zu haben. Da sie alle dazu neigten, ihre positiven Aussagen in Zeiten der Angst zu vergessen, wurden die Karteikarten zu wichtigen Hilfsmitteln, die sie bei Bedarf jederzeit einsetzen konnten, um sich ein paar wichtige Wahrheiten ins Gedächtnis zu rufen. Hier können Sie nachlesen, was die drei auf ihre Karteikarten schrieben:

Marys Karte

- Angst ist nicht gefährlich, sie ist bloß unangenehm.
- Ich kann Angst haben und trotzdem alle anstehenden Aufgaben meistern.
- Ich werde meine Entspannungsreaktion einleiten und bewusst in den Bauch atmen. Beides wird mich beruhigen.
- Mit mir ist alles in Ordnung. Was ich jetzt erlebe, ist nichts weiter als eine konditionierte Reaktion.
- Ich habe meine Angst in der Vergangenheit immer in den Griff bekommen und mich nach außen hin unauffällig verhalten. Das wird mir auch jetzt gelingen.
- Die anderen Menschen sind so mit ihren Angelegenheiten beschäftigt, dass sie sich gar nicht groß um mich kümmern werden. Selbst wenn sie etwas bemerken sollten, haben sie genug andere Dinge, um die sie sich Gedanken machen müssen. Ich habe von anderen nichts zu befürchten.

Roberts Karte

- Mir kann nichts passieren. Meine Angst ist nicht gefährlich.
- Was ich erlebe, ist nur eine konditionierte Reaktion, die sich verstärkt, weil ich bei der Arbeit unter Stress stehe und mir zusätzlich unwahre Dinge einrede.
- Zu meinen ersten Schluckbeschwerden kam es in einer *ungewöhnlichen* Situation. Fortbestanden haben die Symptome nur deshalb, weil ich angefangen habe, meinen Körper ständig zu beobachten und mir Unwahrheiten einzureden.
- Das Kitzeln im Hals und das Husten sind bloß konditionierte Reaktionen. Beide werden nachlassen, wenn ich mich desensibilisiere.
- Mein Körper ist dazu ausgelegt, Nahrung aufzunehmen. Ich habe mein ganzes Leben lang mehrmals täglich gegessen, ohne dass etwas passiert ist.
- Ich konzentriere mich auf die Wahrheit, setze die Bauchatmung ein und lenke mich ab.

Kimberlys Karte

- Die Rückblenden, die ich erlebe, sind «Momentaufnahmen» von den schrecklichen Geschehnissen. Meine Psyche braucht sie, um das Trauma stückchenweise zu verarbeiten.
- Ich bin ein *normaler* Mensch, der in eine *unnormale* Situation geraten ist.
- Die Angst, die ich gelegentlich bei allem verspüre, was mit dem Überfall zusammenhängt, ist eine einfache konditionierte Reaktion auf vermeintliche Gefahrensignale. Es gibt aber keine reale Gefahr mehr.
- Die Symptome werden mir nicht schaden, mit der Zeit nachlassen und am Ende ganz verschwinden.

Ablenkung

Im letzten Kapitel haben Sie erfahren, dass eine der Schlüsselkomponenten des Angst/Panik-Kreislaufs in der ständigen Beobachtung des eigenen Körpers besteht. Eine Möglichkeit, diesen Kreislauf zu durchbrechen, besteht darin, die eigene Aufmerksamkeit von den Symptomen abzulenken und auf etwas Positives oder Neutrales zu richten. Da die Aufmerksamkeit bei der Körperbeobachtung ganz nach innen geht («Internalisierung»), besteht die beste Form der Ablenkung in der Orientierung nach außen, auch *Externalisierung* genannt. Äußerlichkeiten werden bewusst zum Anlass genommen, die Gedanken vom innerlichen Körpergeschehen abzulenken.

Dafür gibt es verschiedene Möglichkeiten. Viele Menschen finden es hilfreich, sich in ängstlichen Momenten ganz auf ihre Umgebung zu konzentrieren. Mary z. B. richtete ihre Aufmerksamkeit auf die Dekoration einer nahen Wand oder auf die Kleidung der Menschen um sie herum. Robert konnte sich am besten ablenken, indem er aufmerksam Gespräche verfolgte. Kimberly trug stets einen Kaugummi bei sich und ertastete, um sich abzulenken, die Verpackung. Oder sie befühlte den Stoff ihrer Kleider oder das Lenkrad ihres Wagens.

Kimberly fand es hilfreich, ihre unmittelbare Umgebung, wenn möglich, zu wechseln: Wenn sie im Zimmer war, ging sie hinaus; wenn sie saß, stand sie auf; wenn sie im Wohnzimmer war, ging sie in die Küche.

Einfache mentale Aufgaben, die Konzentration erfordern, sind ebenfalls nützliche Mittel zur Ablenkung. Wenn Robert ängstlich wurde, dachte er daran, was an seinem Haus noch repariert werden müsste, und plante im Detail die erforderlichen Maßnahmen. Mary sang gern, wenn sie allein war, oder ging in Gedanken den Text eines Liedes durch, wenn sie sich in Gesellschaft befand. Solche komplexeren Formen der Externalisierung sind manchmal schwer durchzuführen, wenn man sehr ängstlich ist, doch mit etwas Übung und wenn sie bei den ersten Anzeichen von Angst eingesetzt werden, können sie sehr wirksam sein.

Mary, Robert und Kimberly stellten auch fest, dass sie weniger Angstsymptome verspürten, wenn sie sich etwas zu arbeiten vornahmen. Arbeit ist eine hervorragende Ablenkung, die die Aufmerksamkeit aus dem Körper heraus nach außen lenkt. Wenn Kimberly zu Hause war, wusch sie Geschirr ab oder begann zu putzen. Die meisten Menschen finden es einfacher, sich mit etwas abzulenken, das nicht nur rein mentale Aufgaben, sondern auch körperliche Aktivitäten einschließt.

Sowohl Mary als auch Robert und Kimberly stellten fest, dass Gespräche sie besonders gut ablenken konnten. Bei Mary und Robert waren es Gespräche mit Menschen, die sie gut kannten, während Kimberly sich auch gern auf leichtes Geplauder mit Fremden einließ.

Jede Ablenkung ist wirksamer, wenn man zunächst innehält und sich einige positiven Aussagen vor Augen hält. Ein altes irisches Sprichwort lautet: «Laufe vor einem Gespenst fort, und es wird dich verfolgen. Gehe auf es zu, und es wird verschwinden.» Wenn Sie sich bisher Unwahrheiten eingeredet haben («Mir wird gleich etwas Schreckliches passieren», «Ich werde die Beherrschung verlieren.»), müssen Sie innehalten, diese Befürchtungen hinterfragen und ihnen die Wahrheit entgegensetzen. Auf diese Weise gehen Sie auf das «Gespenst der Angst» zu und bringen es zum Verschwinden. Wenn Sie sich beim ersten Anzeichen von Angst sofort ablenken, wird die Externalisierung nur zu einer weiteren Methode, vor dem Gespenst fortzulaufen.

Zusammenfassung von Schlüsselideen

1. Vier grundlegende Techniken zum besseren Umgang mit Angstsymptomen sind: signalgeleitete Entspannungsreaktion, entspannte Zwerchfellatmung, positiver innerer Dialog und Ablenkung.
2. Viele der mit den Panikgefühlen verbundenen unangenehmen Symptome gehen auf Hyperventilation zurück. Mit der Papiertüten-Technik kann man diese Symptome reduzieren. Die entspannte Zwerchfellatmung wirkt jedoch noch besser, vor allem, wenn man sie beim ersten Anzeichen von Angst einsetzt.
3. Vier Schlüsselaussagen für einen positiven inneren Dialog in Angstsituationen sind: «Angst ist nicht gefährlich», «Ich kann Angst verspüren und anstehende Aufgaben trotzdem meistern», «Die meisten Menschen sind nicht so sensibel wie ich und werden deshalb meine Symptome gar nicht bemerken», und: «Die meisten Menschen sind so mit ihren eigenen Angelegenheiten beschäftigt, dass sie sich, selbst wenn sie etwas bemerken, nichts dabei denken werden.»
4. Es ist hilfreich, sich mehrere positive Aussagen auf Karteikarten zu schreiben und auswendig zu lernen. Die Karteikarten kann man auch bei sich tragen und sie dazu nutzen, sich die positiven Aussagen ins Gedächtnis zu rufen, wenn man ängstlich wird.
5. Die beste Form der Ablenkung besteht darin, die Aufmerksamkeit nach

außen zu richten («Externalisierung»), also von der Beobachtung des eigenen Körpers auf die Beobachtung der Umwelt umzuschalten.
6. Die Ablenkung funktioniert am besten, wenn man vorher innehält und sich mit Hilfe der positiven Aussagen auf den Karteikarten die Wahrheit vor Augen hält.

Praktische Übungen zu Kapitel 6

Üben Sie die signalgeleitete Entspannungsreaktion

In Anhang 4 finden Sie Anleitungen für verschiedene Standard-Entspannungstechniken. Legen Sie bei allen Entspannungsübungen von nun an Zeigefinger, Mittelfinger und Daumen beider Hände zusammen. Nach einer Weile wird sich diese einfache körperliche Geste mit Ihrer Entspannungsreaktion verbinden. Später können Sie dann allein durch das Zusammenlegen der Finger schon eine gewisse Beruhigung einleiten.

Erlernen Sie die entspannte Zwerchfellatmung

Verbringen Sie jeden Abend vor dem Einschlafen einige Minuten mit der folgenden Übung:
1. Nehmen Sie eine bequeme Rückenlage ein, legen Sie eine Hand auf die Brust und die andere auf den Bauch, leicht oberhalb des Nabels.
2. Schließen Sie die Augen und stellen Sie sich beim Einatmen vor, wie die Luft bis hinunter zu Ihrem Nabel strömt.

Ihr Ziel ist es, so zu atmen, dass sich die untere Hand sanft auf und ab bewegt. Auch Ihre Brust darf sich ein bisschen bewegen, die Hauptbewegung sollte aber von Ihrem Zwerchfell ausgehen. Nehmen Sie eher kleine, entspannte als lange, tiefe Atemzüge. Achten Sie beim Üben darauf, zwischen Ausatmen und Einatmen eine kleine Pause zu lassen. (Der richtige Rhythmus ist: einatmen, ausatmen, Pause, einatmen, ausatmen, Pause ...) Je nach Ihren körperlichen Voraussetzungen kann die Pause von einer bis zu mehreren Sekunden dauern. Den Atemrhythmus mit dieser sanften, nicht erzwungenen Pause nennt man «entspannte Pausenatmung».

Üben Sie weiter die Zwerchfellatmung, bis Sie, ohne die Hände aufzulegen, auf Anhieb sagen können, ob Sie in die Brust oder in den Bauch atmen, und bis Sie ohne Probleme spontan zur entspannten Zwerchfellatmung übergehen können.

Den meisten Menschen, mit denen ich arbeite, fällt das Erlernen der entspannten Zwerchfellatmung nicht schwer. Robert allerdings hatte zunächst Schwierigkeiten. Falls es Ihnen ähnlich geht, versuchen Sie, den Bauchbereich beim Ausatmen einzuziehen. Lassen Sie dann locker und machen Sie beim Einatmen gar nichts. Ihr Bauch wird sich ganz von selbst ausdehnen. Denken Sie aber immer daran, dass Ihr Ziel darin besteht, *entspannt* und nicht verkrampft in den Bauch zu atmen.

Ihr Körper weiß natürlich, wie man ganz entspannt in den Bauchraum atmet. Jede Nacht, wenn Sie tief schlafen, atmen Sie entspannt mit dem Zwerchfell aus und ein. Sie lernen also nichts Neues. Worum es jetzt noch geht, ist lediglich die Fähigkeit, etwas, das Ihr Körper längst kennt, bewusst auszulösen. Als Robert dies verstanden hatte, lernte er ganz schnell, bewusst zur entspannten Zwerchfellatmung überzugehen.

Ein weit verbreiteter Irrtum zum Thema Atmung lautet, dass man tief einatmen soll, wenn man Angst verspürt. Als ich im Gespräch mit Mary das erste Mal von der Zwerchfellatmung sprach, meinte sie, das könne sie schon. Da sie aber auch weiterhin von Benommenheit und «Luftnot» berichtete, war mir klar, dass Hyperventilation bei ihr noch immer ein Problem darstellte. Als ich sie bat, mir zu zeigen, wie sie mit dem Zwerchfell atme, nahm sie mehrere sehr lange und tiefe Atemzüge.

Solche langen, angestrengten Atemzüge verstärken aber ebenso wie eine rasche Brustatmung nur die Symptome der Hyperventilation. Mary konnte also tatsächlich mit dem Zwerchfell atmen, setzte diese Fähigkeit aber auf eine Art und Weise ein, die ihre Symptome verstärkte, anstatt sie zu reduzieren. Der Schlüssel zur entspannten Zwerchfellatmung besteht jedoch darin, ganz normale Atemzüge zu nehmen, wie man sie von Ausruhphasen kennt. Innerhalb einer Woche hatte Mary den Unterschied begriffen und konnte dadurch ihre Symptome durch Hyperventilation wesentlich vermindern.

Bewusst in den Bauch atmen zu können ist eine sehr nützliche Fähigkeit. Andererseits ist es sehr wichtig, sich nicht allzu viel Sorgen um das Atmen zu machen. Üben Sie deshalb jeweils nur ein bis zwei Minuten lang und machen Sie kein anstrengendes Training daraus. Sie atmen ja bereits, seitdem Sie auf der Welt sind, und Ihr Körper kennt, wie gesagt, die entspannte Zwerchfellatmung längst. Es geht jetzt nur darum, bewusst zu dieser Atmung zurückzufinden. Wenn Sie sich beim Üben benommen fühlen oder ein anderes Symptom von Hyperventilation verspüren, haben Sie sich zu sehr in die Übung hineingesteigert. Nehmen Sie kürzere und vor allem entspanntere Atemzüge.

Sobald die entspannte Zwerchfellatmung im Liegen Ihnen keine Mühe mehr macht, üben Sie sie zwei- bis dreimal täglich im Stehen oder Sitzen. Dies wird Ihnen anfangs vermutlich schwieriger erscheinen, doch mit etwas Übung wird es Ihnen immer leichter fallen und zu Ihrer normalen Atemmethode werden, selbst wenn Sie jahrelang ein gewohnheitsmäßiger Brustatmer waren wie Robert.

Nachdem Sie diese Methode erlernt haben, atmen Sie drei- oder viermal entspannt in den Bauchraum, sobald Sie erste Anzeichen von Angst verspüren.

Entwerfen Sie positive innere Dialoge

Denken Sie sich vier bis sechs positive Aussagen aus, die auf Ihre Situation zutreffen, und schreiben Sie sie auf eine kleine Karteikarte, die Sie ständig bei sich tragen. Beginnen Sie damit, diese Aussagen zu wiederholen, sobald Sie Angst verspüren. Wenn Sie möchten, können Sie sich ganz neue Sätze ausdenken. Wenn Ihnen bestimmte Aussagen von Mary, Robert oder Kimberly zusagen, können Sie diese aber auch direkt übernehmen oder entsprechend umformulieren, bis sie zu Ihrer Situation passen. Wichtig ist nur, dass Sie Aussagen wählen, die für Sie persönlich bedeutsam und aussagekräftig sind.

Schreiben Sie eine «Strategiekarte»

Legen Sie als Ergänzung zu Ihrer Karte mit den positiven inneren Dialogen noch eine «Strategiekarte» an, auf der Sie Ihre Techniken für den Umgang mit den Angstsymptomen auflisten. Hier ein Beispiel für eine solche Karte, wie sie die meisten meiner Klientinnen und Klienten verwenden:

Strategiekarte

1. Signal für die signalgeleitete Entspannungsreaktion einsetzen.
2. Drei- oder viermal *entspannt* in den Bauchraum atmen.
3. Den positiven inneren Dialog wiederholen.
4. Ablenken – die Aufmerksamkeit nach außen richten.

7 Negative Denkmuster überwinden

Innerhalb von drei Wochen hatten Mary, Robert und Kimberly einfache Erklärungen für ihre Probleme gefunden und begonnen, die vier im letzten Kapitel beschriebenen Methoden zum besseren Umgang mit den Angstsymptomen bewusst einzusetzen. Im Prozess ihrer Genesung näherten sie sich der in Kapitel 1 beschriebenen ersten Ebene, der «grundlegenden Symptomkontrolle». Sie erlebten zwar noch immer akute Symptome, bekamen aber schon einen ersten Vorgeschmack davon, was es heißt, die Angst in den Griff zu bekommen.

Der nächste Schritt ihrer Behandlung bestand darin, ihnen dabei zu helfen, all die *negativen Denkmuster* aufzuspüren und zu verändern, die zur Entstehung und Aufrechterhaltung ihrer Angstprobleme beigetragen hatten. Anschließend konnten wir uns dann der Veränderung der *negativen Verhaltensweisen* zuwenden, die sie aufgrund ihrer Symptome entwickelt hatten. Dieses Kapitel beschäftigt sich mit dem ersten Ziel, der Veränderung negativer Denkmuster. Die negativen Verhaltensweisen werden dann in Kapitel 8 an der Reihe sein.

Die wichtigsten negativen Denkmuster

Unser Denken folgt bestimmten Mustern, die wir uns angewöhnt haben – ähnlich wie all die anderen Angewohnheiten, die wir im Laufe unseres Lebens ansammeln. Viele Denkmuster verlaufen in Form *innerer Dialoge*, sind eine Art «Selbstgespräch». Manchmal ist man sich dieser inneren Selbstgespräche bewusst. In den allermeisten Fällen jedoch laufen sie unbewusst ab. Ja, oft löst eine bestimmte Situation automatisch ein bestimmtes Denkmuster aus, das sich dann im Kopf abspult wie ein vorher aufgenommenes Band.

Jeder von uns hat sich Denkmuster angewöhnt, die die Wirklichkeit negativ verzerren. In solchen Fällen spreche ich von *negativen Denkmus-*

tern. Diesem Buch liegt ein vereinfachtes System zu Grunde, das die wichtigsten negativen Denkmuster in drei Gruppen zusammenfasst:

- Unzulässige Verallgemeinerung
- Übertreibung/Untertreibung
- Emotionale Argumentation

Wenn Sie nun in den folgenden Abschnitten Näheres über die negativen Denkmuster lesen, denken Sie daran, dass *jeder* von uns sie regelmäßig einsetzt. Lauschen Sie einmal bewusst einen Tag lang ganz normalen Alltagsgesprächen – Sie werden feststellen, dass negative Denkmuster in der menschlichen Kommunikation eine große Rolle spielen.

Unzulässige Verallgemeinerung

Verallgemeinerungen sind ein notwendiger und wichtiger Bestandteil des täglichen Lebens. Jeder von uns entwickelt Verallgemeinerungen, um sich ein Bild von der Realität zu machen. Übliche Beispiele sind:

- «Gemüse ist gesund.»
- «Es ist gut, pünktlich zu sein.»
- «Menschen sind in der Regel ehrlich.»

Verallgemeinerungen wie diese helfen uns, auf Ereignisse zu reagieren, ohne im Detail darüber nachdenken zu müssen. Wird eine Verallgemeinerung zur absoluten Regel erhoben, wird sie zu einer unzulässigen Verallgemeinerung. Drei weit verbreitete Formen von unzulässigen Verallgemeinerungen interessieren uns besonders: «Alles oder nichts»-Denken, «Soll/Muss»-Denken und Zirkelfragen.

«Alles oder nichts»-Denken ist durch Wörter wie «nie», «immer» und «jeder» geprägt. Hier einige Beispiele:

- «Ich bekomme das nie hin.»
- «Ich komme immer zu spät.»
- «Das passiert mir jedes Mal.»

«Soll/Muss»-Denken ist an Wörtern wie «sollen», «müssen, «dürfen» zu erkennen. Aus «Es ist gut, pünktlich zu sein», wird z. B.: «Ich sollte immer pünktlich sein», «Ich muss immer pünktlich sein», oder: «Ich darf nicht unpünktlich sein.»

Sind die ersten beiden Formen der übertriebenen Verallgemeinerungen noch relativ leicht zu erkennen, treten Zirkelfragen versteckter auf: Man stellt dieselbe Reihe von Fragen immer wieder, ohne je den Versuch zu machen, sie ernsthaft zu beantworten. Menschen, die in Zirkelfragen gefangen sind, wirken fahrig und wie «unter Strom». In Wahrheit sind sie nur verwirrt, weil die Wirklichkeit so gar nicht mit dem übereinstimmt, wie es ihrer Überzeugung nach eigentlich sein sollte.

Menschen mit Angstproblemen sind häufig in Zirkelfragen über ihre Situationen gefangen. Ihr innerer Dialog lautet z. B.: «Warum kann ich nicht einfach locker sein und Dinge unternehmen wie andere Leute? Das ist doch verrückt. Ich verstehe nicht, warum ich immer aus allem so eine große Sache machen muss.» In diesen Zirkelfragen spiegelt sich die Verwirrung darüber wider, dass der Körper anders reagiert, als er reagieren «sollte», oder man sich anders verhält, als man sich der eigenen Überzeugung nach verhalten «sollte».

Um zu einer langfristigen Genesung zu kommen, müssen Sie verstehen lernen, welche Kräfte Ihre Gedanken und Ihr Verhalten lenken, und neu bestimmen, wer Sie sind. Genau aus diesem Grund ist es auch so wichtig, eine einfache Erklärung für diese Fragen zu finden. Es hilft Ihnen, sich mit Aspekten der eigenen Persönlichkeit auszusöhnen, die Sie sich bis dahin vielleicht nicht einmal eingestanden haben. Die einfache Erklärung hilft Ihnen auch, sich auf die anstehenden Aufgaben im Umgang mit den Angstsymptomen zu konzentrieren und die Zirkelfragen hinter sich zu lassen.

Weil Zirkelfragen so weit verbreitet sind, wollen wir uns noch ein weiteres Beispiel etwas genauer anschauen. Als Mary von einer Freundin enttäuscht wurde, dachte sie:

> Ich verstehe nicht, warum Barbara nicht angerufen hat, obwohl sie gesagt hat, dass sie anrufen würde. Wie kann sie das tun, wo sie doch weiß, wie wichtig das für mich ist?

Wie viele Menschen glaubte Mary, alle Menschen würden nach den gleichen Regeln leben wie sie. Eine dieser Regeln lautete: «Was man gesagt hat, muss man auch machen.» Ihre Zirkelfragen waren ein Ausdruck der durch die unzulässige Verallgemeinerung dieser Regel entstandenen Verwirrung angesichts der Tatsache, dass Barbara etwas gesagt und dann doch nicht getan hatte.

Als Mary mir ihre Gedanken mitteilte, fragte ich: «Was meinen Sie, warum Barbara das getan hat?» Wie die meisten Menschen, die man um eine Antwort auf das hinter den Zirkelfragen stehende «Warum» bittet, wusste Mary darauf zunächst nichts zu sagen. Nachdem sie eine Weile nachgedacht hatte, begann sie jedoch, zahlreiche Möglichkeiten aufzuzählen. Hier einige Beispiele. Überlegen Sie, ob Sie weitere Erklärungsmöglichkeiten finden.

- Vielleicht ist ihr etwas Wichtiges dazwischen gekommen.
- Vielleicht hat Barbara nicht gemerkt, wie wichtig es mir ist.
- Vielleicht hat es ein Missverständnis gegeben.

Dem können wir mindestens zwei weitere Erklärungsmöglichkeiten hinzufügen: Manche Menschen sind gedankenlos und machen Versprechungen, die sie anschließend dann doch nicht halten. Andere schleppen ungelöste Konflikte aus der Kindheit mit sich herum, die dazu führen, dass sie sich nicht an das halten, was sie gesagt haben. In was für einer wunderbaren Welt würden wir leben, wenn alle Menschen sich an Marys Regel hielten und immer täten, was sie versprochen haben. In der realen Welt begegnen wir jedoch viel häufiger Menschen, die sich als nicht so zuverlässig erweisen.

Wenn Sie bemerken, dass Sie in Zirkelfragen gefangen sind, denken Sie daran: Zirkelfragen sind nur ein Zeichen dafür, dass Sie Probleme damit haben, bestimmte Aspekte der Realität zu akzeptieren, weil Ihre Erwartungen nicht mit der Wirklichkeit übereinstimmen. Halten Sie sich stets vor Augen, dass die Realität tatsächlich häufig anders ist, als man sie sich wünschen würde. Hören Sie auf, mit dieser Tatsache, die Sie ohnehin nicht ändern können, zu hadern, und konzentrieren Sie sich lieber darauf, wie Sie reagieren wollen.

Eine Möglichkeit, Zirkelfragen ein Ende zu setzen, besteht darin, sich klar zu machen, dass das Leben aus einer Reihe von Entscheidungen besteht. Wir schätzen eine Situation ein, so gut wir können, und treffen dann eine Entscheidung, die uns entweder dem, was wir uns wünschen, näher bringt, oder uns vor Schaden schützt. Um dies auf Marys Situation anzuwenden: Sie musste ihre Aufmerksamkeit von der Frage: «Warum hat Barbara das getan?» auf die Frage lenken: «Wie will ich auf Barbaras Verhalten reagieren?» Wenn Sie sich das nächste Mal mit Zirkelfragen beschäftigen, tun Sie folgendes:

- Beantworten Sie Ihre Fragen.
- Konzentrieren Sie sich auf die Entscheidung, wie Sie reagieren wollen.

Mary wandte diesen zweistufigen Ansatz wie folgt auf ihre Zirkelfragen an:

- Was könnte die Antwort auf meine Fragen sein? Ich weiß, dass Barbara zurzeit viel zu tun hat und sich außerdem um ihren kranken Sohn kümmern muss. Wahrscheinlich hat sie es einfach vergessen. Außerdem mag mir der Anruf viel bedeuten, für sie aber kann er weniger wichtig sein.
- Wie könnte ich darauf reagieren? Auch wenn ich noch so sehr wünschte, dass Barbara zuverlässiger wäre, ist sie nun einmal so, wie sie ist, und ich werde sie kaum ändern können. Wenn ich die Freundschaft zu ihr aufrechterhalten will, werde ich akzeptieren müssen, dass sie gelegentlich unzuverlässig ist. Das heißt, es wird immer wieder vorkommen, dass sie nicht so reagiert, wie ich das gern hätte. Wenn ich das nicht akzeptieren kann, muss ich mir eine neue Freundin suchen, die sich so verhält, wie es meinen Bedürfnissen entspricht.

Übertreibung/Untertreibung

Übertreiben heißt, ein Ereignis überzubewerten oder es zu etwas Größerem oder Schlimmerem zu machen als es der Wirklichkeit entspricht. Man spricht auch von «Katastrophendenken», weil beim Übertreiben oft kleinere Mängel, Fehler oder negative Erfahrungen zu Katastrophen erklärt werden. Sobald Robert z. B. in seinem Hals eine unbekannte Regung verspürte, machte er daraus gleich eine lebensbedrohliche Störung. Kimberly wertete die Möglichkeit, nicht an ihren alten Arbeitsplatz zurückzukehren, weil sie sich dort nicht mehr sicher fühlte, gleich als persönliche Niederlage. Hier einige Beispiele für Katastrophendenken im Zusammenhang mit einer Panikattacke:

- «Wenn es mit der Angst erst einmal losgeht, ist sowieso alles aus.»
- «Das Gefühl ist so fürchterlich.»
- «Ich halte das nicht aus.»

Wie in dem Abschnitt über positive innere Dialoge erwähnt, werden die Symptome durch solche Aussagen schlimmer, und man fühlt sich hinterher schlechter als vorher. Wichtig ist, sich immer wieder klar zu machen, dass man die Angst *aushalten kann*. Ja, eine der größten Ziele der Desensibilisierung besteht darin, sich selbst zu beweisen, dass man Angst haben, anstehende Aufgaben aber trotzdem bewältigen kann. Auch wenn die

Angstgefühle sehr unangenehm sein können, kann man lernen, sie in den Griff zu bekommen und sich wieder normalen Aktivitäten zuzuwenden. Wenn Sie sich sagen, dass Sie eine weitere Panikattacke nicht aushalten können, reden Sie sich selbst Unwahrheiten ein. Tatsache ist, dass Sie schon mindestens einmal standgehalten haben – Sie haben überlebt. Wie bereits gesagt, besteht einer der Schlüssel zur langfristigen Genesung darin, bestimmte Wahrheiten über die Angst und die eigene Persönlichkeit zu erkennen und diese zu akzeptieren.

Untertreibung ist gleichbedeutend mit der Herabwürdigung der eigenen Stärken, Fähigkeiten und Leistungen. Als ich z. B. Kimberly sagte, wie viel ruhiger sie zu Hause und in verschiedenen Situationen außerhalb des Hauses schon geworden sei, reagierte sie mit Aussagen wie: «So viel ruhiger nun auch wieder nicht. Würde ich sonst so schnell nervös werden, sobald ich unter Leute komme oder jemanden sehe, der dem Täter ähnlich sieht?» Kimberlys Perfektionismus hinderte sie daran, positive Aspekte und kleine Verbesserungen anzuerkennen. Für sie zählte nur, überhaupt keine Symptome mehr zu haben.

Emotionale Argumentation

Emotional argumentiert man immer dann, wenn man irrationalen Gedanken folgt, die durch unbewusste Assoziationen oder negative Grundüberzeugungen zustande gekommen sind. Begleitet werden diese Gedanken in der Regel von starken negativen Gefühlen. Eine weit verbreitete Form der emotionalen Argumentation ist die *Personalisierung*, bei der man Verantwortung für ein negatives Ereignis übernimmt, obwohl es dafür keine logische Grundlage gibt.

Kimberlys Denken ist ein gutes Beispiel für die Personalisierung. Zu Beginn unserer gemeinsamen Arbeit sagte sie oft: «Ich hätte wissen müssen, dass der Schüler gefährlich ist. Wie konnte ich nur so unvorsichtig sein?» Dieser negative innere Dialog beruht auf Kimberlys Anspruch an sich selbst, immer wissen zu müssen, was um sie herum vorgeht – und vor allem, immer richtig darauf zu reagieren.

In Kapitel 4 haben wir eine von Kimberlys Grundüberzeugungen so formuliert: «Fehler dürfen nicht sein.» Im echten Leben wissen wir jedoch sehr oft nicht, was sich in unserer Umgebung anbahnt, und wir treffen Entscheidungen, die sich als falsch erweisen. Immer wieder geschehen Dinge auch völlig unabhängig von dem, was wir tun oder sagen. Dass ein bestimmtes Ereignis eintritt, hat nicht unbedingt etwas mit uns zu tun. So war es auch mit dem tätlichen Angriff auf Kimberly. Er kam für alle überraschend. Niemand hatte vorausgesehen oder geahnt, dass dieser bestimmte Schüler sich so aggressiv verhalten würde. Trotzdem machte Kimberly sich große Vorwürfe, weil sie nicht kommen sah, was um sie herum auch niemand sonst hatte kommen sehen. Kimberly handelte aufgrund des irrationalen Anspruchs an sich selbst, immer durchzublicken und in jeder Situation perfekt zu reagieren – also übermenschliche Fähigkeiten zu besitzen.

Gedankenlesen ist eine weitere Form der emotionalen Argumentation: Man stellt Mutmaßungen über die Gedanken und Gefühle anderer Menschen an, ohne ausreichende Anhaltspunkte dafür zu besitzen. Ging Mary zu einem Treffen mit Bekannten, dachte sie: «Alle hier können sehen, wie schwer es mir fällt, etwas zu tun, was ihnen überhaupt keine Probleme macht. Wahrscheinlich halten sie mich alle für blöd.» Dies ist ein typischer innerer Dialog für eine Persönlichkeit mit negativem Selbstbild.

In Kapitel 4 hatten wir zwei von Marys Grundüberzeugungen festgehalten: «Ich bin anderen unterlegen» und: «Ich kann nichts richtig machen.» Mary dachte nicht nur, dass sie die Gedanken anderer Menschen lesen könne; sie dachte auch, die anderen könnten wissen, was in ihr vorginge, und merken, wie schwer ihr manches fiel. Besonders befreiend wirkte deshalb auf sie die Vorstellung, dass die meisten Menschen so mit ihren eigenen Angelegenheiten beschäftigt sind, dass sie in der Regel gar nicht so sehr auf andere achten. Selbst wenn sie merken, was los ist, vergessen sie es schnell und wenden sich wieder ihren eigenen Problemen zu.

Eine andere Möglichkeit, gegen das Gedankenlesen vorzugehen, ist zu überlegen, wie Sie auf jemanden in Ihrer Situation reagieren würden. Als ich Mary fragte, wie sie reagieren würde, wenn sie jemanden sähe, der ängstlich wirkte, sagte sie: «Ich hätte großes Mitgefühl mit dieser Person. Ich würde nicht denken, dass sie dumm oder unterlegen ist.» Den allermeisten Menschen ginge es ähnlich wie Mary. Die wenigen, die sich über Sie erheben würden, sind wohl kaum die Menschen, mit denen Sie etwas zu haben wollen, denn ihre Reaktion ist durch Unreife und irrationales Denken bestimmt.

Wahrsagerei, eine dritte Form der emotionalen Argumentation, betreiben wir, wenn wir eine Voraussage für die Zukunft treffen und dann so tun, als handele es sich um eine erwiesene Tatsache. Robert z. B. stellte sich oft schon zwei Stunden vor einer Mahlzeit vor, welche Schwierigkeiten er beim Essen haben würde. Wenn es dann endlich Essenszeit war, hatte er sich schon so in seine Angst hineingesteigert, dass sein trockener

Mund und andere körperliche Reaktionen auf die Angst ihm das Essen schwer machten. Seine Ängste wurden so zu einer sich selbst erfüllenden Prophezeiung.

Eine vierte Form der emotionalen Argumentation, die *Anerkennung fragwürdiger Autoritäten*, kommt immer dann zum Zug, wenn wir eine Meinung oder einen Ratschlag als zuverlässig ansehen, obwohl er von persönlichen Interessen, Unwissen, mangelnder Erfahrung oder Vorurteilen anderer Menschen geprägt ist. Mary ist ein gutes Beispiel hierfür. Eine ihrer ältesten Freundinnen namens Judy bezeichnete Marys Verhalten häufig als rücksichtslos oder egoistisch. Als wir einige der fraglichen Situationen etwas näher unter die Lupe nahmen, stellte sich heraus, dass Judy Probleme damit hatte, die Verantwortung für eigene Fehler zu übernehmen und deshalb ihren Mitmenschen die Schuld gab. Auf alles, was Judy sagte, reagierte Mary jedoch, als handelte es sich um die absolute Wahrheit, obwohl es sich oft genug als unwahr herausgestellt hatte.

Dass sie Judys fragwürdige Meinungsäußerungen als Autorität anerkannte, beruhte auf Marys Grundüberzeugungen, anderen unterlegen zu sein und nichts richtig machen zu können. Die logische Fortführung dieser Überzeugungen war, dass andere klarer sahen als sie, was mit ihr los war, und deshalb in ihren Einschätzungen richtiger lagen. In Wirklichkeit war Mary eine sehr intelligente Frau mit einem hervorragenden Gespür für andere Menschen und zwischenmenschliche Situationen. Sie hatte sich bloß noch nie selbst so gesehen. Einer der Schlüssel zu ihrer langfristigen Genesung war es, der eigenen Beobachtungsgabe und Urteilskraft zu vertrauen. Sie musste lernen, damit aufzuhören, die eigenen Fähigkeiten gering zu schätzen und die Fähigkeiten anderer auf ein Podest zu heben.

Irrationale und negative innere Dialoge hinterfragen

Allem äußeren Anschein nach hatten Mary, Robert und Kimberly vor dem Einsetzen ihrer Symptome ein ganz normales Leben geführt. Sie hatten gearbeitet und waren ihren täglichen Beschäftigungen nachgegangen wie alle anderen Leute. Bei näherem Hinsehen erkannten jedoch alle drei die hinter dieser glatten Fassade verborgene Tatsache, dass negative Denkmuster in ihrem Alltag schon immer eine große Rolle gespielt hatten.

Mehr noch: Negative Denkmuster waren an der Entstehung ihrer Angstprobleme, vor allem aber auch an deren Aufrechterhaltung auf subtile, aber entscheidende Weise beteiligt gewesen.

Nach dem Auftreten der ersten Angstsymptome treten negative Denkmuster in der Regel noch schärfer hervor. Offenbar verstärken sie die aus der Kindheit stammenden negativen Überzeugungen und Assoziationen. Marys Grundüberzeugung, dass sie anderen unterlegen sei, bestätigte sich z. B. in ihren Augen durch die Tatsache, dass sie nun selbst einfache Ausflüge nicht mehr ohne weiteres unternehmen konnte. Roberts Überzeugung, dass mit ihm etwas nicht stimme, fand sich in der Tatsache wieder, dass er bald nichts anderes mehr essen konnte als pürierte Babykost. Kimberlys Anspruch an sich selbst, keine Fehler machen zu dürfen, ließ aus dem tätlichen Angriff durch einen verhaltensgestörten Schüler einen «Fehler» werden, den sie «zugelassen» hatte, und die Tatsache, dass ihr «so etwas passieren konnte», erschien Kimberly am Ende schlimmer als der tätliche Angriff selbst.

Um langfristige Genesung zu erlangen, mussten Mary, Robert und Kimberly lernen, die negativen Denkmuster, die ihnen über viele Jahre hinweg zur Gewohnheit geworden waren, zu erkennen und zu hinterfragen. Hier ein Beispiel aus Kimberlys Genesungsprozess:

Kimberlys negativer innerer Dialog zum Thema «neue Arbeitsstelle»

Wenn ich nur an meine alte Arbeitsstelle denke, wird mir ganz anders. Ich verstehe nicht, warum ich mich nicht zusammenreißen und einfach so weitermachen kann wie früher. Stattdessen spiele ich mit dem Gedanken, in eine neue Arbeit zu flüchten.

Rationales Hinterfragen des negativen inneren Dialogs

Ich kann es aushalten, an meine alte Arbeitsstelle zu denken. Es ist mir unangenehm, ich werde nervös, aber ich kann es aushalten. Ich falle nicht in Ohnmacht und bekomme auch keine Herzattacke. Und was noch wichtiger ist: Ich weiß, dass die Angst, die ich verspüre, wenn ich an meine Arbeit denke, eine wichtige *Botschaft* enthält. Vielleicht ist es an der Zeit, dass ich mich weiter entwickele. Der tätliche Übergriff durch den Schüler hat mich verändert. Mir ist klarer geworden, dass auch ich angreifbar und sterblich bin. Ich habe erfahren müssen, dass jemand, der körperlich stärker ist als ich, mich überwältigen kann. Ich bin nicht unbesiegbar. Eine neue Stelle anzunehmen ist kein Zeichen von Versagen. Ich würde damit nur die Tatsache anerkennen, dass ich mich in dieser Phase meines Lebens nicht den Gefahren aussetzen möchte, die ich bisher ignoriert habe. Menschen treffen jeden Tag solche Entscheidungen. Sie sind ein Zeichen von Reife und ein Ausdruck des Wunsches, in einer weniger gefährlichen Umgebung zu arbeiten, mehr nicht.

Wenn Sie ein negatives Denkmuster hinterfragen, ist es häufig nützlich, auch die dahinter stehenden Grundüberzeugungen und unbewussten Assoziationen anzugehen, die zu dem negativen inneren Dialog geführt haben. Hier ein weiteres Beispiel, das auch auf diesen Aspekt eingeht:

Kimberlys negativer innerer Dialog zum tätlichen Übergriff

Ich hätte wissen müssen, dass dieser Schüler gefährlich ist. Wie konnte ich nur so unvorsichtig sein?

Rationales Hinterfragen des negativen inneren Dialogs

Obgleich ich wusste, dass dieser Schüler, wie alle anderen Kinder und Jugendlichen, die wir dort betreuen, potenziell gewalttätig ist, gab es in seiner Akte nichts, was zu besonderer Vorsicht gemahnt hätte. Ich war genauso wachsam wie immer, und bis dahin hat das ja auch immer ausgereicht. Dieser Junge war einfach größer und stärker als ich, und ich hatte keinerlei Hilfe. Sein Verhalten war nicht voraussagbar und keineswegs typisch. Wenn etwas an dem Tag nicht in Ordnung war, dann die viel zu dünne Personaldecke. Unter den gegebenen Umständen habe ich mein Bestes gegeben. Aber ich bin nicht der liebe Gott. Ich kann nicht alles wissen, was vor sich geht, und kann nicht alles schaffen, was zu tun ist.
Was mir so große Probleme bereitet, ist mein Anspruch, niemals Schwäche zu zeigen. Ich weiß, dass dieser Anspruch aus der ständigen Konkurrenz mit einem Vater entstanden ist. Wenn ich mal einen Fehler machte, hat er mich immer heruntergeputzt. Seine Erwartungen waren völlig überzogen. Leider habe ich sie aber verinnerlicht und stelle selbst an mich überzogene Ansprüche. Dabei ist es völlig okay, Fehler zu machen. Irren ist menschlich. Ganz bestimmt möchte ich mich im Leben nicht so verrückt machen wie er.

Zusammenfassung der Schlüsselideen

1. Jeder von uns hat sich negative Denkmuster angewöhnt, mit denen er die Wirklichkeit verzerrt. Negative Denkmuster lassen sich in drei grobe Kategorien unterteilen: unzulässige Verallgemeinerung, Übertreibung/Untertreibung und emotionale Argumentation.
2. Es gibt drei weit verbreitete Formen der unzulässigen Verallgemeinerung: «Alles oder nichts»-Denken, «Soll/Muss»-Denken und Zirkelfragen.
3. Bei der Übertreibung wird einem Ereignis mehr Bedeutung beigemessen als es verdient hat. Bei der Untertreibung werden positive Aspekte der eigenen Persönlichkeit sowie schöne Erlebnisse heruntergespielt oder gering geschätzt.
4. Es gibt vier weit verbreitete Formen der emotionalen Argumentation: Personalisierung, Gedankenlesen, Wahrsagerei und Anerkennung fragwürdiger Autoritäten.
5. Die meisten Menschen sind so mit ihren eigenen Angelegenheiten beschäftigt, dass sie anderen in der Regel gar nicht viel Aufmerksamkeit schenken. Wenn sie doch einmal bemerken, dass etwas außergewöhnlich ist, vergessen sie es meist rasch und wenden sich wieder ihren eigenen Problemen zu.
6. Negative Denkmuster spielen eine wichtige Rolle bei der Entstehung von Angstsymptomen. Weil sie negative Grundüberzeugungen und unbewusste Assoziationen aus der Kindheit bestärken, tragen sie außerdem zur Aufrechterhaltung von Angstsymptomen bei.
7. Negative Denkmuster zu erkennen und zu hinterfragen ist einer der Schlüssel zu einer langfristigen Genesung.

Praktische Übungen zu Kapitel 7

Üben Sie weiter die grundlegenden Methoden zum besseren Umgang mit Angstsymptomen

In Kapitel 6 haben wir vier grundlegende Methoden zum besseren Umgang mit Angstsymptomen kennen gelernt. Falls Sie die am Ende des Kapitels empfohlenen Übungen bisher noch nicht gemacht haben, sollten Sie dies jetzt tun, ehe Sie weiterlesen. Falls Sie die Übungen durchgeführt haben, die Methoden aber noch nicht effektiv einsetzen können, sollten

Sie sich ein paar Tage Zeit nehmen, um Kapitel 6 noch einmal durchzugehen und darauf zu achten, dass Sie alle Methoden richtig zum Einsatz bringen.

Lernen Sie, negative Denkmuster zu erkennen und zu hinterfragen

Nehmen Sie sich jeden Tag zehn bis fünfzehn Minuten Zeit, um über die Ereignisse nachzudenken, die Sie beunruhigt haben. Damit sind vor allem Situationen gemeint, die bei Ihnen Gefühle der Angst, Wut oder Traurigkeit ausgelöst haben. Versuchen Sie sich zu erinnern, was Sie während dieser Ereignisse gedacht oder sich selbst im Stillen gesagt haben, und halten Sie es schriftlich fest. Überlegen Sie dann, welche Formen negativer Denkmuster dabei eine Rolle gespielt haben könnten. Fragen Sie sich: «Warum war mir diese Situation so wichtig?» Diese Frage führt in der Regel zu einer ganzen Anzahl von Gedanken über Sie selbst und die Situation. Halten Sie auch diese Gedanken schriftlich fest.

Schreiben Sie als Nächstes eine rationale Entgegnung auf diese negativen Denkmuster. Achten Sie darauf, jede Grundüberzeugung oder Assoziation anzusprechen, die in Ihrem negativen inneren Dialog zum Tragen kam.

Bedenken Sie, dass manche Ihrer Gedanken durchaus rational gewesen sein können und deshalb auch nicht hinterfragt werden müssen. Andere Gedanken dagegen werden Ausdruck ungeklärter Probleme sein, die es noch zu bearbeiten gilt. Robert notierte den folgenden negativen inneren Dialog, ausgelöst von dem Vorschlag eines Bekannten, gemeinsam essen zu gehen.

> Ich kann das nicht. Ich hasse es, wenn ich etwas tun soll, was ich nicht wirklich will. Warum muss mir das andauernd passieren? Ich weiß genau, dass das nur in einem Fiasko enden wird. Am Ende werde ich mich unsterblich blamieren.

Bemerken Sie, dass die Aussage: «Ich hasse es, wenn ich etwas tun soll, was ich nicht wirklich tun will», eine bloße Tatsachenäußerung ist und nicht weiter hinterfragt werden muss. Mehr noch, bei dem Vorschlag des Freundes handelt es sich um ein ganz einfaches Problem, das auf die Frage zugespitzt werden kann: «Will ich auf den Vorschlag eingehen oder nicht?» Hier der Text, den Robert formulierte, um seine negativen Denkmuster zu hinterfragen:

> Einen Moment mal. Der Vorschlag bereitet mir nur deshalb Schwierigkeiten, weil er ein für mich heikles Problem berührt. Ich weiß, dass ich noch nicht so weit bin, locker in ein Restaurant zum Essen zu gehen. Falls ich mich für die Verabredung entscheide, kann ich immer noch sagen, ich wäre nicht hungrig, und kann mir nur etwas zu trinken bestellen. Dass ich es nicht mag, wenn ich etwas tun soll, was ich nicht wirklich will, ist nicht mehr als eine Tatsachenfeststellung. Der Vorschlag meines Bekannten war nett gemeint. Er wollte mich nicht unter Druck setzen oder in Verlegenheit bringen. Ich weiß, dass meine Reaktion einzig und allein damit zusammenhängt, dass mich der Vorschlag an meine Probleme mit dem Essen erinnert. Die negative Voraussage, dass ich mich unsterblich blamieren werde, ist reine Wahrsagerei. Ich kann Entscheidungen treffen und Vorkehrungen treffen, damit es nicht so weit kommt. Es sind Kindheitserinnerungen an Zeiten, in denen ich ausgelacht worden bin, die diese negativen Bilder verstärkt. Inzwischen bin ich erwachsen, und die Leute im Restaurant sind ganz anders als die Kinder, die mich damals ausgelacht haben.

Gehen Sie dieses Kapitel mindestens zweimal durch und achten Sie dabei besonders auf die Beispiele. Das Genogramm aus der Arbeit an Kapitel 2 und die Liste der Grundüberzeugungen aus der Arbeit an Kapitel 4 werden Ihnen beim Hinterfragen negativer Denkmuster ebenfalls hilfreich sein.

Negative Denkmuster bei anderen erkennen

Eine nützliche Hausaufgabe, die Mary, Robert und Kimberly sehr hilfreich fanden, besteht darin, eine Woche lang bei anderen Menschen, mit denen sie in dieser Zeit Kontakt hatten, nach negativen Denkmustern Ausschau zu halten. Sinn und Zweck dieser Übung ist zweierlei: Erstens werden Sie geübter darin, wichtige Formen negativer Denkmuster zu erkennen. Zweitens werden Sie beobachten können, wie weit verbreitet diese Denkmuster sind. Denken Sie besonders an diesen zweiten Punkt, wenn Ihnen zunehmend bewusster wird, wie häufig Sie negative Denkmuster verwenden. *Jeder* verfällt gelegentlich in solche Denkmuster, und dies bedeutet nicht, dass er unnormal oder in irgendeiner Weise abartig ist. Zwar besteht ein Ziel des Buches darin, das Vorkommen negativer Denkmuster bei Ihnen zu reduzieren. Ganz ausmerzen werden Sie sie dennoch nicht können. Negative Denkmuster sind ein weiterer, ganz *normaler* Aspekt des Menschseins.

Nehmen Sie sich in dieser Woche jeden Morgen einige Minuten Zeit, um die in diesem Kapitel vorgestellten negativen Denkmuster noch einmal durchzugehen. Achten Sie dann im Gespräch mit anderen, beim Fernsehen, beim Radiohören usw. darauf, ob Sie negative Denkmuster erkennen. Machen Sie ein Spiel daraus, aber *erzählen Sie anderen lieber nicht davon.* Manche Menschen fühlen sich angegriffen oder beleidigt, wenn sie aus heiterem Himmel darauf hingewiesen werden, dass sie negative Denkmuster verwenden.

Hier noch einmal die wichtigsten drei negativen Denkmuster und ihre Unterformen:

Verallgemeinerungen
- «Alles oder nichts»-Denken
- «Soll/Muss»-Denken
- Zirkelfragen

Übertreibung/Untertreibung
- «Katastrophendenken»

Emotionale Argumentation
- Personalisierung
- Gedankenlesen
- Wahrsagerei
- Anerkennung fragwürdiger Autoritäten

Manche Menschen entwickeln nach einer Weile ein sehr feines Gespür dafür, negative Denkmuster aufzudecken. Anderen fällt es eher schwer, sie im Alltag zu erkennen. Vielen helfen die oben nochmals aufgeführten Bezeichnungen. Wichtiger als die richtige Bezeichnung für jedes Denkmuster zu finden ist es jedoch, die Denkmuster selbst aufzuspüren und ihnen entgegenzuwirken. Machen Sie sich also keinen Stress, wenn es Ihnen nicht immer gelingt, negative Denkmuster richtig einzuordnen.

Beim Durchführen dieser Übung könnten Sie feststellen, dass einige Menschen in Ihrer Umgebung viele negative Denkmuster verwenden. Ja, es kann sogar sein, dass diese Tatsache in Ihrer Beziehung zu diesen Menschen zu Problemen führt. Falls dies so ist, sollten Sie sich klar machen, dass Sie die Denkweisen anderer Menschen wahrscheinlich nicht ändern können. Über den Umgang mit schwierigen Menschen werden wir in einem späteren Kapitel im Zusammenhang mit gesunden Grenzen und der Methode «Beschreiben, erklären, vorschlagen» noch ausführlich zu sprechen kommen.

8 Systematische Desensibilisierung

In Kapitel 3 haben wir erklärt, dass ein neutraler Reiz zu einer konditionierten Reaktion führen, die Konditionierung durch Desensibilisierung aber auch wieder rückgängig gemacht werden kann. Dieses Kapitel beschreibt, wie Sie konditionierte Reaktionen mit Hilfe einer graduellen, Schritt für Schritt aufeinander aufbauenden Desensibilisierung überwinden können. Man bezeichnet dies als *systematische Desensibilisierung*, weil man dabei ganz gezielt mit den Situationen beginnt, die am wenigsten Angst auslösen, und sich langsam und systematisch zu den Situationen vorarbeitet, die mit den größten Angstgefühlen verbunden sind.

Einen Plan entwickeln

Der Schlüssel zum Erfolg bei der Desensibilisierung besteht darin, einem gut durchdachten Plan Schritt für Schritt zu folgen. Mary ist ein gutes Beispiel dafür, wie man dies am besten umsetzen kann. Als Erstes stellten wir gemeinsam eine Liste all der Situationen zusammen, die bei Mary Angst auslösten, und bewerteten sie jeweils mit Punktzahlen von 0 bis 10, je nachdem, wie stark die damit verbundenen Angstgefühle waren und wie häufig Mary die entsprechende Situation zu vermeiden versuchte. Hier die verwendete Punkteskala sowie die Liste, die wir gemeinsam erstellten:

Stärke der Angstgefühle

0	1	2	3	4	5	6	7	8	9	10
Keine Angst										Extreme Panik

Häufigkeit des Vermeidungsverhaltens

0	1	2	3	4	5	6	7	8	9	10
Kein Vermeidungsverhalten					Vermeidungsverhalten in etwa 50 % der Fälle					Immer Vermeidungsverhalten

Mary: Angst und Vermeidungsverhalten auslösende Situationen

Situation	Stärke der Angstgefühle	Häufigkeit des Vermeidungsverhaltens
Joggen bis zu 5 km von zu Hause entfernt	2	0
Joggen 5–12 km von zu Hause entfernt	4–5	3
Joggen im Park des Nachbarorts	8	10
Joggen mehr als 12 km von zu Hause entfernt	10	10
Sich mit einer vertrauten Person in einer Menschenmenge aufhalten	6	8
Sich allein in einer Menschenmenge aufhalten	8	9
Mit einer vertrauten Person essen gehen	6	6
Allein essen gehen	8	9
Allein oder mit einer vertrauten Person ins Theater gehen	8	10
Allein oder mit einer vertrauten Person verreisen	10	10

Als die Liste fertig war, bestand der nächste Schritt darin, ein konkretes Ziel auszuwählen. Die systematische Desensibilisierung ist am wirksamsten, wenn das erste Ziel in einer Aktivität besteht, die relativ schwache Angstgefühle auslöst und einen praktischen Nutzen hat. Dies hilft, den Erfolg abzusichern und stärkt die Motivation, auch mühevolle Übungsphasen durchzustehen.

Mary joggte für ihr Leben gern und wünschte sich sehr, wieder auf den alten Strecken laufen zu können, die sie wegen ihrer stärker werdenden Ängste aufgegeben hatte. Da das Joggen in unmittelbarer Umgebung ihrer Wohnung ihr keine Probleme bereitete, schrieben wir eine Reihe von Strecken auf, die immer ein kleines Stückchen weiter von ihrer Wohnung entfernt lagen. Es waren alles Strecken, die sie von früher kannte und die sie gern wieder laufen wollte. Wir nannten sie Strecke 1, Strecke 2 und Strecke 3. Die letzte Strecke führte sie ein kurzes Stück durch den Park im Nachbarort, in dem sie früher viel gelaufen war, der aber jetzt zuviel Angst auslöste.

Nachdem sie auf diese Weise mehrere konkrete Ziele formuliert hatte, bat ich Mary, die Augen zu schließen und die Strecken in Gedanken abzulaufen. Dann ließ ich sie alle körperlichen Empfindungen beschreiben, von denen sie fürchtete, sie könnten ihre ängstlichen Gedanken begleiten. Sie berichtete von den folgenden Empfindungen und Gedanken:

Angstbesetzte körperliche Empfindungen
Herzklopfen
Schwitzen
Benommenheit
Ohnmächtig werden
Erschöpfung
Nach Atem ringen

Ängstliche Gedanken
Mit mir stimmt etwas nicht.
Ich werde bestimmt gleich ohnmächtig.
Ich bekomme eine Herzattacke.
Was, wenn mich jemand so sieht?
Was, wenn niemand da ist, der mir helfen kann?
Ich werde hier sterben, und niemand wird mir beistehen.

Der nächste Schritt bestand darin, für jede der oben aufgeführten Angst auslösenden Situationen und Gedanken eine positive Aussage zu finden. Mary ging noch einmal die Karteikarte mit ihren positiven Aussagen durch und schrieb dann die folgenden kurzen Texte. Der erste spricht die körperlichen Empfindungen an, vor denen sie Angst hatte, der zweite befasst sich mit ihren ängstlichen Gedanken.

> Mit mir ist alles in Ordnung. Mein Arzt sagt, ich bin völlig gesund. Dass das Herz beim Joggen schneller schlägt, ist ganz normal. Auch dass ich schwitze und kurzatmig bin, wenn ich mich anstrenge, ist gar nicht anders zu erwarten. Und dass ich hinterher erschöpft bin, ist auch kein Wunder. Jedenfalls sind das alles keine Anzeichen von Problemen – im Gegenteil, ich kenne das, solange ich laufe. Es sind *ganz normale* Begleiterscheinungen der körperlichen Anstrengung, und sie sind *nicht gefährlich*. Im Grunde zeigen sie nur, dass mein Körper funktioniert. Was ich mir in der Vergangenheit eingeredet habe, waren Unwahrheiten, weil ich nicht verstanden habe, was mit mir vor sich ging, als ich damals im Flugzeug während des Sturmes Angst bekam.

Mit mir ist alles in Ordnung. Ich bin noch nie ohnmächtig geworden, obwohl ich schon lange Angst davor habe. Ich habe einfach hyperventiliert und deshalb gedacht, dass ich ohnmächtig werde. Mein Herz ist völlig gesund.

Was andere Leute betrifft, gelingt es mir in der Regel gut, nach außen hin ruhig zu erscheinen, auch wenn ich innerlich Panik verspüre. Die meisten Leute sind außerdem ohnehin viel zu sehr mit sich selbst beschäftigt, um sich über Fremde große Gedanken zu machen. Selbst wenn sie etwas bemerken würden, würden sie es rasch wieder vergessen.

Was meine Angst betrifft, dass ich sterben könnte, ist das wirklich weit hergeholt. Warum sollte ich mir über etwas Sorgen machen, das erstens äußerst unwahrscheinlich ist und das ich zweitens gar nicht ändern könnte?

Einige Grundregeln

Ehe Sie anfangen, sollten Sie sich einige Grundregeln für das eigene Üben einprägen. Hier die Liste, die ich meinen Klientinnen und Klienten gebe:

1. Regelmäßig üben

Nur wenn Sie sich den Angst machenden Situationen oft genug aussetzen, können Sie sich tatsächlich desensibilisieren. Auch die Erfahrung, dass Sie die Angst auslösenden Situationen gut meistern und Ihre Angst in den Griff bekommen, können Sie nur machen, wenn Sie regelmäßig üben.

Es gibt Zeiten, in denen Krankheit, intensive Beanspruchung durch die Arbeit oder andere Probleme Sie vom Üben abhalten. Warten Sie aber auf keinen Fall, bis Sie «Lust» zum Üben haben. Wenn Sie eine lebensbedrohliche Erkrankung hätten, wäre es für Ihre Genesung wesentlich, dass Sie regelmäßig Ihre Medikamente nehmen. Genauso wichtig ist das Üben für die langfristige Überwindung Ihrer Angstprobleme. Nur wenn es *systematisch und regelmäßig* durchgeführt wird, kann es zur Desensibilisierung führen. Wenn Ihnen Gedanken kommen wie: «Warum muss ich jetzt schon wieder üben?», oder: «Das ist so mühsam!», denken Sie an die vielen Vorteile, die Sie genießen werden, wenn Sie Ihr Ziel erreicht haben. Dazu gehört die Freiheit, tun und lassen zu können, was Sie wollen, und mit sich selbst viel zufriedener zu sein.

Eine bewährte Grundregel lautet, wenn möglich täglich, mindestens aber dreimal wöchentlich eine Stunde lang zu üben. *Sie können nicht zuviel üben!* Üben Sie regelmäßig und so oft und lange Sie können.

2. Wiederholung ist der Schlüssel zum Erfolg

Üben Sie eine bestimmte Situation immer mehrmals, ehe Sie zur nächsten Aufgabe übergehen. Dass Sie die Situation einmal mit wenig Angst gemeistert haben, heißt nicht, dass Sie bereits desensibilisiert sind. Beim mehrmaligen Üben werden Sie die Situation sowohl dann erleben, wenn Sie relativ ruhig sind, als auch dann, wenn Sie sich eher nervös fühlen. Erst nach diesen unterschiedlichen Erfahrungen werden Sie vollständig davon überzeugt sein, dass Sie die Situation beherrschen und sie unabhängig von der jeweiligen «Tagesform» meistern können.

3. Stress ertragen lernen

Ihr Ziel besteht darin, sich selbst davon zu überzeugen, dass Sie die Angst aushalten können. Denken Sie daran: Angst und Panik sind unangenehm, aber sie können Ihnen nicht wirklich schaden. Sie werden weder körperlich noch psychisch daran erkranken. Die schlimmsten Angstepisoden haben Sie aller Wahrscheinlichkeit nach ohnehin längst hinter sich. Diese waren zwar äußerst unerfreulich, haben Ihnen aber keinen körperlichen Schaden zufügen können.

4. Angst ist normal

Neue Aktivitäten sind immer von Angst begleitet. Wenn Sie sich beim Üben einer neuen Aufgabe zuwenden, sollten Sie deshalb stets mit einem gewissen Maß an Angstgefühlen rechnen. Denken Sie daran, ein Teil der Gefühle, die Sie verspüren, ist die ganz normale Aufregung, die nun einmal dazugehört, wenn man vor einer neuen Herausforderung steht. Es kann also durchaus sein, dass Sie Angst (oder einen Teil der Angst) mit Aufregung verwechseln.

5. Drei Schritte vor, ein Schritt zurück

Eine einfache Tatsache im Leben besteht darin, dass man sich an manchen Tagen besser fühlt als an anderen. Manchmal liegt dies an ungewöhnlichen Lebensereignissen, manchmal bleiben die Gründe unklar. Jedenfalls werden Sie gelegentlich in alte Verhaltensweisen zurückfallen und feststellen, dass Situationen, von denen Sie dachten, Sie hätten Sie längst im Griff, Angstgefühle auslösen. Dies ist ein normaler und natürlicher Teil des Lernprozesses. Oft liegt es daran, dass man müde oder anderen normalen Stressfaktoren ausgesetzt ist. An anderen Tagen geht es dann wieder besser.

6. Möglichst günstige Bedingungen schaffen

Wenn Sie sich beim Üben neue Aufgaben vornehmen, sollten Sie dafür sorgen, dass so viele Faktoren wie möglich – Tageszeit, Größe der Menschenmenge usw. – günstig sind. Sobald Sie dies gemeistert haben, können Sie in Zeiten üben, in denen ungünstigere Bedingungen herrschen.

7. Beim ersten Anzeichen von Angst bewährte Methoden einsetzen

Heben Sie sich die im Rahmen dieses Programms erlernten Methoden zum besseren Umgang mit den Angstsymptomen nicht für Situationen auf, in denen Sie echte Panik verspüren. Denken Sie daran, dass diese Methoden am wirksamsten sind, wenn Sie beim ersten Anzeichen von Angst eingesetzt werden.

8. Sich selbst immer wieder ein Stückchen vorantreiben

Ihr Ziel ist es, in Situationen zu üben, die nicht allzu starke Angstgefühle auslösen (3 bis 5 Punkte auf unserer Skala von 0 bis 10). Sind die Angstgefühle auf Werte von 1 bis 2 Punkten abgesunken und Sie haben eine bestimmte Situation mehrmals geübt, gehen Sie zur nächsten Aufgabe über. *Warten Sie nicht, bis Sie sich in einer Situation vollkommen ruhig fühlen, ehe Sie weitergehen.*

Wenn Sie noch nicht ganz bereit sind, zur nächsten Aufgabe überzugehen, mit der bisher geübten Situation aber schon gut zurechtkommen, verlängern Sie entweder die Zeit, die Sie in der fraglichen Situation verbringen, oder üben Sie häufiger als geplant. Falls Sie Panik verspüren, überprüfen Sie nochmals Ihr Desensibilisierungsziel und unterteilen Sie es in kleinere Teilschritte, die leichter zu bewältigen sind.

9. Versuch und Irrtum

Wie schnell Sie von Aufgabe zu Aufgabe voranschreiten sollten, lässt sich vorher schlecht sagen. Worin zu einem bestimmten Zeitpunkt das realistischste Übungsziel besteht, kann manchmal nur durch Versuch und Irrtum ermittelt werden. Ob man sich zuviel vorgenommen hat, kann man manchmal erst herausfinden, indem man sich tatsächlich zuviel vornimmt. Dies wird beim Üben gelegentlich auch der Fall sein. Es ist aber nicht Ihr Fehler, sondern bedeutet nur, dass Sie Ihr Ziel in kleinere Teilschritte unterteilen müssen.

Beispiele

Normalerweise warte ich, bis eine Klientin bzw. ein Klient die im letzten Kapitel vorgestellten positiven inneren Dialoge sicher beherrscht, ehe ich mit der Desensibilisierung beginne. Weil Roberts Symptome jedoch seinen Alltag sehr stark beeinträchtigten, beschränkten wir uns auf grundlegende Bewältigungsstrategien und begannen schon in der zweiten oder dritten Sitzung mit der systematischen Desensibilisierung.

Unser erstes Ziel bestand darin, die Intensität der Panikattacken zu reduzieren, die Robert bei der Arbeit bekam. Robert wollte keine Medikamente nehmen, deshalb beschlossen wir, einmal auszuprobieren, was wir mit den vier in Kapitel 6 beschriebenen grundlegenden Methoden zum besseren Umgang mit den Angstgefühlen erreichen können.

In der ersten Sitzung spreche ich mit den Klientinnen und Klienten immer über ihre Schlafqualität. Robert hatte große Schlafprobleme. Er konnte abends oft nicht einschlafen und wachte zusätzlich häufig in der Nacht auf, ohne wieder in den Schlaf zu finden. Sobald ich von Klientinnen und Klienten solche Berichte höre, gehe ich als Erstes die Verbesserung des Schlafes an.

Schlafmangel reduziert in großem Maße die Fähigkeit, Stress zu ertragen und klar zu denken. Beides trägt dazu bei, Angstsymptome zu verschlimmern. Sobald jemand besser schläft, gibt es in der Regel auch eine deutliche Verbesserung bei den Angstsymptomen. Der Körper kann sich besser regenerieren, die psychischen und körperlichen Ressourcen für die

Bewältigung der Angst werden gestärkt. Robert und ich gingen also die im praktischen Teil zu Kapitel 3 erläuterten «Hinweise zum Thema Schlaf» durch. Außerdem übten wir die Entspannungstechnik, die er vor dem Einschlafen anwenden sollte.

Da Robert aufgrund seiner Ängste in seiner Lebensmittelauswahl stark eingeschränkt war, baten wir seinen Arzt um Hilfe, damit er auf jeden Fall mit allen Nährstoffen ausreichend versorgt war. Gleichzeitig erlebte Robert bei der Arbeit so viele Angstgefühle, dass er sich im Büro selbst isolierte und alle denkbaren Ausreden erfand, um den Kontakt zu Kolleginnen und Kollegen zu vermeiden. Zwar hatte bisher noch niemand etwas gesagt, doch bestand die realistische Möglichkeit, dass seine Vorgesetzten sein Verhalten bald bemerken und negativ kommentieren würden. Wir kamen daher gemeinsam zu dem Schluss, dass die größte Notwendigkeit für ihn darin bestand, die Angstgefühle bei der Arbeit zu reduzieren. Hier die Situationen, die Robert als problematisch beschrieb:

Robert: Angst und Vermeidungsverhalten auslösende Situationen

Situation	Stärke der Angstgefühle	Häufigkeit des Vermeidungsverhaltens
Vor meine Bürotür treten und mit meiner Sekretärin sprechen	4	3
Auf dem Flur durch die Abteilung gehen	5	3
In eine andere Abteilung gehen	5	4
In den Produktionsbereich gehen	4	3
Ins Besprechungszimmer gehen, wenn niemand dort ist	6	4
Zur wöchentlichen Besprechung ins Besprechungszimmer gehen	8	5
Zu einer besonderen Besprechung ins Besprechungszimmer gehen	8	5
Mit meinem Vorgesetzten sprechen	8	6
Mit meinen Mitarbeiterinnen und Mitarbeitern sprechen	3	1
In die Teeküche gehen	8	8
In die Kantine gehen	8	10

Es ist wichtig, mit realistischen Erwartungen zu beginnen. Uns wurde bald klar, dass es für Robert nicht unbedingt notwendig war, in die Kantine gehen zu können, und für die Teilnahme an Besprechungen ließ sich nicht so ohne weiteres ein Übungsplan aufstellen. Andererseits fiel es Robert relativ leicht, mit seinen Mitarbeiterinnen und Mitarbeitern zu sprechen, und in seinem unmittelbaren Arbeitsumfeld konnte er gut üben, ohne dass andere es bemerkten. Aus diesen Gründen wählten wir die folgenden ersten Ziele aus:

1. Vor meine Bürotür treten und mit meiner Sekretärin sprechen (anstatt die Gegensprechanlage zu benutzen)
2. Vor meine Bürotür treten und mit meinen Mitarbeiterinnen und Mitarbeitern sprechen (anstatt meine Anweisungen von der Sekretärin übermitteln zu lassen)
3. Ins Besprechungszimmer gehen und eine Weile dort sitzen, wenn niemand da ist
4. In den Produktionsbereich gehen

Vierstufige Methode zum besseren Umgang mit «Was, wenn . . .?»-Fragen

Die Symptome, deren Einsetzen Robert befürchtete, wenn er sich in den obigen Situationen vorstellte, waren die gleichen wie bei Mary. Ein zusätzlicher ängstlicher Gedanke, der bei ihm besonders stark war, lautete: «Was, wenn ich eine Panikattacke bekomme?» Wir bekämpften diese Angst mit Hilfe der vierstufigen Methode zum besseren Umgang mit «Was, wenn . . .?»-Fragen.

- Wie wahrscheinlich ist es, dass das gefürchtete Ereignis tatsächlich eintritt?
- Wie schlimm wäre es, wenn es tatsächlich eintreten sollte?
- Welche Schritte kann ich unternehmen, um dem Eintreten des Ereignisses entgegenzuwirken?
- Was kann ich tun, um mit dem Ereignis besser fertig zu werden, falls es wider Erwarten doch einmal eintreten sollte?

Hier eine Zusammenfassung von Roberts Antworten, nachdem wir ausführlich über alle vier Fragen gesprochen hatten:

Wie wahrscheinlich ist es, dass ich eine Panikattacke bekomme?

Wenn ich die letzten Wochen betrachte, besteht wahrscheinlich nur eine 25 %ige Chance, dass ich in den vier ausgewählten Situationen eine regelrechte Panikattacke bekomme. Zwar fühle ich mich öfter ängstlich, Panikattacken kenne ich aber in der Regel nur in stärker mit Angst besetzten Situationen. Auch wenn mir die Angstgefühle sehr unangenehm sind, kann ich sie doch aushalten.

Wie schlimm wäre es, wenn ich tatsächlich eine Panikattacke bekommen sollte?

Es gäbe keine ernsthaften Konsequenzen, außer dass es mir sehr unangenehm wäre. Ich würde kein Geld verlieren und keinen Besitz einbüßen. Weder mir noch einem geliebten Menschen würde körperliches Leid geschehen. Ich wäre bloß traurig, ich würde mich schämen, und es wäre mir peinlich. Traurigkeit kenne ich ja – Scham und Peinlichkeit auch. Diese Gefühle sind sehr unangenehm, aber ich kann sie aushalten, und sie gehen vorüber. Außerdem weiß ich aus Erfahrung, dass es mir meistens gelingt, mir äußerlich nichts anmerken zu lassen, auch wenn ich innerlich noch so große Panik verspüre.

Welche Schritte kann ich unternehmen, um einer Panikattacke entgegen zu wirken?

Ich kann meinen positiven inneren Dialog und die Karte mit der Zusammenfassung der Methoden zum besseren Umgang mit Angstsymptomen noch einmal durchgehen, ehe ich vor meine Bürotür trete. Ich kann auch eine Zeit wählen, in der im Büro erfahrungsgemäß wenig los ist. In regelmäßigen Abständen eine Kleinigkeit zu essen hilft ebenfalls, mich zu stabilisieren.

Was kann ich tun, um mit einer Panikattacke besser fertig zu werden, falls es tatsächlich dazu kommen sollte?

Als Erstes kann ich einige entspannte Atemzüge in der Zwerchfellatmung nehmen und meine signalgeleitete Entspannungsreaktion einleiten. Als Nächstes kann ich meinen positiven inneren Dialog wiederholen. Ich habe mir verschiedene Erklärungen für andere Menschen ausgedacht, kann also jederzeit gehen, wenn es mir notwendig erscheint.

Robert fasste die obigen Antworten zu der folgenden positiven Aussage zusammen:

> Zwar ist die Möglichkeit, dass ich eine Panikattacke bekomme, nicht ganz auszuschließen, meistens komme ich in den ausgewählten Situationen aber gut zurecht. Die Angstgefühle, die ich erlebe, sind in der Regel nicht allzu schlimm. Außerdem habe ich neue Methoden für den Umgang mit meinen Angstsymptomen erlernt und weiß jetzt, wie ich mich auf sicheres Terrain zurückziehen kann, falls es mir schlechter gehen sollte als erwartet. Schließlich weiß ich, dass das, was ich erlebe, nicht gefährlich ist.

Robert unternahm von nun an immer häufiger «Exkursionen» zu verschiedenen Bereichen seiner Firma, für die er sich desensibilisieren wollte. Zuerst ging er seine Notizen durch, dann verbrachte er fünf bis 45 Minuten an einem vorher bestimmten Ort. Er ging nach und nach alle Anlaufstellen durch, bis er angstfrei alle Bereiche seiner Abteilung aufsuchen konnte. Wie die meisten Menschen mit Angstsymptomen war Robert sehr kreativ. Er ließ seine «Exkursionen» so erscheinen, als seien sie ein Teil seiner Arbeit, sodass niemand bemerkte, was er da eigentlich tat.

Stärkere Beeinflussbarkeit

Menschen mit schweren Angstproblemen sind durch negative Vorstellungen, die mit ihrer Angst zusammenhängen, stärker beeinflussbar – eine Tatsache, die negative Denkmuster verstärken und eine der Desensibilisierung entgegenwirkende Eigendynamik entwickeln kann.

Beeinflussbar ist man immer dann, wenn man eine Vorstellung für bare Münze nimmt, ohne sie kritisch unter die Lupe zu nehmen. Beeinflussbarkeit kann manchmal durchaus nützlich sein. Sehen wir z. B. einen Film, erlaubt uns das Ignorieren der Tatsache, dass wir in Wirklichkeit nur Bilder sehen und vorher aufgenommene Geräusche hören, in die Welt des Films einzutauchen und mit den Charakteren mitzufiebern. In anderen Situationen hat eine starke Beeinflussbarkeit aber auch ihre Nachteile. Mary und Robert sind dafür gute Beispiele. Immer wenn sie von Problemen im Zusammenhang mit Angststörungen hörten oder lasen, prüften sie die Aussagen nicht sorgfältig, sondern glaubten auf der Stelle, das Gelesene müsse nicht nur wahr sein, sondern auch in jeder Hinsicht auf sie selbst zutreffen. Die Ängstlichkeit, die sie bei diesen Gedanken verspürten, führte zu Symptomen, die das Gefürchtete zu bestätigen schienen.

Mary z. B. hörte, Angststörungen seien häufig mit Suizidgedanken verbunden. Seitdem machte sie sich Sorgen, sie könnte eines Tages so verzweifelt sein, dass sie sich selbst das Leben nehmen könnte. Nach einigen Tagen war sie von diesem erschreckenden Gedanken regelrecht besessen. In Wirklichkeit haben viele Menschen mit schweren Angststörungen – wie die meisten anderen Menschen mit schweren psychischen Problemen – tatsächlich immer wieder einmal Suizidgedanken, doch sind diese in der Regel eher vorübergehender Natur (z. B.: «Ich wünschte, ich wäre tot»). Ich habe hunderte von Menschen mit Angstproblemen behandelt, aber nur äußerst selten erlebt, dass jemand ernsthafte Selbstmordabsichten hatte. Als ich Mary dies erklärte, ließ die Besessenheit mit dem Thema bei ihr sehr rasch nach; wenige Wochen später war es vergessen.

Zwei Faktoren sind für die verstärkte Beeinflussbarkeit verantwortlich: Erstens untergräbt die Angst das rationale Urteilsvermögen. Deshalb sind die schriftlichen Aufgaben in diesem Buch auch so wichtig. Hält man sie schriftlich fest, kann man seine Gedanken viel einfacher kritisch unter die Lupe nehmen. Das Aufschreiben der rationalen Entgegnungen wiederum verleiht diesen ein viel stärkeres Gewicht als ein flüchtiger Gedanke mitten in einer hektischen Situation.

Eine stärkere Beeinflussbarkeit kann auch auf eine Kindheit zurückgehen, in der kein Widerspruch geduldet wurde. In den vorherigen Kapiteln haben wir beschrieben, dass Mary sofort bestraft wurde, wenn sie ihren Eltern widersprach. Roberts Eltern wiederum wirkten auf ihn so bedrohlich, dass er es nicht wagte, irgendetwas zu sagen, zu tun oder zu denken, was seine Eltern hätte verärgern können. Mary und Robert begannen zu akzeptieren, was ihre Eltern ihnen sagten, ob es nun logisch war oder nicht. Auf diese Weise wurde die Beeinflussbarkeit verstärkt, bis sie zur Gewohnheit wurde. Um ein extremes Beispiel zu nennen: Wenn Eltern, die ihre Kinder misshandeln, sagen: «Der Himmel ist grün», bleibt den Kindern gar nichts anderes übrig, als sich einzureden, dass der Himmel grün sei, und die eigenen Wahrnehmungen und logischen Argumente zu ignorieren. Alles andere würde unweigerlich Vernachlässigung oder Bestrafung nach sich ziehen.

Um die eigene Beeinflussbarkeit abzubauen, ist es empfehlenswert, sich bewusst Zeit zu nehmen und abzuwägen, was man gehört oder gelesen hat. Sobald Sie sich wegen irgendeiner aufgeschnappten Vorstellung große Sorgen machen, sollten Sie die bei der Arbeit mit diesem Buch erlernten Methoden zur Bekämpfung negativer Denkmuster anwenden. Schreiben Sie Ihre Sorgen auf, um sie objektiver bewerten zu können. Wenn Sie sich diese Maßnahmen zur Gewohnheit machen, wird Ihre Beeinflussbarkeit nach und nach abnehmen. Wenn dann gleichzeitig auch Ihre Angstgefühle aufgrund der Erfolge mit diesem Selbsthilfeprogramm mehr und mehr nachlassen, wird die Logik in Ihren Gedanken ohnehin wieder einen breiteren Raum einnehmen.

Eine weitere Möglichkeit, die eigene Beeinflussbarkeit abzubauen, besteht darin, das Vertrauen in die eigene Urteilskraft zu stärken. Die nächsten Kapitel werden auf diesen Punkt ausführlich eingehen.

Zusammenfassung der Schlüsselideen

1. Durch Desensibilisierung kann man sich gegen einen Reiz, der bis dahin stets eine konditionierte Reaktion auslöste, unempfindlich machen. Bei der systematischen Desensibilisierung wird dieser Effekt gezielt und planvoll eingesetzt. Man beginnt mit den am wenigsten Angst machenden Situationen und schreitet systematisch bis zu den Situationen voran, die bisher am meisten Angst auslösten.
2. Der erste Schritt besteht darin, eine Liste aller Angst machenden Situationen aufzustellen und diese nach zwei Kriterien zu bewerten: 1. Wie viel Angst wird durch die jeweilige Situation ausgelöst? 2. Wie oft wird die jeweilige Situation vermieden?
3. In einem zweiten Schritt wird ein bestimmtes Übungsziel ausgewählt und mit dem regelmäßigen Üben begonnen. Das erste Ziel sollte eine Situation oder einen Ort betreffen, der relativ wenig Angst einflößt. Hilfreich ist auch, wenn das erste Ziel einen gewissen praktischen Nutzen mit sich bringt.
4. Ehe man mit der eigentlichen Desensibilisierung beginnt, stellt man sich in einem dritten Schritt selbst in den zu übenden Situationen vor und listet alle Angst machenden körperlichen Empfindungen oder Gedanken auf, die befürchtet werden oder in der Vergangenheit aufgetreten sind. Ist die Liste vollständig, denkt man sich positive Aussagen aus, die sich auf die einzelnen Befürchtungen beziehen, und schreibt sie auf Karteikarten.

5. In einem vierten Schritt beginnt man mit dem Üben. Vor jeder Übungseinheit geht man die Karten mit den positiven Aussagen und die Richtlinien für das Üben noch einmal durch. Treten neue Angst machende Gedanken oder Empfindungen auf, formuliert man nach dem Üben zusätzliche positive Aussagen, die ebenfalls schriftlich auf Karteikarten festgehalten werden.
6. Sobald «Was, wenn …?»-Fragen auftauchen, kann man sie mit Hilfe der in diesem Kapitel vorgestellten vierstufigen Methode bekämpfen.
7. Menschen mit starken Angstproblemen neigen zu einer stärkeren Beeinflussbarkeit. Diese geht in der Regel auf eine verminderte Fähigkeit zur rationalen Argumentation sowie auf den Einfluss von Eltern zurück, die von ihren Kindern keinen Widerspruch duldeten. In solchen Fällen ist es ratsam, sich bewusst mehr Zeit für die kritische Prüfung von Behauptungen zu nehmen.

Praktische Übungen zu Kapitel 8

Erstellen Sie eine Liste der problematischen Situationen

Stellen Sie nach dem Vorbild der in diesem Kapitel vorgestellten Beispiele eine Liste der Situationen auf, die bei Ihnen Angst auslösen. Bewerten Sie jede einzelne dieser Situationen mit Hilfe der angegebenen Skalen. Wählen Sie dann ein Ziel, das Sie als erstes erreichen wollen. Denken Sie daran, dass dies mit Situationen oder Orten verbunden sein sollte, die nur geringe bis mäßige Angst auslösen. Hilfreich ist auch, wenn dieses Ziel mit einem praktischen Nutzen verbunden ist.

Formulieren Sie positive Aussagen zu den Übungssituationen

Nehmen Sie sich einen Augenblick Zeit, um sich in der Situation, die Sie zum Üben ausgewählt haben, selbst bildlich vorzustellen. Listen Sie all die körperlichen Empfindungen auf, die Sie in der Situation befürchten. Schreiben Sie eine zweite Liste mit den ängstlichen Gedanken, die in der Situation auftreten könnten.

Denken Sie sich dann zu jeder körperlichen Empfindung und jedem ängstlichen Gedanken eine positive Erwiderung aus. Falls es bei den ängstlichen Gedanken um «Was, wenn ...?»-Fragen geht, verwenden Sie den vierstufigen Ansatz zu deren Bekämpfung.

Beginnen Sie mit der systematischen Desensibilisierung

Wenn Sie die ersten beiden Übungen abgeschlossen haben, setzen Sie regelmäßige Zeiten fest, in denen Sie die systematische Desensibilisierung üben wollen. In den ersten beiden Wochen sollten Sie *vor* jeder Übungseinheit sowohl die Übungsrichtlinien als auch die eigenen positiven Aussagen wiederholen. Danach reicht es in der Regel aus, die Richtlinien einmal pro Woche durchzugehen.

Tragen Sie Ihre Notizen und Karteikarten stets mit sich, sodass Sie beim Üben jederzeit darauf zurückkommen können, und zwar so lange, bis die eingeübten Methoden zur gewohnheitsmäßigen, automatischen Reaktion auf Angstgefühle geworden sind.

Nutzen Sie Ihr Tagebuch, um die Botschaft der Angst zu verstehen

Führen Sie auch weiterhin Tagebuch und notieren Sie besonders, zu welchen Zeiten Sie innerlich unruhig waren. Befolgen Sie die in Kapitel 7 erläuterten Richtlinien, um negative Denkmuster zu erkennen und kritisch zu hinterfragen. Nutzen Sie Ihr Tagebuch außerdem dazu, die Fortschritte im Laufe der Übungseinheiten zu protokollieren und neue positive Aussagen zu formulieren, sobald es zu neuen ängstlichen Gedanken oder unangenehmen körperlichen Empfindungen kommt.

Fällt Ihnen das Üben an manchen Tagen schwerer, nehmen Sie sich ein paar Minuten Zeit, um in Ihr Tagebuch all die Stressfaktoren einzutragen, die zu einer schlechteren «Tagesform» beigetragen haben könnten. Dabei ist ganz egal, ob es sich um körperliche (Krankheit, Müdigkeit, Hunger), durch Beziehungsprobleme bedingte oder emotionale Stressfaktoren handelt. Es kann sehr gut sein, dass Sie nach einigen Wochen bestimmte Muster erkennen und besser voraussagen können, welche Stressfaktoren Ihren Angstsymptomen vorausgehen oder diese verstärken. Versuchen Sie, die Angstsymptome als Boten zu sehen, die Ihnen nahe legen, den fraglichen Stressfaktoren noch konsequenter als bisher den Nährboden zu entziehen.

Wenn Sie sich Sorgen machen, wenden Sie den vierstufigen Ansatz an

Notieren Sie Ihre Sorgen in Ihrem Tagebuch und nehmen Sie sie mit Hilfe des in diesem Kapitel vorgestellten vierstufigen Ansatzes genauer unter die Lupe. Schreiben Sie auf, zu welchen Schlussfolgerungen Sie gekommen sind. Treten die Befürchtungen erneut auf, können Sie auf diese Weise stets auf Ihre schriftlichen Notizen zurückgreifen. Tritt ein ängstlicher Gedanke öfter auf, formulieren Sie eine positive Aussage, die Sie ihm entgegensetzen können, und schreiben Sie diese auf eine Karteikarte.

9 Von der grundlegenden zur fortgeschrittenen Symptomkontrolle

Grundlegende Kontrolle erlangen

In den ersten Sitzungen mit Mary, Robert und Kimberly nahmen wir eine kurze Lebensgeschichte auf, formulierten eine einfache Erklärung für ihre Angstprobleme und konzentrierten uns dann auf die grundlegenden Methoden zum besseren Umgang mit den Angstsymptomen. In entsprechenden Hausaufgaben sollten sie das Erlernte ausbauen und weiter vertiefen.

Die darauf folgenden Sitzungen verbrachten wir damit zu klären, wie Angstprobleme entstehen und aufrechterhalten werden. Wir gingen die von ihnen selbst formulierten Erklärungen durch, um sicherzugehen, dass sie die Zusammenhänge auch wirklich verstanden hatten. Außerdem übten wir, die grundlegenden Methoden zum besseren Umgang mit den Angstsymptomen noch effektiver einzusetzen.

Mary, Robert und Kimberly erledigten ihre Hausaufgaben gewissenhaft. Über die einfache Erklärung für ihre Angstprobleme entwickelten sie ein tief greifendes Verständnis dafür, wie Emotionen entstehen und Angstprobleme hervorgerufen werden können. Als sie mit der systematischen Desensibilisierung begannen, hatten sie die erste Ebene der Genesung, die grundlegende Symptomkontrolle, erreicht.

Wie die meisten meiner Klientinnen und Klienten meisterten Mary, Robert und Kimberly diese erste Ebene der Symptomkontrolle relativ rasch. Sobald man einmal verstanden hat, wie Angstprobleme entstehen und aufrecht erhalten werden, kann man damit beginnen, die beiden wichtigsten unwahren Behauptungen in Frage zu stellen, die Angstprobleme oft so hartnäckig am Leben erhalten: 1. «Mit mir geschieht etwas Gefährliches, ich könnte verrückt werden oder sterben.» 2. «Wegen der Symptome kann ich selbst alltägliche Aufgaben nicht mehr meistern, ich werde versagen und mich fürchterlich blamieren.» Schon wenn man diese unwahren Behauptungen wirksam in Frage gestellt hat, kommt es meist zu einer ersten Linderung der Angstsymptome. Auslöser für konditionierte Angst- oder Vermeidungsreaktionen werden dadurch allerdings nicht ausgemerzt. Erst die systematische Desensibilisierung rückt diesen Auslösern zu Leibe und hilft den Betroffenen, von der grundlegenden Symptomkontrolle zur nächsten Ebene, der fortgeschrittenen Symptomkontrolle, voranzuschreiten. Zusätzlich müssen die Betroffenen ein Bewusstsein dafür entwickeln, welche Grundüberzeugungen und unbewussten Assoziationen bei der Entwicklung und Beibehaltung ihrer Symptome eine Rolle spielten.

Erste Schritte zur fortgeschrittenen Symptomkontrolle

Wer die zweite Ebene der Genesung, die fortgeschrittene Symptomkontrolle, erreichen will, muss die in den vorangegangenen Kapiteln beschriebenen Techniken und Methoden über mehrere Wochen oder Monate so lange üben, bis sie sicher beherrscht werden, um sie dann noch einmal so anzupassen, dass sie der eigenen Persönlichkeit und Lebenssituation möglichst genau entsprechen. Wie bei den meisten Klientinnen und Klienten bestand für Mary, Robert und Kimberly die Hauptschwierigkeit darin, die erhaltenen Informationen ganz konkret auf ihre tägliche Auseinandersetzung mit der Angst anzuwenden.

Mary fiel es besonders schwer, die Vorstellung zu akzeptieren, dass Angstgefühle an sich nicht gefährlich sind. Diese Schwierigkeit ist weit verbreitet. Mary überwand sie mit Hilfe der Erkenntnis, dass sie die schlimmsten Panikattacken bereits hinter sich hatte. Ich bat sie, sich an die schlimmsten Attacken zu erinnern, und fragte sie, wie sie darauf reagiert habe. Ihr wurde klar, dass sie damals zwar furchtbare Angst gehabt hatte, aber dennoch relativ normal hatte handeln und reagieren können. Die Attacken hatten sie körperlich nicht «schachmatt» gesetzt, und obgleich sie sehr real gewirkt hatten, waren die schrecklichen «Was, wenn . . .?»-Befürchtungen nicht eingetreten. Es waren einfach sehr unangenehme Erlebnisse gewesen, die zu einer Reihe irriger Annahmen geführt hatten.

Nachdem wir einige dieser Annahmen herausgefiltert hatten, überarbeitete Mary ihre Karteikarten mit den positiven inneren Dialogen so, dass diese direkt auf die einzelnen Befürchtungen eingingen. Hier die

Karte, die sie nach unserer dritten Sitzung schrieb und von da an gemeinsam mit der in Kapitel 6 vorgestellten Karte bei Bedarf einsetzte:

> Meine anfänglichen Symptome ließen mich zu der irrigen Annahme kommen, dass etwas mit meinem Körper nicht in Ordnung ist. Die Symptome waren durch Hyperventilation, Beunruhigung durch den Sturm und Müdigkeit entstanden. Mein Arzt hat mir bestätigt, dass ich körperlich in Topform bin. Mein Herz kann ruhig einmal etwas schneller schlagen, ohne dass daraus gleich Probleme entstehen. Prickeln und Kurzatmigkeit sind bloß Folgen der Hyperventilation. All dies sind normale Reaktionen auf schwierige Situationen, die sich dann zu automatisch ablaufenden, konditionierten Reaktionen entwickelt haben. Inzwischen beherrsche ich bewährte Techniken, mit denen ich wirksam dagegen angehen kann.

Für Mary war es auch hilfreich, sich an die körperlichen Empfindungen zu erinnern, die sie vor dem Einsetzen ihrer Angstsymptome beim Laufen von Marathons und kürzeren Rennen gehabt hatte. Sie erkannte, dass ihre Angst vor dem Laufen darauf zurückging, dass sie normale Empfindungen in Angst erregende Symptome umgedeutet hatte. Hier die Karte, die sie zu diesem Thema schrieb:

> Beim Laufen schwer zu atmen ist völlig normal. Auch ein schneller Puls gehört zu den ganz normalen Begleiterscheinungen körperlicher Anstrengung. Solange ich laufe, ist dies nie anders gewesen. Nur weil diese körperlichen Empfindungen meinen Panikreaktionen ähnlich sind, habe ich sie irrigerweise für gefährlich gehalten. In Wirklichkeit sind sie nicht gefährlich. Sie sind völlig normal. Mein Körper reagiert auf die Anstrengung beim Laufen genau so, wie er reagieren sollte.

Infolge der oben beschriebenen Bemühungen sank der Grad der Angst bei Mary, solange sie sich innerhalb ihres vertrauten Bereiches bewegte, im Laufe von fünf Wochen auf sehr niedrige Werte. Obgleich sie noch immer große Angst bekam, sobald sie sich in größeren Menschenmengen aufhielt, sich mehr als 15 Kilometer von zu Hause entfernte oder in andere Situationen begab, die sich als starke Angstauslöser erwiesen hatten, hatte Mary die erste Ebene der Genesung, die grundlegende Symptomkontrolle, erreicht, und war dabei, zur zweiten Ebene, der fortgeschrittenen Symptomkontrolle, voranzuschreiten.

Während Mary starken Auslösern aus dem Weg gehen und sich auf einigermaßen sicherem Terrain bewegen konnte, hatte es Robert bei der Arbeit tagtäglich mit mehreren Angstauslösern zu tun. Hinzu kam noch sein hauptsächlicher Problembereich: das Essen. Wie im letzten Kapitel erwähnt, war es aus diesem Grund für ihn wichtig, noch während des Erlernens der grundlegenden Methoden zum besseren Umgang mit den Angstsymptomen mit der Desensibilisierung zu beginnen. Roberts Symptome legten sich nicht so rasch wie Marys, waren jedoch gegen Ende der dritten Woche zumindest so weit zurückgegangen, dass er sich in unmittelbarer Umgebung seines Büros einigermaßen angstfrei bewegen konnte.

Einer von Roberts größten Stolpersteinen war seine Tendenz anzunehmen, dass die Menschen in seiner Umgebung ihn genau beobachteten, seine Ängstlichkeit bemerkten und deshalb schlecht von ihm dachten. Häufig stellte er sich vor, dass die Menschen über ihn redeten und ihn hinter seinem Rücken wegen seiner Schwierigkeiten auslachten. Manchmal malte er sich sogar aus, ihm könnte deshalb bei der Arbeit gekündigt werden.

Es war klar, dass Roberts Kindheitserfahrungen an seiner Neigung zum Gedankenlesen und zum Katastrophendenken beteiligt waren. Als ich ihn um eine möglichst objektive Einschätzung seiner Kolleginnen und Kollegen bat, erzählte mir Robert, sie seien alle äußerst nett und hilfsbereit. Etwa ein Jahr zuvor sei das Kind eines seiner Mitarbeiter schwer erkrankt. Alle anderen hätten sich rührend um den Mitarbeiter gekümmert und alles getan, was sie konnten, um ihn zu entlasten und zu unterstützen. Auch die Gespräche «hinter dem Rücken» dieses Mitarbeiters seien ausschließlich von mitfühlender Besorgnis geprägt gewesen. Im Anschluss an unser Gespräch schrieb er die folgende Karteikarte:

> Ja, ich habe manchmal Angst, aber körperlich und psychisch ist mit mir alles in Ordnung. Meine Angst ist nichts weiter als ein Überbleibsel all der Unwahrheiten, die ich mir eingeredet habe, und der vielen konditionierten Reaktionen, die sich im Laufe der Zeit bei mir herausgebildet haben.
>
> Ich kann Angst haben und trotzdem mit anderen reden und meine Aufgaben bei der Arbeit erledigen. Das habe ich ja schon seit einiger Zeit bewiesen. In Wirklichkeit achtet niemand groß auf meine Ängst-

lichkeit. Vermutlich haben die meisten noch nicht einmal bemerkt, dass ich manchmal ängstlich bin. Sie sind viel zu sehr mit ihrer Arbeit und ihren eigenen Problemen beschäftigt, um auf meine Symptome zu achten. Die meisten nehmen mich wahrscheinlich einfach so, wie ich bin.

Und selbst wenn es jemand bemerken sollte – alle wissen, unter welchem Stress ich wegen des aktuellen Projekts stehe. Wie oft wurden irgendwelche Symptome bei anderen schon auf Stress zurückgeführt. Bei mir würden sie bestimmt das gleiche machen.

Meine Sekretärin ist nett und hilfsbereit. Sie denkt nicht schlecht von mir.

Am besten, ich gehe die Dinge langsam an. Ich tue so viel und gehe so weit, wie ich kann. Die anderen sind so sehr in ihre eigenen Angelegenheiten vertieft, dass sie sich um mich bestimmt gar keine großen Gedanken machen.

Hier eine zusätzliche Karte, die Robert schrieb, um dem Zeittunnel-Aspekt seiner übermäßigen Besorgnis um die Gedanken anderer entgegenzuwirken:

Wenn ich Angst bekomme, spiele ich nur ein altes Band aus der Kindheit ab – ich bin im Zeittunnel gefangen.

Meine Angst, andere Menschen könnten schlecht über mich denken, ist ein Überbleibsel aus meiner Kindheit. Meine Eltern haben mich ständig herabgesetzt und schlecht von mir gedacht. Diese Menschen sind aber nicht meine Eltern. Es sind meine Mitarbeiterinnen und Mitarbeiter. Ich bin kein Kind mehr. Ich bin erwachsen und ihr Vorgesetzter.

Viele dieser Menschen begegnen mir mit Respekt. Ich habe Macht und Entscheidungsbefugnisse, die ich als Kind nicht hatte.

Auseinandersetzung mit Tod und Ungewissheit

Kimberly setzte die gleichen grundlegenden Methoden und kognitiv-verhaltenstherapeutischen Ansätze ein wie Mary und Robert. Weil ihre Symptome jedoch auf eine Posttraumatische Belastungsstörung zurückgingen, standen bei ihr andere Themen im Vordergrund. Wie sich herausstellte, hatte Kimberly drei Schlüsselthemen, an denen sie arbeiten musste. Zum einen war die Tatsache, dass auch sie sterblich war und nicht alles in ihrem Leben unter Kontrolle hatte, für sie als Realität spürbar geworden und bildete nun ein erstes Schlüsselthema.

Eine unserer Strategien, mit Gefahren umzugehen, besteht darin, sie schlichtweg zu ignorieren. Hat man aber ein lebensbedrohliches Erlebnis, kann man die potenzielle Gefahr, zumindest in ähnlichen Situationen, nicht länger leugnen. Dies ist einer der Hauptgründe dafür, warum wir mit zunehmendem Alter vorsichtiger werden. Junge Menschen haben der Gefahr einfach noch nicht so oft ins Auge schauen müssen. Für sie ist es leichter so zu tun, als sei z. B. schnelles Fahren nicht lebensgefährlich. Wenn man reifer wird, erfährt man Gefahren, Verletzungen und Krankheiten am eigenen Leibe oder erlebt sie bei anderen, die einem nahe stehen. Dies macht die Gefahr und die Tatsache, dass vieles nicht in unserer Hand liegt, zu etwas Realem, was sich dann auch auf das eigene Verhalten auswirkt.

Im Laufe der Zeit wird uns auch mehr und mehr bewusst, dass wir sterblich sind und unser Leben eines Tages zu Ende gehen wird. Junge Menschen neigen dazu, so zu handeln und zu denken, als würden sie ewig leben. Je älter man wird, desto stärker spürt man, dass der eigene Körper nicht mehr so unverwüstlich ist wie früher. Man entwickelt mehr Beschwerden und Zipperlein, und man erlebt den Tod von Freunden und Verwandten. Viele trifft dies wie ein Schock. In früheren Zeiten war der Tod infolge von Kinderkrankheiten, Verletzungen, Infektionen und genetischen Defekten viel weiter verbreitet. Heute erleben viele Menschen den Tod eines Freundes oder geliebten Menschen erst, wenn sie erwachsen sind. Ja, der Tod eines engen Freundes oder eines geliebten Menschen ist einer der Faktoren, die bei vielen meiner Klientinnen und Klienten erste Angstsymptome auslösen.

In Kimberlys Fall war es durch den tätlichen Angriff eines ihrer Schüler zu einer lebensbedrohlichen Erfahrung gekommen. Das schlimme Erlebnis ging auf die Handlungsweise eines anderen Menschen zurück; es war unvorhersehbar und es war tatsächlich gefährlich gewesen. Bis dahin hatte Kimberly gedacht, sie hätte jede Eventualität im Griff, und es könnte ihr nichts passieren. Der Übergriff des Schülers erschütterte diesen Glauben. Auch die Tatsache, dass in ihrem Bezirk in dem Jahr mehrere Menschen durch tätliche Angriffe verletzt worden waren, trat jetzt viel stärker in ihr Bewusstsein. Als Kimberly in die Therapie kam, hegte sie noch die Vorstellung, sie bräuchte bloß über ihr Problem «hinwegkommen» und könnte dann zu ihrem alten Denken und Handeln zurückkehren. Diese Erwartung war unrealistisch.

Weil Kimberly ihre Überzeugungen zur eigenen Sterblichkeit und begrenzten Kontrolle über ihr Leben neu überdenken musste, wurde dies während unserer Sitzungen zu einem wiederkehrenden Thema. Anfangs stand Kimberly vor der Entscheidung, ob sie sich auf eine weniger gefährliche Arbeitsstelle versetzen lassen sollte, oder ob sie sich an die Vorstellung gewöhnen könnte, in Zukunft vorsichtiger und misstrauischer zu sein. Während wir uns mit diesen Realitäten befassten, begann Kimberly zu erkennen, wie sehr sie sich selbst dafür verachtete, «schwach» gewesen zu sein. Sie tat dies aufgrund zweier Überzeugungen, die noch aus ihrer Kindheit stammten: «Fehler dürfen nicht sein», und: «Ich muss immer stark sein und darf niemals Schwäche zeigen.»

Diese irrigen Grundüberzeugungen kritisch zu hinterfragen wurde für Kimberly zum zweiten Schlüsselthema. Die Aussage: «Ich bin ein *normaler Mensch*, der in eine *unnormale Situation* geraten ist», fand sie besonders hilfreich. Zusammen mit dem Wissen darüber, wie die Psyche auf traumatische Erlebnisse reagiert (siehe Kapitel 3), half sie ihr zu verstehen, dass sie Zeit brauchte, um das bedrohliche Geschehen zu verarbeiten. Die Tatsache, dass so gut wie alle Menschen nach solchen Erlebnissen mit den gleichen Problemen zu kämpfen haben, half ihr, sich selbst wieder als «normal» zu begreifen. Vor allem die Vorstellung, dass die belastenden «Rückblenden» im Grunde «Schnappschüsse» waren, die ihrer Psyche halfen, das belastende Erlebnis stückchenweise zu verarbeiten, leuchtete ihr ein und ließ die Begleitumstände erträglicher erscheinen.

Wichtig für Kimberlys Therapie war drittens, dass ihr zunehmend klarer wurde, in welchem Maße ihre Reaktionen konditioniert waren. Ihr ganzes Leben lang hatte sie gedacht, sie bräuchte nur genug «Willenskraft» aufzubringen, dann könnte sie alles schaffen und immer so reagieren, wie sie es sich vorgenommen hatte. Zum ersten Mal wurde ihr nun in vollem Ausmaß bewusst, dass es Situationen gibt, in denen man mit Willenskraft nichts ausrichten kann. Indem sie darüber erschrak, dass sie die mittels konditionierter Reaktionen auf Dinge, Menschen oder Situationen, die sie an das schlimme Erlebnis erinnerten, ausgelösten Angstsymptome nicht per Willenskraft ausschalten konnte, verstärkte sie ihre Symptome. Umso dankbarer war sie für alle Hinweise, wie sie bei sich selbst eine signalgeleitete Entspannungsreaktion herbeiführen konnte, und staunte selbst darüber, wie schnell sie die entsprechenden Entspannungstechniken erlernte. Die signalgeleitete Entspannungsreaktion verschaffte ihr nicht nur im Hinblick auf ihre Symptome erhebliche Erleichterung, sondern half ihr auch zu verstehen, wie stark konditionierte und deshalb automatisch ablaufende Reaktionen sein können.

Hier die Karteikarte, die Kimberly mit Bezug auf die für sie so wichtigen drei Themenbereiche schrieb:

Ich habe mich selbst immer für unangreifbar gehalten und gedacht, mir könnte nie etwas Ernsthaftes passieren. Der Übergriff hat mir die Augen für die Tatsache geöffnet, dass dies nicht der Wahrheit entspricht. Das macht mich nicht zu einem Schwächling oder minderwertigen Menschen. Es bedeutet nur, dass ich inzwischen mehr Erfahrung gesammelt habe und Gefahren realistischer angehe.

Jeder, der so traumatisiert worden ist wie ich, erlebt posttraumatische Symptome.

Ich bin ein *normaler Mensch*, der in eine *unnormale Situation* geraten ist. Was ich erlebe, sind normale Reaktionen auf etwas, das ich nicht auf einmal verarbeiten kann.

Die Angst und die Rückblenden, die ich manchmal erlebe, sind kein Zeichen mangelnder Willenskraft. Konditionierte Reaktionen treten auf, auch wenn man noch so willensstark ist. Deshalb hat es auch keinen Zweck, wenn ich mich selbst heruntermache. Lieber will ich mich auf meine neu erlernten Fähigkeiten konzentrieren. Dass sie funktionieren, habe ich ja schon merken können.

Im ersten Monat erlebte Kimberly auch weiterhin Rückblenden und starke Angstgefühle, wenn sie mit etwas konfrontiert wurde, das sie an den Übergriff erinnerte. Im Alltagsleben jedoch gingen ihre Symptome stark zurück, und ihr Selbstvertrauen begann wieder zu wachsen.

Scham

Scham kann ein weiterer Faktor dafür sein, dass man auf der ersten Ebene der Genesung stehen bleibt. Scham wird in der Regel als schmerzhafte Emotion definiert, die durch starke Schuldgefühle und als peinlich, unwürdig oder blamabel empfundene Erlebnisse hervorgerufen wird. Nach dem in Kapitel 4 vorgestellten Modell zum Thema Emotionen geht Scham auf ein Gefühl des Verlusts zurück und gehört daher zum Gefühlsbereich der Traurigkeit. Es ist der empfundene Verlust des guten Rufes, der zur Scham führt, als wäre die eigene Identität beschmutzt. Die Betroffenen empfinden sich selbst als «befleckt». Dies kann auf ein bestimmtes Ereignis zurückgehen, z. B. eine Vergewaltigung oder sexuellen Missbrauch in der Kindheit, oder auf eine Grundüberzeugung, die dazu führt, dass man sich anderen gegenüber unterlegen oder minderwertig fühlt. Wie bei Mary, Robert und Kimberly werden Schamgefühle häufig von beiden Arten des Verlusts ausgelöst. So war z. B. der tätliche Übergriff, der zu Kimberlys Posttraumatischer Belastungsstörung führte, aus ihrer Sicht nicht nur ein Schandfleck für ihren guten Ruf, sondern auch ein Beweis dafür, dass sie der unrealistischen Erwartung, jede Situation in den Griff zu bekommen, nicht gerecht werden konnte. Für Mary und Robert bestätigte die Panikstörung die aus der Kindheit mitgeschleppte Grundüberzeugung, unfähig zu sein und sich nicht mit anderen messen zu können; sie deuteten die Angstsymptome als dauerhaften und für alle sichtbaren Beweis ihrer Minderwertigkeit.

Einer der Schlüssel zur langfristigen Genesung besteht in der Erkenntnis, dass jeder Mensch Schwächen besitzt und mit dem Leben zu kämpfen hat. Solche Schwächen sind ein fester Bestandteil der menschlichen Existenz und Lebenserfahrung. Wenn Sie einen besonders sensiblen Körper haben oder etwas Außergewöhnliches erleben, ist es normal, Angstgefühle zu empfinden. Dieses «Normalisieren» der eigenen Person ist auch der Schlüssel zur Überwindung des Schamgefühls, das nicht nur mit Angstproblemen, sondern auch mit vielen anderen psychischen Problemen verbunden ist, mit denen sich Menschen konfrontiert sehen. Während Mary, Robert und Kimberly neu definierten, was es bedeutet, ein Mensch zu sein, und was als normaler Bestandteil menschlicher Erfahrungen gelten muss, stellten sie fest, dass ihr Schamgefühl allmählich nachließ. Wie Sie in den folgenden Kapiteln lesen werden, bestand eine ihrer Hauptaufgaben darin, Grundüberzeugungen zu hinterfragen, die aus der Kindheit stammten und dazu führten, dass sie an sich selbst nicht zu erfüllende Ansprüche stellten oder sich selbst als minderwertig empfanden.

Zusammenfassung der Schlüsselideen

1. Die in Kapitel 5 bis 8 vorgestellten grundlegenden Methoden zum besseren Umgang mit Angstsymptomen müssen an die eigene Persönlichkeit und Lebenssituation angepasst werden.
2. Während sich die grundlegende Symptomkontrolle relativ leicht erlernen lässt, dauert es in der Regel mehrere Wochen oder Monate, bis man die fortgeschrittene Symptomkontrolle erreicht hat. Haben Sie Geduld.
3. Jeder Mensch hat in der Regel mehrere Stolpersteine zu überwinden, um zur fortgeschrittenen Symptomkontrolle zu gelangen. Diese sind von Person zu Person sehr unterschiedlich. In diesem Kapitel wurden fünf solcher Stolpersteine vorgestellt:
   - Es braucht seine Zeit, sich selbst davon zu überzeugen, dass Angst nicht gefährlich ist.
   - Die aus der Kindheit mitgeschleppte Botschaft: «Ich kann mich nicht mit anderen messen», kann zu der Überzeugung führen, dass andere schlecht über Sie denken.
   - Es ist schwer, die eigene Sterblichkeit und die Tatsache zu akzeptieren, dass man in seinem Leben vieles nicht kontrollieren kann.
   - Es ist schwer zu akzeptieren, dass Angstsymptome konditionierte Reaktionen sind und das Ziel darin besteht, sie nicht auszumerzen, sondern besser mit ihnen umzugehen. Dieses Ziel ist der Schlüssel zur Desensibilisierung, die dazu führt, dass die Symptome schließlich immer mehr nachlassen.
   - Es dauert seine Zeit, tief sitzende Unwahrheiten durch die Wahrheit zu ersetzen.
4. Scham ist eine schmerzhafte Emotion, die durch starke Schuldgefühle und als peinlich, unwürdig oder blamabel empfundene Situationen hervorgerufen wird. Sie geht auf das Gefühl eines Verlusts zurück und ist deshalb mit Traurigkeit verbunden.
5. Der Schlüssel zur Überwindung von Scham besteht darin, aus der Kindheit stammende Grundüberzeugungen, die entweder mit unmöglich zu erfüllenden Ansprüchen an sich selbst oder einem Gefühl der Minderwertigkeit verbunden sind, kritisch zu hinterfragen. Dahinter steht das Ziel, sich selbst als «normal» anzusehen.

Praktische Übungen zu Kapitel 9

Erkennen Sie Ihre wichtigsten Stolpersteine und formulieren Sie positive Aussagen, um sie zu überwinden

In den vorherigen Kapiteln haben Sie Grundüberzeugungen und Assoziationen benannt, die bei der Entstehung und Aufrechterhaltung Ihrer Symptome eine Rolle spielten. Nutzen Sie die in diesem Kapitel präsentierten Beispiele, um eine Karteikarte zu schreiben, die auf Ihre persönlichen Stolpersteine eingeht. Lesen Sie diese Karte mindestens zwei Wochen lang täglich durch. Wenn Sie bisher noch keine Grundüberzeugungen und Assoziationen finden konnten, die bei der Entstehung und Aufrechterhaltung Ihrer Symptome eine Rolle spielten, gehen Sie Kapitel 4 noch einmal durch und führen Sie die dort empfohlenen praktischen Übungen durch.

Wiederholung, Wiederholung, Wiederholung

Beim Lesen der Fallbeispiele sollten Sie sich immer wieder vor Augen halten, dass sich die in diesem Kapitel beschriebene Arbeit über eine Zeitspanne von vielen Wochen erstreckte. Bis Mary z. B. akzeptierte, dass Angst nicht gefährlich ist, war weit mehr als eine Sitzung notwendig. Während sie an der Desensibilisierung übte und wir gemeinsam an anderen Themen arbeiteten, gingen wir in regelmäßigen Abständen die am Anfang dieses Kapitels vorgestellten Informationen durch. Mary verließ die Sitzung mit dem zuversichtlichen Gefühl, dass Angst nicht gefährlich ist. Schon nach kurzer Zeit jedoch, anfangs nach nur wenigen Stunden, wurde sie von den alten Befürchtungen überschwemmt und alles andere war vergessen. Als wir in späteren Sitzungen wieder auf das Thema zu sprechen kamen, begann sie positive Aussagen einzusetzen, die direkt auf ihre Befürchtungen eingingen. So kam sie langsam zu der Überzeugung, dass Angst tatsächlich nicht gefährlich ist.

Wenn Sie lange Zeit an eine Unwahrheit geglaubt haben, braucht es seine Zeit, bis Sie die Wahrheit akzeptieren können. Damit die Wahrheit zu einer Überzeugung wird, die stärker ist als die Unwahrheit, die Sie sich bis dahin eingeredet haben, kann es sein, dass Sie die Abschnitte in diesem Buch, die sich mit den für Sie wichtigen Themen befassen, mehrmals durchgehen und sich immer wieder vor Augen halten müssen.

Wenn Sie eine schwierige Kindheit hatten, kann es sein, dass die Verteidigungsstrategien, die Sie brauchten, um mit Ihren Kindheitsproblemen zurechtzukommen, Ihnen jetzt im Wege stehen, wenn es darum geht, sich selbst objektiv zu sehen. In diesem Fall sind viele hartnäckige Wiederholungen notwendig, um die alten Verteidigungsstrategien aufzubrechen.

Nutzen Sie Ihr Tagebuch, um problematische Grundüberzeugungen und Assoziationen zu hinterfragen

Jetzt ist es an der Zeit, die verschiedenen Mosaiksteine aus den vorigen Kapiteln zusammenzusetzen. Falls Sie noch nicht damit begonnen haben, mindestens jeden zweiten Tag eine Viertelstunde lang Tagebuch zu schreiben, lesen Sie die Empfehlungen zu den praktischen Übungen zu Kapitel 4, 5 und 8 noch einmal durch.

Halten Sie fest, was Ihnen durch den Kopf geht, wenn Sie beunruhigt sind, und versuchen Sie, die damit verbundenen negativen Denkmuster sowie die ihnen zugrunde liegenden Überzeugungen oder Assoziationen zu benennen. In der Regel sind dies die Grundüberzeugungen und Assoziationen, die Sie in den praktischen Übungen zu Kapitel 4 herausgefunden haben. Falls Sie diese Übungen noch nicht durchgeführt haben, gehen Sie zu Kapitel 4 zurück und holen Sie dies nach.

Im Grunde arbeiten Sie jetzt auf zwei verschiedenen Ebenen: Die erste besteht darin, logische Entgegnungen für die verschiedenen negativen Denkmuster zu finden, die bei Ihnen eine Rolle spielen (siehe Kapitel 7). Die zweite Ebene befasst sich, wie in diesem Kapitel beschrieben, mit rationalen Entgegnungen auf die persönlichen Überzeugungen und Assoziationen, die diesen Denkmustern zugrunde liegen. Die zweite Aufgabe mag schwieriger sein, doch wenn Sie sie erst einmal beherrschen, werden Sie sie als äußerst hilfreiches Instrument schätzen lernen.

Falls es Ihnen sehr schwer fällt, Grundüberzeugungen und Assoziationen zu benennen und zu hinterfragen, kann es sein, dass Sie jemanden brauchen, der Ihnen dabei zur Seite steht. Diese Person kann mit Ihnen verwandt oder befreundet sein, es kann eine ebenfalls betroffene Person oder eine Therapeutin oder ein Therapeut sein – wichtig ist, dass Sie dieser Person voll und ganz vertrauen. Denken Sie daran, dass es in der Regel einfacher ist, andere objektiv zu sehen als sich selbst.

Üben Sie weiter an der Desensibilisierung

Wenn es noch immer Situationen gibt, die bei Ihnen mit starken Angstgefühlen verbunden sind, üben Sie weiter die im vorigen Kapitel beschriebene systematische Desensibilisierung. Bedenken Sie, dass Sie jede Übungseinheit viele Male wiederholen müssen, ehe Sie zum nächsten Ziel übergehen. Rufen Sie sich auch immer wieder ins Gedächtnis, dass viele Ihrer Angstgefühle konditionierte Reaktionen sind. Zu verstehen, warum die Angstgefühle ausgelöst werden, wird diese Gefühle nicht auslöschen. Nur die Zeit und beharrliches, systematisches Üben werden dies bewerkstelligen können.

10 Gesunde Grenzen setzen

Einer der Nachteile, ein solches Buch zu verfassen, besteht in der Notwendigkeit, Lernprozesse, die in Wirklichkeit Wochen oder Monate dauern, auf wenigen Seiten zusammenfassen zu müssen. Dies kann den falschen Eindruck erwecken, dass man nur zu einer Therapiesitzung zu kommen, ein paar wichtige Einsichten zu gewinnen und eine Reihe neuer Fähigkeiten zu erlernen braucht, und schon geht man hinaus ins Leben, wendet all diese klugen Erkenntnisse an und lebt glücklich bis an sein Lebensende. Wenn es doch nur so einfach wäre! Zu einer langfristigen Genesung zu gelangen, dauert in Wirklichkeit viele Monate oder gar Jahre, je nachdem, wie viele Schlüsselthemen mit den jeweiligen Angstsymptomen verbunden sind und ob man einen effektiven Therapieansatz wählt oder nicht.

Komplexes Lernen ist immer langwierig und geht nur in Form mehrerer Einzelschritte vonstatten. Denken Sie daran, wie lange es dauert, bis man lesen und schreiben kann. Verglichen mit der Veränderung komplexer Angewohnheiten im Denken und Handeln, die sich über viele Jahre hinweg eingeschliffen haben, ist das Lesenlernen ein Klacks!

Was sind «Grenzen» in zwischenmenschlichen Beziehungen?

In dem Maße, in dem wir reifer werden und uns weiter entwickeln, lernen wir, selbst zu steuern, wie weit wir uns anderen offenbaren, in welchem Maße wir uns von ihnen beeinflussen lassen, was wir für andere tun und was wir von ihnen annehmen. Das Terrain, das wir dabei für uns abstecken, ist von unseren persönlichen Grenzen umgeben.

Ein Mensch mit *vagen Grenzen* ist wie ein Grundstück ohne Gartenzaun: Jeder kann hinein- und hinauslaufen, ohne auf nennenswerten Widerstand zu stoßen, kann mitnehmen oder zurücklassen, was er will. Ein Mensch mit *strikten Grenzen* dagegen ist wie ein Grundstück mit hohen, dicken Mauern ohne Tore: Niemand kommt hinein, und niemand kommt hinaus. Im Gegensatz zu diesen beiden Typen ist ein Mensch mit *gesunden Grenzen* wie ein Grundstück mit einer starken Mauer und einem Tor, das vom Besitzer leicht geöffnet oder geschlossen werden kann, je nachdem, wer vor dem Tor steht und warum er Einlass begehrt. Das Tor wird geöffnet, um Menschen einzulassen, die sich als vertrauenswürdig erwiesen haben und deren Begehr vernünftig erscheint. Es wird geschlossen, wenn Menschen davor stehen, die verletzend agieren oder unangemessene Wünsche und Absichten haben.

Um gesunde Grenzen abstecken zu können, müssen Sie in der Lage sein:

- zu bemerken, wenn Ihre Grenzen von anderen ignoriert werden;
- zu wissen, was Sie tun müssen, um in einer bestimmten Situation gesunde Grenzen zu ziehen;
- zu wissen, wie Sie Ihre Grenzen verteidigen können.

Wenn die Botschaft der Angst nicht gehört wird

Die Vorstellung von den persönlichen Grenzen führt uns wieder zu einem der zentralen Themen dieses Buches zurück: Die Angst ist ein Bote. Leider sind Botschaften, die eine Grenzverletzung anzeigen, schwer zu erkennen, wenn man solche Übertretungen seit Jahren ignoriert hat. Mary ist dafür ein gutes Beispiel.

Nach mehreren Monaten Therapie waren Marys Symptome merklich zurückgegangen, und sie konnte immer mehr Dinge unternehmen, die ihr anfangs noch schwer gefallen waren. Von der Ebene der grundlegenden Symptomkontrolle war sie zur höheren Ebene der fortgeschrittenen Symptomkontrolle übergegangen. Da sich die Arbeit in diesem Stadium vor allem um die systematische Desensibilisierung und Anwendung der in den vorigen Kapiteln erläuterten Methoden auf alltägliche Situationen dreht, trafen wir uns jetzt nur noch alle drei Wochen. Bei einer Sitzung berichtete sie, dass ihre Symptome nach einer mehrwöchigen guten Phase wieder zugenommen hätten und es ihr schwer fiele zu üben. Ich fragte sie, ob etwas Außergewöhnliches geschehen sei, aber sie meinte, eigentlich wäre in ihrem Leben alles wie gehabt.

Es kommt nicht selten vor, dass für eine Klientin oder einen Klienten alles gut zu laufen scheint, bis die Symptome plötzlich ohne offensichtlichen Grund eskalieren. Eine genauere Prüfung führt in der Regel zu einer logischen Erklärung. Um zu verstehen, warum Marys Symptome wieder stärker geworden waren, bat ich sie, mir genau zu erzählen, was sie in der Zeit vor dem erneuten Auftreten der Symptome gemacht habe. Als sie die vorhergehende Woche beschrieb, erwähnte sie wie nebenbei: «Meine Mutter hat in zwei Wochen Geburtstag, und mein Bruder rief an, um ein Familientreffen zu organisieren.»

Weil Mary im Hinblick auf ihre Familie von so vielen schmerzlichen Erfahrungen berichtet hatte, fingen bei dieser auf den ersten Blick hin banalen Aussage bei mir alle Alarmglocken an zu schrillen. Und tatsächlich, als wir begannen, über das bevorstehende Familientreffen zu sprechen, wurde Mary klar, dass sie große Angst davor hatte. Zwar war es schon einige Zeit her, dass die ganze Familie zusammengekommen war, doch konnte Mary sich noch sehr gut daran erinnern, wie verletzend sie auf solchen Familientreffen behandelt worden war. Kaum hatte Mary mit meiner Hilfe die Ursache für ihre wieder verstärkt auftretenden Angstgefühle erkannt, fragte sie sich, warum sie selbst diesen Punkt übersehen hatte.

Als Kind hatte Mary das unangemessene Verhalten ihrer Eltern als normal angesehen. Da sie gegen die beleidigende Behandlung durch ihre Angehörigen nichts tun konnte, hatte sie gelernt, sich taub zu stellen. Indem sie die Zurückweisung durch ihre Mutter und den damit verbundenen emotionalen Schmerz ignorierte, gelang es Mary außerdem, sich das geringe Maß an positiver Aufmerksamkeit, das ihre Mutter ihr geben konnte, zu erhalten. Auch Marys Eltern gingen mit schwierigen emotionalen Themen bevorzugt so um, dass sie sie schlichtweg ignorierten. Die Regel: «Nicht hinschauen, nichts fühlen, schnell flüchten» hatte Mary also nicht nur aus Notwendigkeit, sondern auch durch Vorbild erlernt.

Dass Mary das verletzende Verhalten ihrer Angehörigen als normal ansah und den im Zusammensein mit ihnen empfundenen Schmerz stumm in sich hineinfraß, war zu einem solchen Automatismus geworden, dass sie die Tatsache, dass die bevorstehende Zusammenkunft für sie schmerzlich sein würde, gar nicht in ihr Bewusstsein hatte vordringen lassen. Der Schmerz, den sie mit ihrer Mutter verband, und die tief sitzende Überzeugung, dass Mary sich vor ihren Angehörigen nicht würde schützen können, waren jedoch Realitäten, die sich auf der unbewussten Ebene nicht einfach übergehen ließen. Das Ergebnis war eine Zunahme ihrer Angstsymptome, denn ihre Kampf oder Flucht-Reaktion war aktiviert worden.

Weil Mary als Kind gelernt hatte, sich angesichts des verletzenden Verhaltens ihrer Angehörigen taub zu stellen und diese Verteidigungsstrategie mit ins Erwachsenenalter genommen hatte, konnte sie die Botschaft, die ihre Angst ihr übermitteln wollte, nicht hören: Sie musste entscheiden, wie sie sich zu dem bevorstehenden Familientreffen verhalten wollte. Wollte sie an einem Ereignis teilnehmen, dass für sie schmerzlich sein würde? Falls sie sich für eine Teilnahme entschied, musste sie einen Plan entwerfen, wie sie mit dem verletzenden Verhalten ihrer Angehörigen umgehen würde – einen Plan zur Stärkung ihrer persönlichen Grenzen.

Wenn Sie mit wichtigen Problembereichen aus der Kindheit zu tun haben, die Sie gelernt haben zu ignorieren oder als normal anzusehen, kommt es wahrscheinlich auch bei Ihnen immer einmal zu Phasen, in denen Ihre Symptome ohne offensichtlichen Grund zuzunehmen scheinen. Überlegen Sie in solchen Fällen, ob es irgendwelche bedeutsamen familiären Ereignisse gegeben hat oder Treffen zu Geburts- oder Jahrestagen ins Haus stehen. Ist dies der Fall, könnte es gut ein, dass dadurch familienbezogene Ängste ausgelöst wurden.

Ein anderes, weit verbreitetes Phänomen ist die «Festtagsangst»: Viele Menschen aus problematischen Familien stellen fest, dass ihre Symptome rund um Weihnachten zunehmen und erst nach Neujahr wieder abklingen. Die Ursache hierfür ist einfach zu erklären: Die allgemeine Anspannung rund um die Feiertage lässt Eltern mit begrenzten Bewältigungsstrategien noch häufiger aggressiv und ausfallend werden. Eine übermäßig kritische Mutter z. B. hat in dieser Zeit noch mehr an ihren Kindern auszusetzen, und ein jähzorniger Vater fährt womöglich noch eher aus der Haut als sonst.

Werden festliche Dekoration und Weihnachtslieder mit schmerzlichen Erfahrungen in der eigenen Kindheit assoziiert, können sie auch bei inzwischen längst erwachsenen Menschen die alten Kindheitsängste auslösen. Dieses Phänomen ist so weit verbreitet, dass ich Klientinnen und Klienten, die in der Vorweihnachtszeit mit Angstproblemen zu mir kommen, häufig sage: «Am 15. Januar wird es Ihnen wahrscheinlich schon sehr viel besser gehen.» Wenn sie sich dann tatsächlich nach den Festtagen deutlich besser fühlen, staunen sie über meine «wahrsagerischen Fähigkeiten». Ein kurzer Hinweis auf die Ursachen der Festtagsangst lässt diese Fähigkeiten jedoch gleich weniger bemerkenswert erscheinen. Viel erstaunlicher ist, wie blind wir manchmal für Probleme sein können, die uns eigentlich sofort ins Auge springen müssten.

Was soll ich tun?

In Marys Familie hatte das Ignorieren ihrer persönlichen Grenzen Tradition. Dies traf besonders auf ihre Mutter zu, die sich überkritisch gebärdete, Mary mit unangemessenen Fragen löcherte und gleichzeitig äußerst ansprüchlich war. Als wir darüber sprachen, meinte Mary, die aufgeheizte Atmosphäre würde eigentlich immer durch den übermäßigen Alkoholkonsum ihrer Mutter entstehen. Marys Mutter begann gewöhnlich schon vor dem Abendessen, Alkohol zu trinken, trank dann nach dem Essen weiter und wurde, je weiter der Abend voranschritt, verbal immer aggressiver. Dies wiederum ließ die anderen Familienmitglieder gereizt reagieren, sodass sie sich nach einer Weile gegenseitig beleidigten, am meisten aber auf Mary herumhackten.

Mary stellte fest, dass sie eigentlich gern zu dem Familientreffen gehen würde. Doch obgleich sie eine intelligente Frau war und ein gutes Urteilsvermögen besaß, wusste sie nicht, wie sie sich vor dem verletzenden Verhalten ihrer Angehörigen schützen sollte. Der Grund für diese Unsicherheit war die aus ihrer Kindheit mitgeschleppte Überzeugung: «Ich bin nicht so intelligent oder tüchtig wie andere. Ich kann nichts richtig machen.» Diese Überzeugung führte zu Zweifeln an der eigenen Fähigkeit, Probleme analysieren und gute Lösungen finden zu können. Da Menschen, denen es schwer fällt, die eigenen Schwierigkeiten zu erkennen, die Probleme anderer häufig sehr objektiv sehen können, fragte ich Mary: «Was würden Sie einer guten Freundin raten, wenn sie das gleiche Problem hätte wie Sie?»

Mary meinte, dass ihre «Freundin» sich für den fraglichen Abend ein preiswertes Hotelzimmer in der Nähe nehmen sollte, damit sie sich gleich nach dem Abendessen verabschieden konnte, falls ihre Mutter ausfallend wurde. Ich sagte: «Das könnte auch für Sie ein guter Vorschlag sein.» Anfangs fiel es Mary schwer einzusehen, dass die für eine Freundin gedachte Lösung auch in ihrem Fall funktionieren würde. Nachdem sie jedoch eine Weile darüber nachgedacht hatte, wurde ihr sehr bald klar, dass die Hotelzimmerlösung genau das Richtige für sie war.

Als nächstes sprachen wir darüber, wie Mary sich vor den verbalen Angriffen ihrer Angehörigen schützen könnte. Da sie sich noch nicht stark genug dafür fühlte, ihre Mutter mit der Wahrheit zu konfrontieren, dachte sie sich mehrere allgemein akzeptable Ausreden dafür aus, die Zusammenkunft nach dem Abendessen zu verlassen. Außerdem übten Mary und ich mehrere Techniken, das Thema zu wechseln, falls etwas zur

Sprache kam, das ihre Eltern und Brüder zu ihrer üblichen Kritik an Mary anstacheln könnte.

In den folgenden Wochen fragte ich Mary, sobald sie eine Situation beschrieb, in der sie nicht wusste, wo und wie sie eine gesunde Grenze ziehen sollte, immer wieder, was sie einer Freundin mit dem gleichen Problem raten würde. Nachdem wir dies mehrere Wochen lang praktiziert hatten, fühlte sich Mary zunehmend in der Lage, der eigenen Urteilskraft zu trauen.

Falls Sie an Ihrer Fähigkeit, auf eine schwierige zwischenmenschliche Situation gut reagieren zu können, zweifeln sollten, folgen Sie diesem Beispiel und tun Sie so, als würden Sie einer Freundin oder einem Freund Hilfestellung geben. Versuchen Sie, die bestmögliche Lösung zu finden. Wie Mary wird Ihnen sicherlich eine gute Lösung einfallen. Falls Sie dieses Vorgehen schwierig finden oder Probleme haben, Ihre selbst erdachten Lösungen zu akzeptieren, bitten Sie eine Person Ihres Vertrauens um Hilfe, die sich als verlässlich und klarsichtig erwiesen hat. Fragen Sie diese Person, was sie von Ihrem Vorschlag hält. Zwar kann es sein, dass Sie noch hilfreiche Hinweise und Ergänzungen zu hören bekommen – im Allgemeinen aber werden Sie feststellen, dass Ihre Fähigkeit, gangbare Lösungen zu finden, stärker ist, als Sie selbst es glaubten. Sie haben bloß der eigenen Urteilskraft nicht ausreichend vertraut.

Sobald Mary einen konkreten Plan zum Umgang mit allen Angst einflößenden Situationen in Verbindung mit dem bevorstehenden Familientreffen, die ihr einfielen, aufgestellt hatte, ließen ihre Symptome merklich nach. Dennoch blieben ihre Angstgefühle stärker als vor dem Anruf ihres Bruders. Das ist ganz normal: Die Neuigkeit, dass es ein Familientreffen geben würde, war für Mary eine echte Herausforderung. Nach der Geburtstagsfeier ihrer Mutter dauerte es zwei Wochen, bis ihre Angstgefühle sich auf das vorherige Niveau zurückentwickelt hatten und sie spürte, dass sie wieder echte Fortschritte machte. Auch das ist normal. Der mit dem Ereignis zusammenhängende Stress war ähnlich, als wäre Mary an einer schweren Erkältung oder Grippe erkrankt. Marys Körper war erschöpft, und es dauerte eine Weile, bis er seine physische und emotionale Stärke wieder gefunden hatte.

Mary fand es auch hilfreich, während der Zusammenkunft mit ihrer Familie eine Zeit lang die Beobachterin zu spielen. Sie versuchte, die Interaktionen zwischen den Familienmitgliedern so objektiv wie möglich zu betrachten, und war erstaunt darüber, was sie alles sah. Die dabei gewonnenen Einsichten sollten sich in den folgenden Wochen, als sie alte Überzeugungen über sich selbst und ihren Platz in der Welt hinterfragte, als äußerst hilfreich erweisen.

Versuchen auch Sie einmal, wenn Sie mit Ihren Angehörigen zusammen sind, einige Zeit damit zu verbringen, deren Verhaltensweisen und Interaktionen zu beobachten. Stellen Sie sich vor, sie seien eine Forscherin oder ein Forscher und wollten studieren, wie die Mitglieder Ihrer Familie miteinander umgehen. Versuchen Sie auch, die unausgesprochenen Regeln zu erkennen, von denen sie sich dabei leiten lassen. Wahrscheinlich werden Sie erstaunt sein, was Sie dabei alles herausfinden werden.

Für die eigenen Rechte einstehen

Der letzte Schritt zur Wahrung gesunder Grenzen besteht darin, dass Sie lernen, sich selbst zu behaupten. Die beiden wichtigsten Hindernisse sind dabei meist ein negatives Selbstbild sowie negative Gedanken über sich selbst und andere, die Sie glauben lassen, Sie hätten kein Recht, sich selbst zu schützen und für sich einzustehen. Infolgedessen fällt es selbst Menschen, die sich sonst zu behaupten wissen, in bestimmten Situationen schwer, die eigenen Interessen zu vertreten. Dieses situative Unvermögen bezieht sich in der Regel auf Begegnungen mit Eltern, Partnerinnen und Partner, Autoritätspersonen, Geschwister oder enge Freundinnen und Freunde. Bei Mary war es der mangelnde Glauben daran, dass auch sie Rechte hatte, der sie zögern ließ, die für ihre «Freundin» ausgedachten Lösungen auf sich selbst anzuwenden.

Schon ein flüchtiger Blick auf Marys familiäre Situation (siehe Kapitel 2) macht deutlich, wie sie zu der Überzeugung kam, keinerlei Rechte zu besitzen. In den Wochen nach unserer ersten Therapiesitzung fielen Mary unzählige Situationen aus ihrer Kindheit und Jugend ein, in denen sie ohne jeden Respekt behandelt worden war. Hänselten sie z. B. ihre Brüder oder waren gemein zu ihr, ignorierte die Mutter dies entweder völlig oder sagte nur: «Mach nicht gleich immer aus allem so ein Theater!» Mary erinnerte sich sogar an mehrere Situationen, in denen sie versuchte, eine von den Ansichten der Mutter abweichende Meinung zu äußern und zu hören bekam: «Du hast kein Recht, so zu denken.»

Mary fand es hilfreich, eine Liste ihrer «Rechte», die sich zuzugestehen sie selbst Mühe hatte, aufzuschreiben. Nach einem weiteren Monat stellte sie fest, dass es ihr schon sehr viel leichter fiel, Grenzüberschreitungen als solche wahrzunehmen und Maßnahmen einzuleiten, die zur Wahrung ihrer persönlichen Grenzen beitrugen. Hier die Liste, die sie auf einer Karteikarte zusammenstellte:

- Ich habe das Recht, mit Würde und Respekt behandelt zu werden.
- Ich habe das Recht zu entscheiden, was am besten für mich ist.
- Ich habe das Recht auf meine eigenen Meinungen und Gefühle.
- Ich habe das Recht, andere um das, was ich möchte und brauche, zu bitten.
- Ich habe das Recht, «nein» zu sagen, ohne mich schuldig zu fühlen.
- Ich habe das Recht, angenommen und ernst genommen zu werden.
- Ich habe das Recht zu tun, was notwendig ist, um meine körperliche und psychische Gesundheit zu schützen, auch wenn dies anderen manchmal Unbehagen bereitet.

Das übersteigerte Bedürfnis nach Anerkennung

Ein weiterer Faktor, der zu vagen persönlichen Grenzen und mangelnder Selbstbehauptung führen kann, ist ein übersteigertes Bedürfnis nach Anerkennung. Der Wunsch, von anderen gemocht und anerkannt zu werden, ist völlig normal und gesund. Ohne das Verlangen, die andere Person zufrieden zu stellen, kann es keine gesunde Beziehung geben. Gleichzeitig kann dieses Verlangen jedoch so übertrieben werden, dass es die Beziehung zerstört und dazu führt, dass man andere wichtige Bedürfnisse vergisst. Ein übersteigertes Bedürfnis nach Anerkennung erwächst in der Regel aus einer Kindheit und Jugend, in der das Bedürfnis des Kindes, sich geliebt zu fühlen und wertgeschätzt zu werden, nur in unzureichendem Maße erfüllt worden ist.

Wer ein übersteigertes Bedürfnis nach Anerkennung besitzt, neigt dazu, alles zu unterlassen, was Missbilligung hervorrufen könnte. Aus diesem Grund spielt das übersteigerte Bedürfnis nach Anerkennung, oft auch als «Angst vor Zurückweisung» bezeichnet, eine wichtige Rolle bei der Entstehung vager Grenzen und mangelnder Selbstbehauptung. Sobald man eine Grenze zieht, für die eigenen Rechte einsteht und «nein» sagt, gibt es die Möglichkeit, dass andere einen ablehnen oder missbilligen. Für einen Menschen mit einem übersteigerten Bedürfnis nach Anerkennung kann dieses Risiko so groß sein, dass er es nicht eingehen will oder kann.

Zwei weit verbreitete Eigenschaften begleiten häufig ein übersteigertes Bedürfnis nach Anerkennung: *Unentschlossenheit* und *Schwierigkeiten im Umgang mit Kritik*. Unentschlossenheit geht auf die Befürchtung zurück, eine falsche Entscheidung könnte zu Missbilligung führen; Schwierigkeiten im Umgang mit Kritik entstehen, wenn Kritik als Zurückweisung begriffen wird, auch wenn sie sich auf konstruktive Art und Weise präsentiert.

Zwei zusätzliche Probleme, die im Zusammenhang mit einem übersteigerten Bedürfnis nach Anerkennung auftreten können, sind *übermäßige Abhängigkeit* und *Eifersucht*. Menschen mit diesen Eigenschaften stellen oft hohe Ansprüche an die Zeit und Aufmerksamkeit ihrer Bezugspersonen. Wenn sie merken, dass jemand, der ihnen wichtig ist, Zeit mit anderen verbringt, werden sie leicht eifersüchtig, weil diese anderen ihnen die Aufmerksamkeit «stehlen», von der sie abhängig sind.

Mary und Robert hatten beide ein übersteigertes Bedürfnis nach Anerkennung. Mary war zwar nicht eifersüchtig, hatte aber ein großes Problem mit vagen Grenzen und mangelnder Selbstbehauptung. Robert dagegen hatte schon als Kind ziemlich rigide persönliche Grenzen ziehen müssen, um sich gegen die Gewalttätigkeit seiner Eltern zu schützen. Gleichzeitig berichtete er, in Beziehungen häufig sehr eifersüchtig und fordernd gewesen zu ein. Während Robert sich in seiner Rolle als Vorgesetzter recht gut behaupten konnte, gelang ihm dies gegenüber seiner Frau und engen Freunden weniger gut. Im nächsten Kapitel werden wir noch einmal ausführlicher auf das Thema Selbstbehauptung zu sprechen kommen.

Zusammenfassungen schreiben

Weil Sie an der Veränderung tief sitzender Überzeugungen und Angewohnheiten arbeiten, kann es sein, dass Sie wichtige Einsichten und neue Techniken wieder vergessen. Das ist normal. Neues Wissen und neue Fähigkeiten müssen oft mehrfach wiederholt werden, ehe sie vollständig verinnerlicht sind. *Schriftliche Zusammenfassungen* bieten eine ausgezeichnete Möglichkeit, diesen Prozess zu vereinfachen. Reservieren Sie stets eine Seite für eine bestimmte Grundüberzeugung, Assoziation oder Verhaltensweise, die Sie als Grundproblem bei sich ausgemacht haben.

Beginnen Sie damit, die fragliche Grundüberzeugung, Assoziation oder Verhaltensweise oben auf der Seite zu notieren. Schreiben Sie dann jeweils einige Sätze zu den folgenden Abschnitten:

- Warum dies für mich ein Thema ist
- Situationen, in denen mir dieses Thema Probleme macht
- Was ich mir sagen kann
- Was ich tun kann

Hier die Zusammenfassung, die Robert zum Thema «Bedürfnis nach Anerkennung» schrieb:

Das übermäßige Bedürfnis nach Anerkennung

Warum dies für mich ein Thema ist
Meine Eltern steckten selbst so voller Probleme, dass sie mir nicht die Liebe geben konnten, die ich als Kind gebraucht hätte. Sie waren oft kalt und zurückweisend. Um mich zu schützen, zog ich rigide Grenzen, trotzdem sehnte ich mich verzweifelt nach ihrer Liebe.

Situationen, in denen mir dieses Thema Probleme macht
1. Wenn meine Frau nach der Arbeit noch zu einem Treffen geht oder sich mit ihren Freundinnen verabredet, fühle ich mich oft verlassen und von ihr zurückgewiesen. In der Vergangenheit bin ich dann wütend geworden, war pingelig und habe an ihr herumkritisiert.
2. Wenn ich sehe, dass meine Frau oder einer meiner guten Freunde z. B. auf einer Party mit jemand anderem spricht, mische ich mich meist ein und versuche, das Gespräch an mich zu reißen.
3. Häufig habe ich Probleme damit, meiner Frau zu sagen, was ich möchte. Wenn wir verschiedener Meinung sind, neige ich dazu, mich in mein Schneckenhaus zurückzuziehen und gar nichts mehr zu sagen.
4. Mit Kritik kann ich schlecht umgehen, sei es bei der Arbeit oder wenn ein Freund mir einen guten Rat erteilt. Entweder ziehe ich mich zurück, oder ich schlage zurück.

Was ich mir sagen kann
Zurückweisung und Missbilligung sind ein Teil meines Lebens. Auch wenn mir das nicht gefällt und es mir lieber wäre, wenn jeder mich

mögen würde, brauche ich mich auch nicht davor zu fürchten. Ein Großteil der Zurückweisung und Missbilligung, die ich erlebe, hat wenig mit mir zu tun. Die andere Person ist entweder krank, hungrig, müde oder auf irgendetwas anderes wütend. Ich weiß auch, dass andere ebenso dazu neigen, in den Zeittunnel zu geraten wie ich und dass sie mich und die Gegenwart mit ihrer Vergangenheit verwechseln. Fest steht, dass es immer einige Menschen geben wird, die mich nicht mögen werden, ganz egal, was ich tue, so wie es einige Menschen gibt, die ich nicht mag. Was meine Freunde, meine Frau und mein Kind betrifft, ist Zurückweisung ein *vorübergehender* Teil jeder gesunden Beziehung. Manchmal steckt hinter der Zurückweisung, die ich spüre, auch die Tatsache, dass ich mich selbst ablehne oder mit mir selbst unzufrieden bin.

Was ich tun kann

1. Am wichtigsten ist, dass ich kurz innehalte und nachdenke, wenn ich eifersüchtig bin oder mich verletzt fühle. Ich kann mir immer einen Moment Zeit nehmen und mir die beiden Zeittunnelfragen stellen: «Was geht hier vor?» und «Was davon ist real?»
2. Wenn ich z. B. bei einer Party eifersüchtig werde und merke, dass ich mich in den Vordergrund dränge, kann ich versuchen, einfach den Mund zu halten und an die obigen Argumente zu denken. Ich kann üben zuzuhören.
3. Wenn meine Frau und ich unterschiedlicher Meinung sind, kann ich mir eine Auszeit nehmen, meine Techniken zur besseren Selbstbehauptung anwenden und mir vornehmen, die Auseinandersetzung auf problemlösende Weise anzugehen.
4. Wenn ich kritisiert werde, kann ich mit meiner Reaktion warten, bis ich Zeit hatte, über die Kritik nachzudenken. Dabei kann ich mir die folgenden Fragen stellen:
   a. Ist der Kritikpunkt wichtig genug, um sich überhaupt damit zu beschäftigen?
   b. Kann die Person, die mich kritisiert hat, in diesem Punkt als zuverlässige und kompetente Quelle gelten?
   c. Wurde die Kritik auf konstruktive oder verletzende Weise vorgebracht?
   d. Ganz nüchtern betrachtet: Ist die Kritik berechtigt?

Zusammenfassung der Schlüsselideen

1. Menschen aus problematischen Familien setzen häufig entweder zu vage oder zu rigide persönliche Grenzen.
2. Um gesunde Grenzen setzen zu können, muss man:
   - lernen, Grenzverletzungen zu erkennen;
   - wissen, wie man in einer bestimmten Situation angemessene Grenzen setzt;
   - wissen, wie man seine Grenzen verteidigen kann.
3. Die Botschaft der Angst wahrzunehmen ist häufig deshalb so schwierig, weil sie Dinge betrifft, die man sich angewöhnt hat zu ignorieren.
4. Bei Menschen aus problematischen Familien lösen Feier- und Jahrestage oft alte Ängste aus der Kindheit und Jugend aus.
5. Es ist wichtig, konkrete Pläne zu entwickeln, wie man sich schützen kann, wenn man mit Familienmitgliedern zu tun hat, die sich unangemessen verhalten.
6. Der eigenen Selbstbehauptung steht häufig die aus der Kindheit mitgeschleppte Überzeugung im Wege, dass man in Beziehungen wenig oder gar keine Rechte hat.
7. Ein übermäßiges Bedürfnis nach Anerkennung ist bei Menschen mit starken Angstproblemen weit verbreitet.
8. Schreiben Sie Zusammenfassungen zu Grundüberzeugungen und Assoziationen, die zu negativen Gedanken und Verhaltensweisen führen.

Praktische Übungen zu Kapitel 10

Üben Sie weiter an der Desensibilisierung

Wenn Sie zu Vermeidungsverhalten neigen, ist es unbedingt notwendig, dass Sie mit der systematischen Desensibilisierung weitermachen. Es ist eine bewährte Methode, die tatsächlich funktioniert!

Hinterfragen Sie irrationale Überzeugungen zum Thema Selbstbehauptung

In diesem Kapitel haben wir gesehen, dass der eigenen Selbstbehauptung oft irrationale Überzeugungen im Wege stehen. Einige der häufigsten

Überzeugungen finden Sie unten aufgelistet. Streichen Sie alle an, die auch Ihr Denken oder Handeln beschreiben.

- Es ist falsch und selbstsüchtig, anderen eine Bitte abzuschlagen.
- Ich brauche um das, was ich brauche, nicht zu bitten – die anderen sollten merken, was los ist, ohne dass ich etwas sage.
- Ich verärgere andere nur, wenn ich nicht ihrer Meinung bin.
- Ich komme vielleicht nicht damit zurecht, wenn jemand sehr wütend oder ärgerlich wird.
- Wenn andere wütend oder ärgerlich werden, kann es sein, dass sie mich zurückweisen oder ganz verlassen.
- Wenn ich eine Frage stelle oder sage, was ich denke, könnten mich die anderen für dumm und unwissend halten.
- Zwar ist es mir lieber, wenn andere zu mir offen und ehrlich sind. Bin ich aber offen und ehrlich zu ihnen, kann es sein, dass ich sie kränke.
- Wenn ich etwas sage oder tue, das andere kränkt, bin ich für die Gefühle der anderen verantwortlich. (Variation: Ich sollte stets so handeln, dass ich andere nicht kränke.)

Überzeugungen wie die oben zitierten werden in der Regel in der Kindheit herausgebildet. Nehmen Sie sich die Zeit, über jede der folgenden Fragen nachzudenken. Halten Sie Ihre Antworten in Ihrem Tagebuch fest.

- Wie sind die einzelnen Mitglieder Ihrer Familie mit Konflikten umgegangen?
- Wie sind die für Ihre Erziehung zuständigen Erwachsenen mit Konflikten umgegangen?
- Wie lautet die grundlegende Botschaft zum Thema Konflikte, die Sie aus Ihrer Kindheit mitgenommen haben?
- Sind Ihre Geschwister in dieser Hinsicht genauso erzogen worden? Falls nicht: Wo lagen die Unterschiede?
- Wie haben Sie das, was Sie wollten, indirekt bekommen (z. B. indem Sie geschmollt, gequengelt, geweint oder jemand anderen vorgeschickt haben)?

- Haben Sie gelernt, das, was Sie wollten, auf anderen Wegen zu bekommen?
- Welche dieser Methoden wenden Sie noch heute an, um zu bekommen, was Sie wollen?
- Welche Botschaften oder Aussagen wiederholen Sie im Stillen, wenn Sie mit anderen im Konflikt stehen?

Nachdem Sie erkannt haben, welche irrationalen Überzeugungen Ihrer Selbstbehauptung im Wege stehen, können Sie rationale Aussagen formulieren, die sich diesen Überzeugungen entgegensetzen lassen.

Führen Sie sich Ihre Rechte vor Augen

Gehen Sie Marys Liste persönlicher Rechte durch. Beschreibt eines dieser Rechte einen Bereich, in dem auch Sie Probleme haben, schreiben Sie den Satz auf eine Karte und lesen Sie ihn einen Monat lang zwei- bis dreimal täglich durch.

Lernen Sie, Grenzüberschreitungen zu erkennen

Um besser zu erkennen, wann Ihre persönlichen Grenzen bedroht sind, müssen Sie sich ins Gedächtnis rufen, dass die Angst ein Bote ist. Natürlich weisen nicht alle Angstgefühle auf mögliche Grenzüberschreitungen hin, doch ist Angst in der Regel das erste Anzeichen dafür, dass eine persönliche Grenze in Gefahr ist. Fragen Sie sich deshalb, sobald Sie ohne offensichtlichen Grund Angst verspüren, als Erstes: «Hat jemand meine Grenzen verletzt? Oder steht mir eine Situation bevor, in der meine Grenzen verletzt werden könnten?»

Schreiben Sie Zusammenfassungen zu wichtigen Themenbereichen

Bis hierhin haben Sie aller Wahrscheinlichkeit nach eine oder mehrere Grundüberzeugungen oder Assoziationen erkannt, die bei Ihnen immer wieder zu Angstproblemen führen. Schreiben Sie zu jedem dieser Themen eine Zusammenfassung und benutzen Sie dafür die in diesem Kapitel vorgestellte Gliederung. Gehen Sie mindestens zwei Wochen lang Ihre Zusammenfassung einmal täglich durch. Entstehen neue Situationen, in denen dieser Themenbereich zu Problemen führt, fügen Sie diese Ihrer Zusammenfassung hinzu. Das Gleiche gilt für neue Gedanken oder Handlungen, die Ihnen helfen, auf neue und gesündere Weise darauf zu reagieren. Nachdem Sie zwei Wochen lang Ihre Zusammenfassung täglich durchgegangen sind, sollten Sie sie an einem sicheren Ort aufbewahren, damit Sie in Zukunft, falls das Thema noch einmal akut wird, darauf zurückgreifen können.

Denken Sie an das «Prinzip Neues Auto»

Immer wenn ich mir ein neues Auto kaufe, bin ich erstaunt, wie viele andere Autos von der gleichen Marke und vom gleichen Modell ich plötzlich im Straßenverkehr sehe. Der Grund dafür ist ganz einfach: Der Kauf des neuen Autos hat dessen Bild tief in meine Wahrnehmung eingeprägt, sodass andere Autos von der gleichen Machart aus der Masse hervorzutreten scheinen.

Dieses Prinzip im Gedächtnis zu behalten ist wichtig, wenn Sie die verschiedenen Übungen machen. Wenn Sie die Zusammenfassung zu einer Grundüberzeugung oder die Karteikarte mit Ihren Rechten mehrere Wochen lang täglich durchgehen, prägen sich diese Vorstellungen in Ihrer Wahrnehmung ein. So wie der Kauf eines neuen Autos dazu führt, überall gleiche Autos zu sehen, hilft Ihnen die tägliche Beschäftigung mit diesen wichtigen Themen dabei, schneller wahrzunehmen, wann Sie alte Verhaltensweisen und Denkmuster benutzen. Sich dieser alten Muster bewusst zu werden erlaubt Ihnen, sie durch neue Aussagen zu ersetzen. Im Laufe der Zeit stellen sich dann diese neuen Aussagen ebenso automatisch ein wie vorher die alten Muster.

11 Umwege auf dem Pfad der Genesung

Wer von der fortgeschrittenen Symptomkontrolle zur langfristigen Genesung voranschreitet, muss häufig mehrere Umwege nehmen. Das kann sehr frustrierend sein, denn es ist sowohl normal als auch gesund, sich einen möglichst kurzen Genesungsverlauf zu wünschen. Niemand will sich mit den in diesem Buch beschriebenen Themen länger als nötig herumschlagen. Und wenn es ganz einfach wäre, sich selbst, wie in Kapitel 8 beschrieben, gegen konditionierte Reaktionen zu desensibilisieren, wäre die Genesung eine ganz simple Sache. Leider sind diese konditionierten Reaktionen jedoch in der Regel eng mit Grundüberzeugungen und Assoziationen aus der Kindheit verwoben – Faktoren, die sich über viele Jahre entwickelt haben und nur allmählich zu verändern sind. Die gute Nachricht lautet, dass der durch Angstprobleme eingeleitete Heilungsprozess einen Grad des Wachstums und der persönlichen Weiterentwicklung fördern kann, der ein sehr viel reicheres und freudvolleres Leben ermöglicht als dies vor dem Einsetzen der Symptome der Fall war.

Üben, üben, üben

Während Robert daran arbeitete, sich selbst an seinem Arbeitsplatz gegen Angst auslösende Bereiche zu desensibilisieren, stellten wir gleichzeitig einen Desensibilisierungsplan auf, der ihn allmählich wieder an feste Lebensmittel heranführen sollte. Beginnend mit weichen Früchten wie Bananen, arbeitete sich Robert systematisch zu für ihn schwierigeren Lebensmitteln wie Fleisch und Gemüse vor. Nachdem er den Desensibilisierungsprozess einmal verstanden hatte, machte er gute Fortschritte. Nach sechs Wochen aß er eine recht große Bandbreite von Lebensmitteln und konnte auch bei der Arbeit wieder alle anstehenden Aufgaben gut erledigen. Zwar fühlte er sich immer noch nicht in der Lage, in Restaurants oder in die Firmenkantine zu gehen und hatte auch noch immer starke Angstgefühle, wenn er zu Besprechungen gehen oder verreisen musste, aber es gab eine deutliche Verbesserung. Er hatte eindeutig die erste Ebene der Genesung, die grundlegende Symptomkontrolle, erreicht und war jetzt auf dem Weg zur zweiten Ebene, der fortgeschrittenen Symptomkontrolle.

Roberts nächstes Ziel war es, in einem Restaurant zu essen. Um dies zu erreichen, stellten wir ein Desensibilisierungsprogramm auf, dem zufolge er zuerst in eine Eisdiele, dann in ein Café, später in ein Fast Food-Restaurant und ganz zum Schluss erst in ein normales Restaurant gehen sollte. Sechs Wochen später ging Robert ohne Probleme zum Frühstücken in ein Café und aß zu Hause mit wenigen Ausnahmen die meisten Lebensmittel, die er auch vorher gegessen hatte. Es dauerte weitere drei Monate, bis Robert in einem Restaurant essen und sich dabei wohl fühlen konnte, aber er übte regelmäßig und hielt sich dabei genau an die in Kapitel 8 aufgeführten Maßgaben.

Was war verantwortlich für Roberts stetigen Genesungsprozess? Erstens übte er regelmäßig. Einer der Hauptgründe dafür, warum manche Klientinnen und Klienten in Vermeidungsmustern stecken bleiben, ist mangelndes Üben. Es kann nicht oft genug betont werden: Sie müssen regelmäßig üben. *Nur* so können Sie sich wirklich desensibilisieren und die Erfahrung machen, dass Sie mehr schaffen als Sie sich gegenwärtig zutrauen.

Zweitens nutzte Robert sein Tagebuch dazu, auf seine persönliche Situation maßgeschneiderte positive Aussagen zu formulieren, die er einsetzen konnte, sobald es zu ängstlichen Gedanken kam. Die in Kapitel 6 vorgestellten grundlegenden positiven Aussagen wie: «Angst ist nicht gefährlich», oder: «Ich kann ängstlich sein und trotzdem alle anstehenden Aufgaben erledigen», sind wichtige erste Schritte. Um zu einer langfristigen Genesung zu gelangen, muss man jedoch darüber hinausgehen und die der Angst zugrunde liegenden Grundüberzeugungen und Assoziation angehen, die zu negativen Denkmustern und problematischen Verhaltensweisen führen.

Zu Roberts problematischen Verhaltensweisen gehörte, wie wir in Kapitel 9 gesehen haben, übermäßige Angst davor, was andere von ihm denken könnten. Aus der Beschreibung seiner Kindheit (siehe Kapitel 2) geht hervor, dass er als Kind in der Schule gehänselt und zu Hause ständig kritisiert wurde. Die Folge war eine geringe Selbstachtung. In Kapitel 4 sind wir auf drei von Roberts negativen Grundüberzeugungen genauer eingegangen: «Konflikte sind gefährlich», «Etwas stimmt mit mir nicht, ich bin anderen unterlegen», und: «Von anderen Menschen wird man doch nur enttäuscht.» Jede dieser Grundüberzeugungen spielte bei der

Entstehung von Roberts Symptomen eine Rolle und musste deshalb in rationalen inneren Dialogen intensiv hinterfragt werden. Lesen Sie noch einmal Roberts positive Aussagen in Kapitel 9 und seine Zusammenfassung am Ende von Kapitel 10. Beachten Sie dabei, dass Robert bereits begann, die negativen Grundüberzeugungen kritisch zu hinterfragen.

Mary, Robert und Kimberly wendeten außerdem alle das am Ende von Kapitel 10 beschriebene «Prinzip Neues Auto» anund lasen gewissenhaft ihre Zusammenfassungen und Karteikarten, bis sie sie auswendig kannten. Sobald sie auf eine neue problematische Grundüberzeugung oder Assoziation stießen, legten sie eine neue Karte an oder schrieben eine neue Zusammenfassung und gingen diese durch, bis sich gesündere Verhaltensmuster eingeschliffen hatten. So entdeckte Robert z. B., dass er häufig pessimistisch in die Zukunft blickte. Er schrieb die folgende Zusammenfassung:

Die Lüge, dass immer alles beim Alten bleiben wird

Warum dies für mich ein Thema ist
Meine Kindheit war eine Kette schmerzlicher Erlebnisse für mich. Beide Elternteile hatten eine sehr negative Ausstrahlung und waren äußerst pessimistisch. Deshalb bin ich zu der Überzeugung gelangt, dass es keinen Grund zur Hoffnung auf eine Besserung meiner Lebenssituation gibt. Ich habe gelernt zu erwarten, dass die Dinge schlecht ausgehen.

Situationen, in denen mir dieses Thema Probleme macht
Es fällt mir oft schwer, für die Zukunft zu planen. Wenn andere mir von ihren Plänen erzählen, bin ich überkritisch und weise auf alles hin, was dabei schief gehen könnte. Meine pessimistische Erwartungshaltung führt dazu, dass ich mich an allem Negativen festhake und das Positive nicht genießen kann.

Was ich mir sagen kann
Meine Vergangenheit bestimmt nicht über meine Zukunft. Wenn meine Erinnerungen und durch konditionierte Reaktionen vorgegebenen Assoziationen alte Gefühle an die Oberfläche bringen, sind dies nur Emotionen, die mit Ereignissen zusammenhängen, die es in dieser Form gar nicht mehr gibt. Jetzt, in der Gegenwart, besteht die

Chance, die Dinge zu verändern. Weil ich die Zukunft nicht vorhersagen kann, weiß ich nicht, was noch auf mich zukommen wird. In der Vergangenheit glaubte ich, alle meine schmerzlichen Erfahrungen müssten sich immer nur wiederholen. Dies ist aber eine Lüge. Alles ist ständig im Wandel begriffen. Wenn ich meine Überzeugungen und meine Verhaltensweisen verändere, werde ich auch bei meinen Gefühlen und meinen Reaktionen Veränderungen sehen. Das wiederum strahlt auf andere Menschen und auf das zurück, was mir in Zukunft widerfahren wird.

Was ich tun kann

1. Ich kann mich bewusst dafür entscheiden, mich auf das Positive zu konzentrieren.
2. Wenn mir Kleinigkeiten aufstoßen, die nicht so sind, wie ich es gern hätte, kann ich sie als kleine Unannehmlichkeiten registrieren und mich anschließend wieder auf etwas Positives konzentrieren.
3. Ich kann den Mund halten, wenn andere von ihren Zukunftsplänen erzählen, und mich auf Äußerungen beschränken wie: «Das klingt spannend», oder: «Das hört sich gut an.»
4. Ich kann mich von Menschen fernhalten, die eine negative Ausstrahlung haben, und mehr Zeit mit positiv gestimmten Menschen verbringen.
5. Ich kann mich mit positiv ausgerichtetem Lesematerial eindecken.

Zu Beginn ihrer Therapie fiel Mary das Üben äußerst schwer. Sie empfand es als Schritt, bei dem sie ihre «Wohlfühlzone» verlassen musste, und schrieb die folgende Zusammenfassung:

Die Angst davor, meine «Wohlfühlzone» zu verlassen

Warum dies für mich ein Thema ist

Als Kind bin ich durch die ständigen Nörgeleien meiner Eltern und Brüder zu der Überzeugung gelangt: «Ich bin nicht so intelligent und tüchtig wie andere.» Meine eher nachgiebige Art, die ständigen Hänseleien meiner Brüder und die vielen Warnungen meiner Mutter haben außerdem zu der irrigen Annahme geführt: «Die Welt ist zu gefährlich für mich. Ich bin nicht sicher.»

Situationen, in denen mir dieses Thema Probleme macht
Diese Lügen haben mich dahin gebracht, mich in einer kleinen, sicheren Welt einzurichten und ja kein Risiko einzugehen. Momentan macht mir dies enorme Probleme, weil es mich davon abhält, mit dem Üben der systematischen Desensibilisierung zu beginnen.

Was ich mir sagen kann
Zwar gibt es viele Gefahren auf der Welt, aber ich bin eine intelligente und fähige Frau. Ich bin *kein* hilfloses kleines Mädchen mehr. Ich weiß, wie man vernünftige Vorkehrungen trifft und sich Hilfe holt, wenn es darauf ankommt. Ich brauche mich nicht mehr in meiner sicheren kleinen Welt zu verstecken. Es ist an der Zeit, meine «Wohlfühlzone» zu verlassen und als Erwachsene meinen Platz in der Welt einzunehmen.

Was ich tun kann
1. Ich kann mich dafür entscheiden, regelmäßig zu üben.
2. Ich kann diese Zusammenfassung regelmäßig lesen.
3. Ich kann mir vor Augen halten, was ich durch das Üben gewinnen kann: Freiheit, ein positiveres Selbstbild, größere Chancen bei der Arbeit und beim Anknüpfen von Freundschaften, mehr Lebensfreude.

Nehmen Sie sich Mary und Robert zum Vorbild und versuchen Sie herauszufinden, welche Schlüsselthemen in Ihrem Leben immer wieder zu Problemen führen. Mit Hilfe schriftlicher Zusammenfassungen nach dem obigen Muster und entsprechenden positiven inneren Dialogen können Sie diese Themen dann konkret angehen und über eine längere Zeitspanne hinweg immer wieder bearbeiten.

Erneut lernen ist einfacher als ganz von vorne zu beginnen

Wie Mary und Robert erlebte auch Kimberly mehrere Umwege auf dem Pfad der Genesung. Innerhalb von drei Monaten hatten sich ihre Angstsymptome gelegt. Aufgrund ihrer Verletzungen war sie krank geschrieben und konnte ohnehin nicht zur Arbeit gehen. In den drei Monaten hatte sie verschiedene Phasen der Angst, Wut und Depression erlebt, was für eine aktive, dynamische Persönlichkeit wie Kimberly, die ein schweres körperliches und psychisches Trauma erlitt, als völlig normal gelten kann.

Weil Kimberly so gute Fortschritte machte, sahen wir uns seltener. In dieser Zeit erfuhr sie in einem Telefongespräch mit einer Kollegin, dass ein Schüler mit einer Kaffeetasse nach einer Betreuerin geworfen hatte. Wenige Tage später kam sie zu mir und erzählte mir, ihre Symptome hätten sich deutlich verschlechtert, und auch die nächtlichen Albträume von dem Überfall hätten sich wieder eingestellt. Kimberly war klar, dass das Gespräch mit der Kollegin die Erinnerungen an den tätlichen Übergriff auf ihre eigene Person erneut wachgerufen hatte. Was sie nicht erkannte, war, dass ihre Sorgen über die Möglichkeit eines erneuten Angriffs dadurch realer geworden waren.

Werden durch aktuelle Ereignisse alte Angstmuster ausgelöst, lasse ich meine Klientinnen und Klienten als Erstes die einfache Erklärung und grundlegenden positiven Aussagen herausholen, die sie in der ersten Phase ihrer Behandlung aufgeschrieben haben. Als Nächstes lasse ich sie ihre Zusammenfassungen noch einmal durchgehen. Einmal gewonnene Fähigkeiten und Einsichten werden schnell wieder vergessen. Deshalb empfehle ich auch immer wieder, die praktischen Übungen am Ende der einzelnen Kapitel schriftlich in ein Tagebuch einzutragen, damit man später problemlos darauf zurückgreifen kann. Obgleich das Ziel dieses Selbsthilfeprogramms darin besteht, die neuen Techniken so gründlich einzuüben, dass sie irgendwann automatisch ablaufen, ist die Versuchung groß, in alte, negative Muster abzurutschen, wenn es vorübergehend zu einer Verschlechterung der Symptome kommt. Deshalb ist es notwendig, sich immer wieder einmal auf die Grundlagen zurückzubesinnen und die erlernten Techniken ganz bewusst und systematisch einzusetzen. In der Regel geht es mehrere Male hin und her, bis die grundlegenden Fähigkeiten und Einsichten so tief verinnerlicht sind, dass sie tatsächlich automatisch ablaufen können. Zum Glück ist das erneute Lernen sehr viel einfacher, als ganz von vorne anzufangen. Wenn man sich dann auch noch auf schriftliche Aufzeichnungen stützen kann, ist schon sehr viel gewonnen.

Kimberly ging die grundlegenden Techniken noch einmal durch und begann, sie auf systematische Weise einzusetzen. Schon nach etwa einer Woche fühlte sie sich wieder besser, doch die Frage, ob sie wieder an ihren alten Arbeitsplatz zurückkehren sollte, quälte sie noch immer. Eine ihrer Hauptschwierigkeiten bei der Beantwortung dieser Frage war die aus ihrer Kindheit mitgeschleppte Regel: «Ich muss stark sein und darf niemals Schwächen zeigen.» In einer unserer Sitzungen wurde Kimberly klar, dass sie den Wechsel ihres Arbeitsplatzes mit «Schwächen zeigen» gleichsetzte, genauso wie sie ihre Symptome als Zeichen mangelnder Selbstbeherrschung angesehen hatte. Da es sich dabei offenbar um ein zentrales Thema handelte, das bei ihr in den verschiedensten Situationen immer wieder an die Oberfläche kam, schrieb sie die folgende Zusammenfassung:

Ich muss stark sein und darf niemals Schwächen zeigen

Warum dies für mich ein Thema ist
Körperlich war mein Vater sehr stark. Er wurde kaum einmal krank und hatte unendlich viel Energie. Er war sehr stolz darauf, niemals Schwächen zu zeigen. Leider bedeutete dies auch, dass er nie ein Zeichen von Zärtlichkeit oder Mitgefühl zeigte, da er auch diese als Schwächen ansah. Weil ich unbedingt wollte, dass mein Vater mich liebte, lernte ich, es ihm gleich zu tun. Bis zu dem Vorfall in der Schule ist es mir auch gelungen, das durchzuziehen.

Situationen, in denen mir dieses Thema Probleme macht
Das Thema kommt immer hoch, wenn meine posttraumatischen Symptome auftreten, und ich denke dann gleich, dass ich auf jeden Fall an meinen alten Arbeitsplatz zurückkehren muss. Wenn ich es nicht tue, bedeutet das, dass ich schwächlich bin. Diese Grundüberzeugung hat auch dazu geführt, dass ich überkritisch war, wenn meine beiden Söhne Schwächen zeigten, die doch eigentlich zur Jugend dazugehören. Obgleich ich gut zuhören kann, wird mir jetzt klar, dass ich immer stolz darauf war, stärker zu sein als die meisten anderen Menschen, die ich kenne. Das hat dazu geführt, dass ich auf andere herabgesehen habe.

Was ich mir sagen kann
Es gibt Zeiten, in denen es gut ist, stark zu sein. Aber es gibt auch Zeiten, in denen es völlig in Ordnung ist, Schwächen zu zeigen. Ich bin keine «Superfrau». Es ist völlig normal, dass man eine schwierige Phase hat, wenn man ein traumatisches Erlebnis verkraften muss. Es ist ebenso normal und gesund, Traurigkeit, Schmerz und Angst zu zeigen. Der Anspruch meines Vaters, immer nur stark zu sein, vergiftete alle seine Beziehungen. Um Gefühle, die er als Zeichen von Schwäche ansah, nicht zeigen zu müssen, wurde er wütend und

schlug um sich, wenn er traurig, gekränkt oder enttäuscht war. Es führte auch dazu, dass er sich von anderen zurückzog und sie im Stich ließ, als sie ihn am meisten brauchten. Es ist nichts Schwächliches oder Erniedrigendes daran, mich für einen anderen Arbeitsplatz zu entscheiden, weil ich in einer sichereren Umgebung arbeiten möchte. Der Wunsch, Situationen aus dem Weg zu gehen, in denen man ernsthaft zu Schaden kommen kann, ist verständlich und gesund. Und wenn jemand, den man liebt, verletzt und traurig ist, ist es schön, wenn man ihn trösten kann. Ich brauche nicht immer alle zur Stärke zu ermahnen.

Was ich tun kann

1. Ich kann schweigen, wenn meine Kinder Fehler machen. Anstatt sie zu kritisieren, kann ich mich darauf konzentrieren, sie zu ermutigen.
2. Ich kann Menschen, denen ich vertraue, erzählen, wie es in mir aussieht, anstatt immer nur zu sagen: «Mir geht es gut.»
3. Ich nehme mir vor, diese Zusammenfassung einen Monat lang einmal täglich durchzulesen.

Im Laufe der Zeit erlebte Kimberly andere Situationen, in denen ihr Anspruch, immer stark zu sein, ihr eine Falle stellte. Sobald sie einen solchen neuen Aspekt erkannte, fügte sie ihn ihrer Zusammenfassung hinzu. Auch wenn ihr eine neue Entgegnung einfiel, ergänzte sie diese in ihrer Zusammenfassung zu diesem Thema.

In den darauf folgenden Monaten kam es zu zwei weiteren Zwischenfällen, die Kimberlys Symptome erneut zum Vorschein brachten. Der erste ereignete sich etwa sechs Wochen, nachdem sie von dem Vorfall mit der Kaffeetasse gehört hatte. Kimberly fuhr mit ihrer Mutter und ihren Kindern im Auto auf einer Landstraße, als plötzlich ein junger Mann am Straßenrand stand und mit einem Gewehr auf ihr Auto zeigte, als ob er auf sie schießen wollte. Der Mann tat nur so, aber Kimberly war so erschrocken, dass sie voller Panik weiterfuhr und ihre Symptome sich für etwa eine Woche deutlich verschlechterten.

Etwa drei Monate danach war Kimberly mit ihren beiden Söhnen sowie ihrer Schwester, ihrem Schwager und deren Kindern in einem Park, als eine Gruppe recht auffällig gekleideter Mitglieder der örtlichen Jugendgang den Park betrat. Obgleich sie auf Distanz blieben und Kimberly und ihre Angehörigen nicht belästigten, reichte der bloße Anblick dieser Jugendlichen aus, um bei Kimberly die bekannten Symptome auszulösen. Diesmal dauerte die Verschlechterung zwei Wochen an.

Bei jedem der oben erwähnten Vorfälle half es Kimberly, sich zuerst ihre einfache Erklärung und die grundlegenden positiven Aussagen noch einmal anzuschauen. Anschließend ging sie ihre Zusammenfassungen durch, um all die Faktoren einzubeziehen, die bei der Verschlechterung ihrer Symptome eine Rolle spielten.

Ich bin auf diese Beispiele so ausführlich eingegangen, um Ihnen zwei Realitäten vor Augen zu führen, die zum Genesungsprozess dazugehören:

1. Sie werden stetige Fortschritte machen – trotzdem kann immer mal wieder etwas von außen kommen, das zu einer vorübergehenden Verschlechterung der Symptome führt. Rechnen Sie von vornherein mit solchen zeitweiligen «Rückschlägen» – sie sind ein ganz normaler Teil des Genesungsprozesses.
2. Sollten sich Ihre Symptome vorübergehend verschlechtern, folgen Sie Kimberlys Beispiel, holen Sie Ihre allerersten Aufzeichnungen heraus und gehen Sie alles durch, was Sie bisher gelernt haben. Wenden Sie dann alle empfohlenen Techniken auf das Vorkommnis an, das zu einer vorübergehenden Verschlechterung der Symptome geführt hat.

Weitere Stolpersteine auf dem Pfad der Genesung

Als Robert und ich sieben Monate lang an seinen Angstproblemen gearbeitet hatten, machte seine Desensibilisierung weiterhin gute Fortschritte. Seine täglichen «Angstanfälle», wie er sie nannte, hatten aufgehört. Er konnte in Restaurants gehen und ohne starke Angstgefühle essen. Inzwischen war er auch zweimal ohne größere Probleme mit dem Flugzeug geflogen. Da es ihm so gut ging, trafen wir uns nur noch alle drei Wochen. Da kam er plötzlich und berichtete, er könne zwar immer noch ohne große Angstgefühle überall hingehen, habe aber beim Essen wieder würgen müssen und könne seitdem kaum noch an etwas anderes denken. Diese erneute Verschlechterung war ausgelöst worden, weil Robert sich an einer Handvoll Studentenfutter verschluckt und Panik bekommen hatte.

Wie Kimberly erlebte Robert damit die ganz normalen Höhen und Tiefen des Genesungsprozesses. Er hatte in letzter Zeit so gute Fortschritte gemacht, dass er seine Techniken zur Angstreduktion nur noch in wenigen Situationen bewusst einsetzte. Häufig dachte er auch gar nicht mehr an seine Angstprobleme. Durch den Vorfall mit dem Studentenfutter waren seine Symptome nun wieder mit voller Wucht in den Mittelpunkt seiner Aufmerksamkeit gerückt. Wie Kimberly ließ ich Robert die in Kapitel 5 bis 8 erläuterten grundlegenden Methoden wiederholen und bewusst anwenden. Robert befolgte diesen Rat, und nach drei Wochen war er wieder auf dem vorigen Stand der fortgeschrittenen Genesung angekommen.

Nach diesem Vorfall machte Robert vier Monate lang weiterhin stetige Fortschritte. Dann kam es zu einem erneuten Zwischenfall. Beim Essen eines Steaks hatte er das Gefühl, sich möglicherweise verschluckt zu haben. Er musste nicht würgen, und es gab keine weiteren Anzeichen für ein echtes Problem, nur ein «merkwürdiges Gefühl im Hals». Dennoch konnte Robert in der darauf folgenden Nacht nicht schlafen und machte sich große Sorgen, es könnte etwas in seiner Kehle stecken geblieben sein. Daraufhin musste er auch einige Male würgen.

Oberflächlich betrachtet mögen sich die beiden Vorkommnisse ähneln, dennoch gibt es einen wichtigen Unterschied: Bei dem Vorfall mit dem Studentenfutter lag eindeutig ein körperliches Problem vor, das dazu führte, dass Robert husten und würgen musste. Im zweiten Fall gab es nur ein «merkwürdiges Gefühl im Hals», das Robert in seiner Vorstellung angstvoll aufbauschte. Als Robert und ich darüber sprachen, was in seinem Leben gerade sonst noch los war, erwähnte er wie nebenbei, er und seine Frau hätten einen Streit gehabt und kämen zurzeit nicht sonderlich gut miteinander aus. Als ich nachhakte, räumte er ein, dass es in seiner Ehe ernsthafte Probleme gab.

Die aus der Kindheit mitgeschleppte Botschaft: «Konflikte sind gefährlich», machte es Robert schwer, über die Meinungsverschiedenheiten mit seiner Frau zu sprechen oder gar nur nachzudenken. Ja, im übertragenen Sinne «kaute» er an diesen Problemen herum, und sie waren ihm «im Halse stecken geblieben». Schwer zu bewältigende Probleme führen oft zu Symptomen, die als symbolisch angesehen werden können. So war es auch mit Roberts Würgen. Seine Symptome mögen ungewöhnlich gewesen sein – wie Marys Angstgefühle vor der Geburtstagsfeier ihrer Mutter waren sie aber Boten, deren Botschaft es richtig zu verstehen galt. Die an Robert gerichtete Botschaft lautete: «Sage deiner Frau, was dich belastet, und suche gemeinsam mit ihr nach einer Lösung.»

«Beschreiben, erklären, vorschlagen» – eine effektive Methode zur Lösung von Konflikten

Wie Mary musste Robert lernen, sich selbst zu behaupten und gesunde Grenzen zu ziehen. Der Unterschied war jedoch, dass Mary allzu vage Grenzen gezogen hatte, die es zu verstärken galt, während Roberts Grenzen zu rigide waren und deshalb aufgeweicht werden mussten. Nachdem wir noch einmal ausführlich über seine Rechte gesprochen hatten (siehe Kapitel 10), empfahl ich ihm eine effektive Methode zur Lösung von Konflikten, die ich unter den Schlagwörtern «Beschreiben, erklären, vorschlagen» zusammenfasste.

Die Methode ist leicht zu erlernen und hat sich in unzähligen Konfliktsituationen bestens bewährt. Sie besteht aus drei Schritten:

- Beschreiben Sie das Problem.
- Erklären Sie Ihre Gedanken oder Gefühle.
- Machen Sie einen Vorschlag zur Verbesserung der Situation.

Ein bis zwei Sätze zu jedem dieser drei Punkte genügen, um der Person, mit der Sie im Konflikt stehen, klarzumachen, worum es Ihnen geht. Wichtig ist jedoch, dass Sie dabei Aussagen über sich selbst treffen, also so genannte «Ich-Botschaften» formulieren, mit denen Sie in möglichst sachlicher Form Ihrem Gegenüber erklären, was Sie denken, fühlen oder sich wünschen. «Du-Botschaften», in denen Sie Aussagen über die andere Person treffen und die leicht in Vorwürfe oder Schuldzuweisungen ausarten können, sollten Sie dagegen vermeiden. Hier die kurze Erklärung, die Robert nach dieser Methode entwarf, um seiner Frau mitzuteilen, was ihn belastete:

- *Beschreiben:* «Weil ich Schichtdienst habe und du tagsüber arbeitest, verbringen wir wenig Zeit miteinander. Wenn wir dann mal zusammen sind, sprechen wir über Organisatorisches oder streiten uns wegen irgendwelcher Rechnungen.»
- *Erklären:* «Ich bin oft allein und habe das Gefühl, dass du dir nicht mehr viel aus mir machst.»
- *Vorschlagen:* «Ich würde gern einen Weg finden, wie wir mehr Zeit miteinander verbringen und öfter mal etwas Schönes zusammen unternehmen könnten.»

Diese Erklärung mag simpel erscheinen, doch dauerte es etwa 30 Minuten, sie zu erarbeiten. Am schwierigsten ist oft herauszufinden, was man eigentlich will, wie also der «Vorschlag» am Ende lauten soll. Als ich Robert fragte, was er in seiner Ehe verändern wolle, nannte er eine Reihe von Kritikpunkten an seiner Frau, z. B. dass sie weniger mit ihm streiten oder ihn weniger kritisieren solle. Solche Aussagen sind typisch, führen aber leider meist nur zu einem weiteren ergebnislosen Streit. Das Gute an der hier empfohlenen Methode ist, dass sie die Aufmerksamkeit auf das lenkt, was man möchte, und nicht auf das, was man *nicht* mehr erleben will. Ich versuchte, Robert diesen Vorteil klarzumachen. Weil er so daran gewöhnt war, sich auf Probleme und nicht auf Lösungen zu konzentrieren, hatte er anfangs große Schwierigkeiten, einen positiven Vorschlag zu formulieren. Nach einem längeren Gespräch wurde jedoch deutlich, dass er sich mehr gemeinsame Unternehmungen mit seiner Frau wünschte und gern an die Zeit anknüpfen wollte, als sie sich kennen lernten.

Hat man erst einmal herausgefunden, was man möchte, ist der Rest ziemlich einfach. Der einzige Bereich, in dem man Vorsicht walten lassen muss, ist die Beschreibung. Die beiden grundlegenden Regeln lauten hier: 1. Bleiben Sie sachlich und 2. Fassen Sie sich kurz. Der Zweck der Beschreibung ist es, ein Problem anzusprechen und Ihrem Gegenüber klarzumachen, dass bei Ihnen Gesprächsbedarf besteht. Der häufigste Fehler ist, in «Du-Botschaften» zu verfallen, die negative Charakterisierungen der anderen Person umfassen oder deren Motive oder Persönlichkeit zu analysieren versuchen. Hier ein Beispiel einer schlechten Beschreibung, die beide Fehler enthält:

> Seitdem ich Schichtdienst habe, wirst du immer uneinsichtiger und ziehst dich immer mehr von mir zurück. Du hilfst mir bei gar nichts mehr, und alles, was mich betrifft, ist dir egal.

Dies war tatsächlich Roberts erster Entwurf einer Beschreibung. Vergleichen Sie ihn mit den Aussagen, die wir schließlich gemeinsam formulierten. Sie werden merken, dass Roberts erster Entwurf voller Vorwürfe und Schuldzuweisungen steckt. Hätte er seine Frau mit diesen Aussagen konfrontiert, hätte sie sich wahrscheinlich in die Defensive gedrängt gefühlt und zum Gegenangriff angesetzt. Die Formulierungen, die wir gemeinsam fanden, beschränkten sich dagegen auf «Ich-Botschaften» und luden Roberts Frau dazu ein, an einem auf die Lösung des Problems gerichteten Gespräch teilzunehmen.

Nachdem Sie Ihrem Gegenüber das Problem beschrieben, Ihre Gedanken und Gefühle erklärt und einen Vorschlag gemacht haben, müssen Sie sich zurücknehmen und Ihrem Gegenüber zuhören. Versuchen Sie dabei herauszufinden, welche Bedürfnisse die andere Person hat. Denken Sie daran: Ihr Ziel besteht darin, eine Lösung zu finden, die so weit wie möglich die Bedürfnisse beider Seiten erfüllt.

Mit Hilfe der neu erlernten Methode gelang es Robert, sich mit seiner Frau konstruktiv auseinander zu setzen. In den folgenden Wochen war er immer häufiger in der Lage, ihr Dinge zu sagen, die er bisher «heruntergeschluckt» hatte, und einige Konflikte zu lösen, die in seiner Ehe bisher immer wieder zu Spannungen geführt hatten. Seine Frau und er erreichten dadurch eine tiefere Verbundenheit, und Roberts Symptome legten sich wieder.

Die Rechte anderer anerkennen

Neben der Konfliktlösung waren zwei weitere Bereiche für Roberts langfristige Genesung wesentlich. Zum einen war es für ihn hilfreich, ein größeres Bewusstsein für die eigene Verantwortung zu entwickeln, wenn es darum ging, die Rechte anderer Menschen zu respektieren. Im Grunde war dies eine spiegelbildliche Aufgabe zu Marys Bemühen, ein stärkeres Gefühl für die eigenen Rechte zu bekommen. Menschen mit eher vagen Grenzen neigen dazu, sich allzu sehr für andere verantwortlich zu fühlen. Menschen mit rigiden Grenzen dagegen versteifen sich leicht auf ihre eigenen Rechte und versäumen es, die Rechte anderer anzuerkennen. Hier eine Liste von Aussagen, die Robert für sich formulierte:

- Ich bin dafür verantwortlich, andere mit dem gleichen Respekt zu behandeln, den ich auch von ihnen erwarte.
- Ich bin dafür verantwortlich, andere selbst entscheiden zu lassen, was für sie am besten ist.
- Ich bin dafür verantwortlich, anderen das Recht einzuräumen, eine Bitte von mir abzuschlagen, auch wenn es mir nicht gefällt, abgewiesen zu werden.
- Ich bin dafür verantwortlich, anderen zuzuhören und sie ernst zu nehmen.
- Ich bin dafür verantwortlich, die Folgen meiner Fehler zu akzeptieren, ohne anderen die Schuld zu geben.

- Ich bin dafür verantwortlich, anderen ihre Schwächen zuzugestehen, ohne sie lächerlich zu machen oder zu verachten.
- Ich bin dafür verantwortlich, meine Grenzen so zu ziehen, dass andere dadurch möglichst wenig Schaden oder Kränkung erfahren.

Weil er in seiner Kindheit gelernt hatte, Konflikte mit Gefahr zu verbinden, war es für Robert äußerst hilfreich, die folgende Zusammenfassung zu formulieren:

Konflikte sind gefährlich

Warum dies für mich ein Thema ist
Ich wurde als Kind verbal und körperlich misshandelt, was dazu führte, dass ich Konflikte mit Schmerz zu assoziieren begann.

Situationen, in denen mir dieses Thema Probleme macht
Immer wenn ich mit meiner Frau oder einer Autoritätsperson wie meinem Vorgesetzten in Konflikt gerate, neige ich dazu, mich zurückzuziehen oder mich wie ein Kind zu verhalten.

Was ich mir sagen kann
Ich kann mir klarmachen, dass ich im Zeittunnel stecke, und mit den bewährten zwei Maßnahmen darauf reagieren:

1. *Überlegen, was gerade vor sich geht:* «Ich befinde mich im Zeittunnel. Die Situation löst Gefühle und Reaktionen aus der Vergangenheit aus. Als ich noch klein war, waren sie angemessen. Jetzt aber ist es Zeit, in die Gegenwart zurückzukehren.»
2. *Feststellen, was daran real ist:* «Ich bin ein erwachsener Mensch. Ich bin nicht mehr der kleine, hilflose Junge, der seinen Eltern ausgeliefert ist. Ich habe die Rechte und Fähigkeiten eines Erwachsenen. Niemand wird mich schlagen oder anschreien. Es ist wichtig, dass ich mich wie ein Erwachsener verhalte.»

Was ich tun kann

1. Wenn ich wütend bin, kann ich mir ein paar Minuten «Auszeit» nehmen, um mich zu beruhigen.

2. Ich kann mir ins Gedächtnis rufen, wofür ich verantwortlich bin.
3. Ich kann mir eine Erklärung nach dem Schema «Beschreiben, erklären, vorschlagen» ausdenken.
4. Falls ich krank, müde, hungrig oder gestresst bin, kann ich das Gespräch auf einen späteren Zeitpunkt verschieben, an dem es mir wieder besser geht.

Zusammenfassung der Schlüsselideen

1. Auf dem Pfad der Genesung gibt es viele Umwege, weil die mit den Angstproblemen verbundenen konditionierten Reaktionen so eng mit Grundüberzeugungen und Assoziationen aus der Kindheit verwoben sind.
2. Für die Überwindung des eigenen Vermeidungsverhaltens sind zwei Dinge wesentlich: dass man regelmäßig übt, und dass man die positiven inneren Dialoge genau auf die Unwahrheiten abstimmt, die man sich in den vergangenen Jahren so gründlich eingeredet hat.
3. Neue Fähigkeiten und Einsichten werden häufig erst einmal wieder vergessen und müssen wieder neu eingeprägt werden, ehe sie so tief verinnerlicht sind, dass sie sich automatisch einstellen. Zum Glück ist erneutes Lernen in der Regel einfacher, als ganz von vorn anzufangen.
4. Während der Genesung wird es immer wieder einmal zu Situationen kommen, die zu einer vorübergehenden Verschlechterung der Symptome führen können. Rechnen Sie von vornherein mit solchen zeitweiligen Rückschlägen und beginnen Sie sofort damit, Ihre grundlegenden Methoden zum besseren Umgang mit Angstsymptomen zu wiederholen und gezielt auf den aktuellen Auslöser der erneuten Symptome anzuwenden.
5. Schwierige Problembereiche führen oft zu Symptomen, die man als symbolisch ansehen kann, z. B. Roberts Würgen.
6. Mit der bewährten Methode «Beschreiben, erklären, vorschlagen» können Sie anderen auf ruhige Weise klarmachen, worum es Ihnen in einem Konfliktfall geht, und ein problemlösendes Gespräch einleiten.
7. Beschränken Sie sich bei der Verwendung dieser Methode auf reine «Ich-Botschaften», bleiben Sie sachlich und fassen Sie sich so kurz wie möglich. Menschen mit vagen Grenzen neigen dazu, sich allzu sehr für andere verantwortlich zu fühlen. Menschen mit rigiden Grenzen dagegen sind häufig zu stark auf ihre eigenen Rechte fixiert.

8. Wenn Sie dazu neigen, die Rechte anderer außer Acht zu lassen, nehmen Sie sich Zeit dafür, Ihr Bewusstsein für die eigene Verantwortung zu schärfen.

Praktische Übungen zu Kapitel 11

Führen Sie auch weiterhin Tagebuch und üben Sie die systematische Desensibilisierung

Mehrere Übungen zu früheren Kapiteln müssen über einen Zeitraum von einigen Wochen oder Monaten durchgeführt werden, um wirklich wirksam zu sein. Die wichtigsten Übungen dieser Art sind die systematische Desensibilisierung und das Führen eines Tagebuchs. In das Tagebuch können Sie Ihre Erfolge, Ihre rationalen inneren Dialoge und alle schriftlichen Aufgaben im Rahmen der praktischen Übungen zu den einzelnen Kapiteln dieses Buches eintragen. Denken Sie außerdem an das «Prinzip Neues Auto» und gehen Sie auch weiterhin Ihre Zusammenfassungen und Listen zu Ihren Rechten und Verantwortlichkeiten durch.

Üben Sie die Methode «Beschreiben, erklären, vorschlagen»

Die Methode mag einfach erscheinen, doch dauert es oft eine ganze Weile, bis man sie tatsächlich ohne Probleme beherrscht. Benennen Sie in dieser Woche mindestens drei Situationen, in denen Sie sich mit einer anderen Person im Konflikt befinden. Entwerfen Sie für jede dieser Situationen eine Stellungnahme nach der besagten Methode und schreiben Sie sie in Ihr Tagebuch. Wenn es Ihnen besonders schwer fällt, solche Stellungnahmen zu schreiben, bleiben Sie auch weiter am Ball und üben Sie mit anderen Situationen weiter, bis Sie eine gewisse Routine im Entwerfen solcher Stellungnahmen gewonnen haben. Sie können die Methode sogar auf vergangene Konfliktsituationen anwenden und überlegen, welche Stellungnahmen damals sinnvoll gewesen wären.

Arbeiten Sie auch weiterhin mit Ihren Zusammenfassungen

Schreiben Sie auch weiterhin Zusammenfassungen zu Grundüberzeugungen und Assoziationen, die sich für Sie als problematisch erweisen. Sobald Ihnen dazu etwas Neues einfällt, fügen Sie es Ihren Zusammenfassungen hinzu.

12 Zwei wichtige Botschaften der Angst

Auf dem Weg zur langfristigen Genesung gilt es einige wichtige Botschaften der Angst zu entschlüsseln und zu beherzigen. Dieses Kapitel ist zwei Botschaften gewidmet, die oft überhört werden, und stellt eine systematische Methode vor, mit deren Hilfe man sie besser wahrnehmen kann.

Botschaft Nummer eins: «Schütze dich vor Stress!»

Wie die meisten meiner Klientinnen und Klienten hatten Mary, Robert und Kimberly nur wenig Erfahrungen im bewussten Umgang mit Stress. Eine wichtige Botschaft ihrer Angst lautete, dass sie lernen mussten, sich gegen unnötigen Stress besser abzuschirmen und mit unvermeidbarem Stress besser umzugehen. Für die langfristige Genesung ist dieser Lernprozess wesentlich. Und so meisterte Robert diese wichtige Aufgabe:

Einige Monate nach dem Vorfall mit dem Studentenfutter (siehe Kapitel 11) kam Robert zu mir und berichtete, seine Symptome seien wiedergekehrt. Da es Anfang Dezember war, dachte ich erst, es handele sich um eine Art «Festtagsangst». Im Laufe des Gesprächs berichtete er jedoch von einer Reihe von Stressfaktoren, die sich alle innerhalb kürzester Zeit bei ihm zusammengeballt hatten. Nicht nur arbeitete er in der Spätschicht von vier Uhr nachmittags bis Mitternacht, er machte auch zahllose Überstunden, weil die Abschlussfrist für ein wichtiges Projekt rapide näher kam. Als wäre dies nicht schon belastend genug, war für die nächste Woche auch noch eine Revision seiner Abteilung angekündigt worden. Außerdem hatte er einem Freund ein Auto verkauft, das jetzt in einer anderen Stadt abgeschleppt worden war. Da der Freund das Auto noch nicht umgemeldet hatte, lief es unter Roberts Namen, und er war offiziell verantwortlich. Dadurch kam eine erhebliche Zahlung auf ihn zu, und er musste sich an einem Wochentag frei nehmen und in diese andere Stadt fahren, um die Sache zu klären.

Das war eindeutig mehr als reine Festtagsangst. Aufgrund der oben beschriebenen Umstände war Robert hohem körperlichen, mentalen und emotionalen Stress ausgesetzt. Eine einfach Tatsache, die man sich in solchen Stresszeiten immer wieder vor Augen führen muss, lautet: *Der Körper hat nur einen begrenzten Energievorrat.* Das heißt, dass man an einem bestimmten Tag nur für eine bestimmte Anzahl von Dingen ausreichend Energie besitzt. Und wenn man, so wie Robert, unter besonders starkem Stress steht, ist die zur Verfügung stehende Energie überdies geringer als sonst. Deshalb gilt es, die vorhandene Energie klug einzuteilen und gleichzeitig Schritte zu unternehmen, um die Energievorräte für die Zukunft wieder aufzufüllen.

Zwei einfache Maßgaben können Ihnen helfen, die vorhandene Energie richtig einzuteilen: Setzen Sie erstens, wenn Sie unter Stress stehen, Prioritäten, und richten Sie Ihre Aufmerksamkeit auf die wichtigsten Dinge. Das klingt einfach und logisch, ist in der Realität aber nicht immer einfach umzusetzen, weil starker Stress die Fähigkeit klar zu denken erheblich einschränken kann. Negative Denkmuster wie Schwarzweißdenken und Übertreibung führen dazu, dass man Unbedeutendes für wichtig hält und Kleinigkeiten übermäßig aufbauscht. Halten Sie einen Moment lang inne und überlegen Sie, wann Sie das letzte Mal unter großem Stress gestanden haben. Wahrscheinlich haben Sie sich damals wegen vieler Dinge aufgeregt, die sich hinterher als unwichtig erwiesen. Um dieser Tendenz entgegenzuwirken, müssen Sie sich bewusst daran erinnern, dass Sie unter Stress stehen und Prioritäten setzen müssen. Fragen Sie sich: «Was von dem, was ich tun muss, ist wirklich wichtig, und was kann ich verschieben?»

Die zweite Maßgabe für intensive Stressphasen besteht darin, sich für Entscheidungen mehr Zeit zu nehmen. Da man unter Stress nicht so klar denken kann, sollte man sich bemühen, Probleme noch bewusster und systematischer zu durchdenken als sonst. Wichtige Entscheidungen sollten Sie, wenn irgend möglich, auf eine Zeit verschieben, in der Sie voraussichtlich weniger Stress haben. Warten Sie ab, bis Sie wieder klarer denken können. Lässt sich eine wichtige Entscheidung nicht verschieben, besprechen Sie die verschiedenen Optionen mit einer Person Ihres Vertrauens, um so Zugang zu nüchterneren Betrachtungsweisen zu finden.

Robert wandte diese Maßgaben auf seine Situation an und stellte fest, dass die Reparaturen am Haus, die er sich zusätzlich auch noch vorgenommen hatte, durchaus noch ein paar Wochen warten konnten. Ihm fielen auch einige Aufgaben bei der Arbeit ein, die sich bis in die Zeit nach der Revision verschieben ließen. Außerdem beschloss Robert, in der Woche nach der Revision Urlaub zu nehmen, um sich auszuruhen und wieder neue Kräfte zu sammeln. Auch wenn es nicht immer möglich ist, sich gleich eine Woche frei zu nehmen, kann man doch überlegen, welche Vorhaben man streichen oder verschieben kann, und die dadurch frei gewordene Zeit dazu nutzen, zu entspannen und wieder aufzutanken.

Zwei Prinzipien für den Umgang mit Alltagsstress

Außer den oben erklärten zwei Maßgaben für besondere Stressphasen gibt es zwei allgemeine Prinzipien für den Umgang mit Alltagsstress:

- *Erstens:* Bleiben Sie gesund! Ein starker, gesunder Körper kann Stress sehr viel besser verkraften als ein angeschlagener. Für Menschen mit einem sensiblen Körper trifft dies in besonderem Maße zu. Die körperliche Stresstoleranz Ihres Körpers können Sie erhöhen, indem Sie sich ausgewogen ernähren und regelmäßig Sport treiben. Sport stärkt nicht nur die Stresstoleranz, sondern erlaubt es Ihnen außerdem, Spannung abzubauen und sich anschließend tiefer zu entspannen.
- *Zweitens:* Drosseln Sie Ihr Tempo! Vermeiden Sie es, von einem Termin zum anderen zu hetzen. Planen Sie nach anstrengenden Ereignissen kleine Ruhepausen ein, um kurz abzuschalten. Das können sein: zehn, fünfzehn Minuten, in denen Sie die Füße hochlegen und in aller Ruhe etwas trinken; eine halbe Stunde, in der Sie mit einem angenehmen Menschen plaudern; oder ein ganzer Abend, an dem Sie sich in einer Sauna entspannen. Denken Sie daran, dass jede intensive körperliche, mentale oder emotionale Aktivität mit Stress verbunden ist, auch wenn man sie noch so positiv sieht. Viele meiner Klientinnen und Klienten vergessen, dass der Besuch eines glanzvollen gesellschaftlichen Ereignisses für den Körper ebenso stressreich sein kann wie eine intensive Besprechung bei der Arbeit oder ein Streit mit einem Freund oder einer Freundin.

Botschaft Nummer zwei: «Finde eine Quelle spiritueller Kraft!»

Die zweite Botschaft, die häufig überhört wird, bezieht sich auf das Bedürfnis nach einer Quelle der spirituellen Kraft. Weil das Reich des Spirituellen sehr persönlich ist, ist es nicht leicht, es gemeinsam mit

Klientinnen und Klienten auszuloten. Wurden in dem Bereich tiefe Wunden davon getragen oder Konflikte erlebt, gilt dies in besonderem Maße. Weil unsere Kultur die Spiritualität oft herabsetzt oder trivialisiert, sehen viele von uns die Suche nach spirituellen Antworten als unwichtig an. Da wir uns alle jedoch irgendwann mit Tod und Krankheit, Schicksalsschlägen und Ungewissheit auseinander setzen müssen, können wir den im Reich des Spirituellen gefundenen Trost gut gebrauchen.

Welche Antworten, die Ihnen helfen können, sich mit Tod und Krankheit, Schicksalsschlägen und Ungewissheit auseinander zu setzen, haben Sie bisher gefunden? Mary z. B. ist in einem traditionellen christlichen Umfeld aufgewachsen. Wie viele hat sie aber schon in jungen Jahren den Draht zur Kirche verloren. Als wir über das Bedürfnis nach einer spirituellen Einbindung sprachen, beschloss sie, sich mehrere Kirchen in ihrer Umgebung anzuschauen. Nach etwa einem Monat hatte sie eine Gemeinde gefunden, in der sie sich gut aufgehoben fühlte, und fand in dieser Neubelebung ihres Glaubens großen Trost.

Roberts Familie dagegen hatte keiner Kirche angehört, und seine Eltern waren gegenüber jeglicher Religion feindlich eingestellt gewesen. Robert war misstrauisch, was alles Religiöse betraf, vor allem, wenn es um die offiziellen Kirchen ging. Ich riet Robert, in einen gut sortierten Buchladen zu gehen, sich die Abteilung mit religiösen und spirituellen Büchern anzusehen und sich ein Buch zu kaufen, das einen Aspekt von Spiritualität behandelte, der ihn ansprach. Er stieß dabei auf ein Buch über Meditation, entwickelte bald ein großes Interesse an dem Thema und begann selbst täglich zu meditieren, was sich zu einem integralen Bestandteil seines Genesungsprozesses entwickelte.

Anders als Mary war Kimberly auch als Jugendliche und Erwachsene regelmäßig zur Kirche gegangen und bezeichnete sich selbst als durchaus gläubig. Leider hatte sie sich aber so stark darauf konzentriert, psychologische Antworten auf ihre Posttraumatische Belastungsstörung zu finden, dass sie das Problem nie unter dem Gesichtspunkt des Glaubens angegangen war. Diese Trennung von Alltag und Kirchgang ist äußerst häufig. Ich ermutigte Kimberly, das Geschehene stärker im Kontext ihres Glaubens zu sehen. Da sie sich bis dahin selbst wenig mit tiefer gehenden Fragen des Glaubens beschäftigt hatte, fand sie es hilfreich, mit anderen Mitgliedern ihrer Gemeinde über ihre Erfahrungen zu sprechen. Am Ende erwies sich ihr Glaube als enorme Trost- und Kraftquelle.

Leider kann ich Ihnen kein einfaches Rezept dafür geben, wo und wie Sie die richtigen spirituellen Antworten auf die Fragen Ihres Lebens finden können. Allerdings habe ich immer wieder festgestellt: Sobald jemand sich der Bedeutung der Spiritualität bewusst wird und beginnt, sich in diesem Bereich auf die Suche zu begeben, findet er, was er braucht. Die Suche mag langwierig und mühsam sein, lohnt sich aber in jedem Fall.

Falls Sie bereits eine Quelle der spirituellen Kraft besitzen, beginnen Sie spätestens jetzt damit, Sie in die Arbeit mit diesem Buch einzubeziehen. Dies kann in zwei Bereichen geschehen: Überlegen Sie erstens, wie Sie Ihre spirituellen Einsichten zum Tod, zu Schicksalsschlägen, zu Gott und dem Reich des Glaubens nutzen können, um Ihre positiven inneren Dialoge zu stärken. Beginnen Sie zweitens, wenn Sie eine Form des Betens, der Meditation oder stillen Versenkung kennen, die Sie in der Vergangenheit mit guten Ergebnissen praktiziert haben, diese wieder täglich anzuwenden. Falls Sie nie eine dieser Möglichkeiten ausprobiert haben, erwägen Sie, es mindestens einen Monat lang zu versuchen. Es ist verblüffend, wie schon eine kurze Zeit des Gebets, der Meditation oder der Stille, über mehrere Wochen hin täglich praktiziert, den Genesungsprozess beschleunigen und darüber hinaus helfen kann, sich und andere klarer zu sehen.

Die Checkliste wichtiger Botschaften

Eines der Leitmotive dieses Buches lautet, dass die Angst ein Bote ist. Eine Möglichkeit zu lernen, die Botschaften der Angst auch tatsächlich wahrzunehmen, besteht darin, eine Checkliste möglicher Botschaften zu führen. Die in Kapitel 4 vorgestellten verschiedenen Bedürfnisse bieten dafür einen einfachen Rahmen. Hier die vier Kategorien, die wir dort aufgeführt haben:

Vier grundlegende Kategorien von Bedürfnissen

Körperlich
(Bedürfnis nach Sicherheit)

Mental
(Bedürfnis zu verstehen, wie die Welt aufgebaut ist und wie sie funktioniert)

Beziehungsbezogen
(Bedürfnis, mit anderen verbunden zu sein)

Spirituell/Existenziell
(Bedürfnis, in Leben und Tod einen Sinn zu finden)

Wenn Sie ohne offensichtlichen Grund Angstgefühle verspüren, beginnen Sie mit einer kurzen Bestandsaufnahme Ihrer gegenwärtigen Situation im Hinblick auf die vier genannten Grundbedürfnisse. Um die einzelnen Kategorien tiefer zu durchdringen, können Sie sich die folgenden Fragen stellen:

1. Körperlich (Bedürfnis nach Sicherheit)
   - Bin ich krank, hungrig oder müde? (Es ist erstaunlich, wie oft Angstgefühle einfach nur anzeigen, dass man sich übernommen hat und besser für sich sorgen muss.)
   - Habe ich mir mehr aufgehalst, als für mich gut ist?
   - Habe ich mich stärker verausgabt als ich sollte?
   - Bin ich bei der Arbeit körperlich überanstrengt?
   - Gönne ich mir zu Hause genug Entspannung?
2. Mental (Bedürfnis zu verstehen, wie die Welt aufgebaut ist und wie sie funktioniert)
   - Wie ist mein Gefühl für mich selbst in dieser Lebensphase?
   - Gibt es Probleme beim Erfüllen meiner verschiedenen Rollen als Mann/Frau, Ehemann/Ehefrau, Vater/Mutter, Sohn/Tochter oder Freund/Freundin?
3. Beziehungsbezogen (Bedürfnis, mit anderen verbunden zu sein)
   - Wie laufen meine Beziehungen?
   - Bin ich einsam?
   - Stehe ich im Konflikt mit anderen?
   - Hat mich in letzter Zeit jemand gekränkt?
   - Habe ich bei anderen noch etwas gutzumachen?
   - Ist ein Freund oder Verwandter weggezogen?
   - Habe ich mindestens eine enge Beziehung?
   - Habe ich mindestens eine Person, mit der ich über meine Sorgen sprechen kann, ohne Angst haben zu müssen, kritisiert oder verachtet zu werden?
4. Spirituell/Existenziell (Bedürfnis, in Leben und Tod einen Sinn zu finden)
   - Wie ist mein Gefühl für meine gegenwärtige Situation im Leben?
   - Sehe ich einen Sinn in meinem Leben?
   - Ist in letzter Zeit jemand, der mir nahe steht, sehr krank gewesen oder gestorben?
   - Ist etwas Wichtiges geschehen, das mich daran erinnert hat, dass auch ich sterblich bin und nicht alles in meinem Leben unter Kontrolle habe?
   - Sorge ich auf körperlicher, spiritueller und emotionaler Ebene ausreichend für mich selbst?

Wenn Sie mehr Erfahrungen darin gesammelt haben, die Botschaften der Angst zu hören, werden Sie feststellen, dass die bloße Frage: «Wie lautet die Botschaft?» Ihnen Dinge bewusst machen wird, die Sie bisher ignoriert haben. Um Ihr eigenes Denken anzuregen, nutzen Sie bis dahin die oben aufgeführten Fragen.

Zusammenfassung der Schlüsselideen

1. Zu lernen, gut für sich zu sorgen und mit Stress effektiver umzugehen, ist ein wichtiger Schritt auf dem Weg zur langfristigen Genesung.
2. Ihr Körper hat nur einen begrenzten Energievorrat.
3. In besonders belastenden Stressphasen müssen Sie Prioritäten setzen, sich auf die wichtigsten Aufgaben konzentrieren und sich für Entscheidungen mehr Zeit nehmen.
4. Mit Alltagsstress werden Sie besser fertig, wenn Sie die Stresstoleranz Ihres Körpers erhöhen, indem Sie sich gut ernähren, regelmäßig Sport treiben, das eigene Tempo drosseln und immer wieder kleinere und größere Ruhepausen einplanen, in denen Sie sich regenerieren können.
5. Eine Quelle der spirituellen Kraft zu finden kann ein wichtiger Teil des Genesungsprozesses sein.
6. Eine täglich eingeplante, kurze Zeit des Gebets, der Meditation oder der kontemplativen Stille kann den Genesungsprozess beschleunigen und darüber hinaus helfen, sich und andere klarer zu sehen.
7. Wenn es ohne offensichtlichen Grund zu Angstgefühlen kommt, nutzen Sie die in diesem Kapitel erläuterte «Checkliste wichtiger Botschaften», um der Angst auf den Grund zu gehen.

Praktische Übungen zu Kapitel 12

Reservieren Sie täglich eine feste Zeit für Ihre Übungen

Zu diesem Zeitpunkt fühlen sich manche von den vielen verschiedenen Bereichen, die sie bearbeiten müssen, um zu einer langfristigen Genesung zu gelangen, überfordert. Natürlich gibt es viel zu tun, aber Sie brauchen auch nicht alles auf einmal zu machen. Eine kurze Zeitspanne von zehn bis zwanzig Minuten an fünf Tagen der Woche reicht völlig aus, um alle Aufgaben zu erledigen.

Wählen Sie einen Zeitpunkt, an dem Sie nicht gestört werden und der zu einem festen Bestandteil Ihres Tagesablaufs werden kann, z. B. nach dem Frühstück, in der Mittagspause, nach dem Abendessen oder vor dem Schlafengehen. Beginnen Sie damit, den Abschnitt des Buches und die Zusammenfassung zu dem Thema durchzugehen, an dem Sie gerade arbeiten. Nutzen Sie die übrige Zeit, um sich den verschiedenen anderen Aktivitäten zuzuwenden, die sich für Sie als nützlich erwiesen haben. So könnten Sie z. B. drei, vier Tage mit dem Verfassen von Erklärungen zur Konfliktlösung nach dem Schema «Beschreiben, erklären, vorschlagen» verbringen und sich an den darauf folgenden Tagen mit der Durchsicht und Ergänzung Ihrer Zusammenfassungen befassen. Danach könnten Sie sich einer bisher noch nicht bearbeiteten Grundüberzeugung aus der Kindheit annehmen. Nutzen Sie für alle diese Aufgaben Ihr Tagebuch. Das Schreiben bietet eine sehr gute Möglichkeit, bestimmte Zusammenhänge objektiver zu analysieren und neue Ideen zu verinnerlichen.

Wenn Sie auf «Umwege» geraten, formulieren Sie eine Zusammenfassung zu der dafür verantwortlichen Grundüberzeugung. Bewahren Sie alle Ihre Zusammenfassungen mindestens sechs Monate lang auf, damit Sie darauf zurückgreifen können, falls das Thema wieder auftaucht. Sollte dies der Fall sein, lassen Sie sich nicht entmutigen. Denken Sie daran, dass dieses «Vor und zurück» Teil des normalen Lernprozesses ist. Tief sitzende Grundüberzeugungen aus der Kindheit müssen viele Male bearbeitet werden, ehe die Ideen und Verhaltensweisen, die man braucht, um sie überwinden zu können, ausreichend verinnerlicht sind.

Lernen Sie, besser mit besonders belastenden Stressphasen umzugehen

In diesem Kapitel wurde mehrfach betont, dass dem Körper nur eine begrenzte Menge an Energie zur Verfügung steht. Für den Umgang mit besonders belastenden Stressphasen wurden deshalb zwei Maßgaben empfohlen. *Erstens:* Setzen Sie Prioritäten und tun Sie nur das, was wirklich wichtig ist. *Zweitens:* Lassen Sie sich mehr Zeit für Entscheidungen bzw. verschieben Sie wichtige Entscheidungen, wenn möglich, auf einen späteren Zeitpunkt.

Nehmen Sie sich zehn, fünfzehn Minuten Zeit, um über besonders belastende Stressphasen in der Vergangenheit nachzudenken und sich zu überlegen, wie Sie die beiden Maßgaben in diesen Situationen hätten anwenden können. Denken Sie dann an mögliche Stressphasen in den nächsten Monaten und planen Sie jetzt schon, wie Sie die beiden Maßgaben umsetzen können.

Lernen Sie, Ihr Tempo zu drosseln

Nehmen Sie sich in dieser Woche immer wieder Zeit, um über Ihren Tagesablauf nachzudenken. Überlegen Sie, wie Sie es vermeiden können, von Termin zu Termin zu hetzen. Planen Sie zwischen anstrengenden Tätigkeiten kurze Ruhepausen ein. Denken Sie daran, dass alles, was mentale Konzentration oder körperliche Aktivität verlangt, von Ihrer Energie zehrt. Geben Sie Ihrem Körper deshalb über den Tag verstreut immer wieder Gelegenheit, sich auszuruhen und neue Kraft zu tanken. Auf diese Weise werden Sie Stress besser verkraften und darüber hinaus auch effektiver arbeiten können.

Wie steht es um Ihre Ernährung und Ihre körperlichen Aktivitäten?

In diesem Kapitel haben wir davon gesprochen, dass man die eigene Stresstoleranz erhöhen kann, indem man sich ausgewogen ernährt und regelmäßig bewegt. Nehmen Sie sich in dieser Woche Zeit, um über Ihr eigenes Essverhalten nachzudenken. Wenn Sie nicht sicher sind, was sich hinter einer «ausgewogenen Ernährung» verbirgt, lesen Sie ein Buch zu diesem Thema. Orientieren Sie sich in jedem Fall aber nur an Ernährungsprogrammen, die den Empfehlungen anerkannter Ernährungsgesellschaften folgen, und meiden Sie alle Wunder- und Modediäten. Richten Sie sich vielmehr an einer möglichst vollwertigen Ernährung mit viel Vollkornprodukten und Hülsenfrüchten und noch mehr frischem Obst und Gemüse aus. Auch eine individuelle Ernährungsberatung bei einer anerkannten Fachkraft kann äußerst sinnvoll sein.

Falls Sie bisher nicht regelmäßig Sport treiben, überlegen Sie, welche sportliche Aktivität zu Ihnen und Ihrem Lebensstil passen könnte. Ganz egal, ob Sie in ein Fitness-Studio gehen, sich einem Sportverein anschließen oder mit einer Freundin oder einem Freund joggen oder walken –

wichtig ist nur, dass Sie sich regelmäßig und mit Freude bewegen. Falls Sie in medizinischer Behandlung sind, sollten Sie sich ärztlich beraten lassen. Mindestens dreimal die Woche mindestens zwanzig Minuten gilt als Richtwert für alle sportlichen Aktivitäten. Wenn Sie bisher sportlich noch nicht so aktiv waren, werden Sie staunen, wie stark die regelmäßige Bewegung Angstsymptome mildern und die Stresstoleranz erhöhen kann.

Nutzen Sie die «Checkliste wichtiger Botschaften», um die Botschaften der Angst zu entschlüsseln

Nutzen Sie die in diesem Kapitel vorgestellte «Checkliste wichtiger Botschaften», sobald Sie ohne offensichtlichen Grund Angstgefühle verspüren. Tragen Sie alle Entdeckungen in Ihr Tagebuch ein, damit Sie darauf zurückkommen können, wenn die Angst wiederkehrt. Sie werden erstaunt sein, wie oft die Antwort auf gegenwärtige Angstgefühle in Dingen liegt, die Sie bereits durchgearbeitet, aber wieder vergessen haben.

Lassen Sie sich nicht entmutigen, wenn Sie das Gefühl haben, dass Sie neue Einsichten rasch wieder vergessen und in alte Verhaltensmuster zurückfallen. Wenn emotionale Wunden verheilen müssen, die tief sitzen und seit vielen Jahren bestehen, ist das ganz normal. Mit der Zeit wird es Ihnen immer einfacher fallen, sich an Ihre Einsichten zu erinnern und die erlernten Techniken auch anzuwenden. Am Ende laufen diese neuen Techniken dann so automatisch ab wie Ihre alten Verhaltensmuster. Zusammenfassungen zu den für Sie wichtigen Themen zu schreiben kann diesen Prozess beschleunigen.

13 Sich selbst auf neue Weise sehen

Ihr Selbstbild

Zusätzlich zu den bisher angesprochenen Themen erwies es sich für Mary, Robert und Kimberly ebenso wie für die meisten meiner anderen Klientinnen und Klienten als hilfreich, auf dem Weg zur langfristigen Genesung auch über ihr Selbstbild nachzudenken. Zum *Selbstbild* gehören alle Überzeugungen über eigene Stärken und Fähigkeiten, Schwächen und Unzulänglichkeiten sowie die Persönlichkeitszüge, durch die man sich von anderen zu unterscheiden meint. Kurz gesagt, geht es tatsächlich darum, welches Bild man sich von der eigenen Persönlichkeit macht.

Ein Aspekt des Selbstbilds, von dem im Zusammenhang mit verschiedenen Selbsthilfeprogrammen immer wieder die Rede ist, ist die *Selbstachtung*. Sie beschreibt, welchen Wert man sich selbst beimisst und wie viel Respekt man sich selbst entgegenbringt. Menschen mit einer hohen Selbstachtung schätzen sich selbst und ihre Bedürfnisse als wichtig ein; sie erkennen ihre Bedürfnisse an und engagieren sich auf positive Weise dafür, dass sie erfüllt werden, setzen sich für ihre Rechte ein und behandeln sich selbst mit Respekt. Die Achtung, die sie sich selbst entgegenbringen, spiegelt sich auch darin wieder, wie sie andere Menschen sehen und ihnen begegnen. Ihre Liebesfähigkeit wird durch die hohe Selbstachtung gestärkt.

Leider wird oft fälschlicherweise von Selbstachtung gesprochen, ohne dass gleichzeitig vom Selbstbild die Rede ist. In Wirklichkeit hängt der Grad der Selbstachtung aber direkt von dem jeweiligen Selbstbild ab. Es ist unmöglich, eine hohe Selbstachtung zu besitzen, wenn man sich selbst als inkompetent, unterlegen oder nicht liebenswert ansieht. Wenn Sie versuchen, die eigene Selbstachtung zu stärken, sich selbst aber in wichtigen Bereichen negativ sehen, werden Ihre Bemühungen ins Leere gehen oder nur zu kurzfristigen Erfolgen führen. Wenn es Ihnen umgekehrt gelingt, ein positiveres Selbstbild zu entwickeln, wird eine höhere Selbstachtung die automatische Folge sein.

Zur Entwicklung eines positiven Selbstbilds gibt es grundsätzlich zwei Ansätze: Der erste besteht darin, aus der Kindheit mitgeschleppte negative Grundüberzeugungen kritisch zu hinterfragen, sobald man merkt, dass sie das eigene Denken beeinflussen. Bei Mary z. B. waren dies die negativen Grundüberzeugungen: «Ich bin anderen unterlegen», und: «Ich bin nicht so intelligent und tüchtig wie andere.»

Der zweite Ansatz zielt darauf ab, Gewohnheitsmuster zu erkennen, die mit negativen Grundüberzeugungen verbunden sind, und zu üben, sie durch Verhaltensweisen zu ersetzen, die positive Überzeugungen widerspiegeln. So ist es z. B. für Menschen mit einem negativen Selbstbild typisch, sich selbst zu kritisieren und mit negativen Begriffen zu beschreiben. Mary z. B. sagte oft: «Das war so dumm von mir! Ich kriege aber auch nie etwas richtig hin.» Als wir darüber sprachen, fiel Mary wieder ein, dass dies Worte waren, die ihre Mutter häufig benutzte, als Mary noch klein war und die für Kinder typischen Fehler machte.

Wenn Sie negative Begriffe erkennen, mit denen Sie sich selbst belegen, versuchen Sie, einen positiveren Ersatz zu finden. Mary z. B. sagte sich immer dann, wenn sie sich dabei ertappte, dass sie die Worte ihrer Mutter wiederholte: «Nein, ich bin nicht dumm. Das sind die Worte meiner Mutter, und sie sind nicht wahr. Ich kann vieles sehr gut machen und bin nicht auf den Kopf gefallen. Mir ist bloß ein Fehler unterlaufen, der sich in nichts von den Fehlern anderer Menschen unterscheidet.»

Mary hielt ihre Gedanken in der folgenden Zusammenfassung fest. Mehrere Wochen lang las sie sie immer wieder durch und merkte, dass die Zusammenfassung ihr dabei half zu erkennen, wann sie von den alten negativen Grundüberzeugungen beeinflusst wurde. Es fiel ihr auch leichter sich daran zu erinnern, was sie tun musste, um sie zu verändern. Während sie die alten Grundüberzeugungen in Frage stellte und sie durch neue Verhaltensweisen ersetzte, spürte Mary, dass sie sich in geselligen Situationen immer wohler fühlte. Sie bemerkte auch, dass sie weniger selbstkritisch war.

Ich bin anderen unterlegen und weniger intelligent und tüchtig als sie

Warum dies für mich ein Thema ist

Als ich klein war, wurde ich von meinen Brüdern oft gehänselt. Sie sagten, ich sei dumm, und lachten über meine Ideen. Sie wussten natürlich mehr als ich, weil sie älter waren, ich aber führte es auf meine eigene Dummheit zurück. Auch meine Mutter neigte dazu, negative Kommentare zu machen, und behandelte mich, als sei ich unfähig. Ich glaube, dabei hat mitgespielt, dass sie sich selbst für dumm und unfähig hielt. Außerdem war sie überängstlich. Nie ließ sie mich irgendetwas machen, das sie für «zu gefährlich» oder «nicht damenhaft» hielt.

Situationen, in denen mir dieses Thema Probleme macht

1. Immer wenn ich einen Fehler mache, empfinde ich mich selbst als dumm und unfähig.
2. Oft mache ich mir Sorgen, andere Leute könnten meine Fehler bemerken und mich für unfähig halten. Selbst wenn es um Dinge geht, die ich eigentlich gut kann, tue ich so, als könnte ich jeden Augenblick bei einem Fehler ertappt werden und es könnte sich herausstellen, dass ich in Wirklichkeit unfähig bin.
3. Wenn ich meine Meinung sagen oder eine Entscheidung treffen soll, fühle ich mich oft wie gelähmt.
4. Wenn ich meine Meinung sage, entschuldige ich mich mehrfach und rede meine eigenen Ideen klein.

Was ich mir sagen kann

Ich mag kein Genie sein, aber dumm bin ich auch nicht. Ich bin normal, und das ist völlig ausreichend. Ich habe viele gute Eigenschaften und Fähigkeiten. Ich bin eine gute Köchin, ich schaffe mehr Arbeit als die meisten anderen im Büro, die Leute sprechen gern mit mir, ich kümmere mich um andere, ich kann anderen bei Problemen gut helfen und komme oft auf Lösungen, die anderen nicht einfallen. Sowohl mein Chef als auch meine Kolleginnen und Kollegen suchen oft meinen Rat.

Wenn die alten Grundüberzeugungen Oberhand gewinnen, kann ich mir klarmachen, dass ich im Zeittunnel stecke, und mit den bewährten zwei Maßnahmen darauf reagieren:

1. *Überlegen, was gerade vor sich geht:* «Ich befinde mich im Zeittunnel und fühle mich wie ein kleines Mädchen, das mit seinen älteren Brüdern konkurriert, die nur darauf warten, mich in die Pfanne zu hauen. Jetzt ist es an der Zeit, in die Gegenwart zurückzukehren.»
2. *Feststellen, was daran real ist:* «Ich bin weder dumm noch unfähig. Ich werde bei der Arbeit wertgeschätzt und fälle viele gute Entscheidungen. Ja, ich übertreffe viele meiner Kolleginnen und Kollegen und mache weniger Fehler als sie. Ich bin als Kind einer Lüge aufgesessen, aber ich bin jetzt kein Kind mehr.»

Was ich tun kann
1. Sobald ich merke, dass ich mich selbst schlecht mache oder mich mit negativen Begriffen belege, kann ich mir sofort die Wahrheit vor Augen halten und positive Aussagen dagegensetzen.
2. Ich kann einen Moment innehalten und mir all die Dinge vor Augen führen, die ich gut mache und mit Erfolg bewältigt habe.
3. Ich kann aufhören, mich mit anderen zu vergleichen. Wenn ich mich dabei ertappe, kann ich mich selbst daran erinnern, dass es immer Menschen geben wird, die mehr oder weniger können als ich. Das spielt aber keine Rolle. Ich stehe in keinem Wettbewerb. Niemand verteilt Punkte dafür, wie ich mein Leben führe.
4. Wenn mir jemand ein Kompliment macht, kann ich einfach «Danke» sagen.
5. Wenn ich meine Meinung sage, brauche ich mich nicht zu entschuldigen. Ich sage einfach, was ich denke, ohne es durch Zusätze zu schmälern wie: «Wahrscheinlich tut das sowieso nichts zur Sache . . .»
6. Wenn ich Angst bekomme, weil ich nach meiner Meinung gefragt werde, kann ich sagen: «Lassen Sie mich bitte einen Moment lang darüber nachdenken.» Das Tempo zu drosseln nimmt den Druck und hilft mir, klarer zu denken.

Was macht meinen Wert aus?

Ein Bereich persönlicher Überzeugungen wird häufig übersehen, wenn es um das eigene Selbstbild geht, nämlich die Frage: «Was macht den Wert eines Menschen aus?» Jeder von uns hat von seiner Familie und der Kultur, in der er aufgewachsen ist, eine Reihe von Antworten auf diese Frage mitbekommen, auch wenn die meisten nie bewusst darüber nachgedacht haben.

Kapitel 9 beschreibt, wie sehr Kimberly darum ringen musste zu akzeptieren, dass sie als normaler Mensch in eine unnormale Situation geraten war. Für sie war dies bereits der erste Schritt zu einem positiveren Selbstbild. In Kapitel 11 sahen wir, dass ihre Grundüberzeugung, immer stark sein zu müssen und niemals Schwächen zeigen zu dürfen, für sie ein echtes Problem darstellte. Kimberlys Vater, der Schwächen verachtete und sie nur lobte, wenn sie stark war, hatte in sie die Überzeugung eingepflanzt, dass Stärke deariation der allgemeinen Aussage dar, dass ein Mensch nur Wert hat, wenn er etwas Wertvolles *tut*. Diese Vorstellung speist sich aus verschiedenen Quellen. In unserer Kultur werden Menschen, die im Sport, in der Schauspielerei oder in der Politik erfolgreich sind, mit Geld und Ansehen belohnt. In Filmen und Fernsehsendungen wird meist die Person, die am stärksten, klügsten oder erfolgreichsten ist, als Held oder Heldin herausgestellt. Selbst die zunächst linkische Hauptperson macht ihre Unbeholfenheit dadurch wett, dass sie etwas Wunderbares vollbringt. Unsere Kultur legt ganz offensichtlich großes Gewicht auf Erfolg und Leistung und schaut auf die hinunter, die in diesem System versagen.

Mary, Robert und Kimberly bekamen dies aber nicht nur von der sie umgebenden Kultur, sondern in verstärkter Form auch von ihren Eltern vermittelt. Alle drei wuchsen in Familien auf, in denen es mindestens ein Elternteil gab, das sie ständig kritisierte. Zustimmung erlangten sie von ihren Eltern nur, wenn sie auf eine von den Eltern akzeptierten Art und Weise Leistung zeigten. Damit verbunden war für sie die Botschaft, dass sie nur Wert besaßen und im wahrsten Sinne des Wortes liebens*wert* waren, wenn sie sich korrekt verhielten. Ein Perfektionist wie Kimberlys Vater als Elternteil verstärkt diese Botschaft noch.

Eine der Aufgaben, die Mary, Robert und Kimberly – und die meisten meiner anderen Klientinnen und Klienten – hilfreich fanden, besteht darin, sich ganz bewusst zu überlegen, was ihnen Wert verleiht. Diese Aufgabe führt uns zurück in das Reich der ethischen Überzeugungen und der Spiritualität.

Mary und Kimberly fanden, wie in Kapitel 12 beschrieben, die Antworten auf ihre spirituellen Antworten im christlichen Glauben, während Robert einen philosophischen Ansatz vorzog. Weil Robert Schwierigkeiten damit hatte, genau zu beschreiben, was er glaubte, hatte er am stärksten mit dieser Aufgabe zu kämpfen. Nach einer längeren Zeit des Nachdenkens begann er jedoch, rationale Aussagen zu formulieren, die für ihn befriedigend waren. Hier seine Zusammenfassung zu diesem Thema:

Was macht meinen Wert aus?

Warum dies für mich ein Thema ist
Meine Eltern waren überkritisch und demütigten mich oft, als ich klein war. Deshalb kam ich zu der Überzeugung, dass ich nichts wert sei und nur wertgeschätzt würde, wenn ich etwas Besonderes tun würde. Das ist eine Lüge.

Was ich tun kann, um mich selbst mehr wertzuschätzen
Dass ich lebe, ist wichtig, ganz unabhängig davon, was ich fühle oder tue. Mein grundsätzlicher Wert als Mensch hat nichts mit meinen Taten zu tun. Wert mit Leistung gleichzusetzen würde zu einem völlig willkürlichen Wertesystem führen, für das es keine objektiven Anhaltspunkte gibt. Ich bin ein Mensch, der viele verschiedene Handlungen ausführt. Ich bin nicht mit diesen Handlungen gleichzusetzen. Meine Handlungen können mehr oder weniger wertvoll sein, meinen Wert als Mensch steigern oder schmälern sie nicht.

Wie ich lebe, ist wichtiger als das, was ich tue. Ich genieße es, aktiv zu sein, auf diese Weise wird sich die Richtung, in die es geht, schon weisen. Der Weg ist wichtiger als das Ziel.

Ich arbeite an mir selbst, weil es mir Freude und Erfüllung bringt – nicht, weil es mich zu einem besseren Menschen macht.

Dafür, dass ich gesunde, befriedigende und langfristige Beziehungen aufbaue, ist vor allem wichtig, wer ich *bin*; was ich *tue*, ist weniger wichtig.

Am Ende meines Lebens werden echte Begegnungen und gelungene zwischenmenschliche Beziehungen wichtiger sein als alles, was ich einmal getan habe.

Die Zusammenfassungen von Mary und Kimberly unterschieden sich deutlich von Roberts, da sie sich bei der Suche nach Antworten vor allem auf ihren Glauben stützten. Da Marys und Kimberlys Zusammenfassungen sehr ähnlich sind, ist hier nur die von Mary abgedruckt.

Was macht meinen Wert aus?

Warum dies für mich ein Thema ist
Meine Brüder setzten mich ständig herab und machten sich über alles lustig, was ich tat. Meine Eltern taten wenig, um sie daran zu hindern, und gaben mir von sich aus keinerlei Unterstützung. Deshalb kam ich zu der Überzeugung, dass ich nichts richtig machen könne und anderen unterlegen sei. Mein Selbstwertgefühl war folglich gering. Das entspricht aber nicht der Wahrheit. Ich bin genauso wertvoll und tüchtig wie jeder andere Mensch.

Was ich tun kann, um mich selbst mehr wertzuschätzen
Ich bin ein Geschöpf Gottes. Er misst mir Wert bei. Ja, ich weiß genau, wie Gott mich sieht:

> «Was ist der Mensch, dass du seiner gedenkst, und des Menschen Kind, dass du dich seiner annimmst? Du hast ihn wenig niedriger gemacht als Gott, mit Ehre und Herrlichkeit hast du ihn gekrönt. Du hast ihn zum Herrn gemacht über deiner Hände Werk, alles hast du unter seine Füße getan: Schafe und Rinder allzumal, dazu auch die wilden Tiere, die Vögel unter dem Himmel und die Fische im Meer und alles, was die Meere durchzieht. Herr, unser Herrscher, wie herrlich ist dein Name in allen Ländern!» (Psalm 8, 5–10)

> «Wisset ihr nicht, dass ihr Gottes Tempel seid und der Geist Gottes in euch wohnt? Wenn jemand den Tempel Gottes verdirbt, den wird Gott verderben, denn der Tempel Gottes ist heilig; der seid ihr.» (1. Korinther, 16–17)

Für Gott ist das, was ich bin, viel wichtiger als das, was ich tue. Ich denke dabei auch an die Seligpreisungen in der Bergpredigt (Matthäus 5, 3–10).

Das Gleichnis vom Reichen, der nur mit dem Anhäufen weiterer Reichtümer beschäftigt war, zeigt, was Gott von materiellen Gütern hält:

> «Aber Gott sprach zu ihm: Du Narr! Diese Nacht wird man deine Seele von dir fordern; und was wird's sein, das du bereitet hast? So geht es dem, der sich Schätze sammelt und ist nicht reich für Gott.» (Lukas 12, 20–21)

Beachten Sie, wie Mary Bibelverse einsetzte, die ihr persönlich etwas bedeuten. Nach meiner Erfahrung ist es für Klientinnen und Klienten mit starker Bindung an eine Religion, die heilige Schriften besitzt – sei dies nun die christliche, jüdische, buddhistische, muslimische oder eine andere Religion –, sehr hilfreich, aussagefähige Verse aus diesen Schriften in die positiven inneren Dialoge mit aufzunehmen. Wenn Klientinnen und Klienten täglich beten oder meditieren, ermutige ich sie auch, einen kleinen Teil dieser Zeit dem Kampf mit den Lügen aus der Kindheit zu widmen, die sie noch immer verfolgen.

Beachten Sie, dass die entsprechenden Abschnitte in Roberts und Marys Zusammenfassungen nur verschiedene Wege darstellen, das Gleiche zu sagen. Denken Sie beim Schreiben Ihrer persönlichen Zusammenfassungen daran, dass Sie die einzige Person sind, die sie lesen wird. Schreiben Sie alles auf, was Sie seit Ihrer Kindheit gefangen hält. Machen Sie aus Ihren Zusammenfassungen lebendige, aussagefähige Dokumente, die wachsen und sich weiter entwickeln, während Ihr Verständnis von der eigenen Person und Ihrem Platz in der Welt sich weiter vertieft.

Perfektionismus

Perfektionismus ist ein Charakterzug, der sich direkt auf das Selbstbild auswirkt, und ist bei Menschen mit Angstproblemen weit verbreitet. Gemeint ist die Neigung, mit allem, was nicht perfekt ist oder extrem hohen Anforderungen genügt, unzufrieden zu sein und zu glauben, dass Perfektion möglich ist. Ein weiterer Faktor ist die Neigung, die Bedeutung normaler, alltäglicher Fehler zu übertreiben. Auch die Verknüpfung des Selbstwertgefühls mit der eigenen Leistung gibt dem Perfektionismus ständig neue Nahrung. Da ich auf die Notwendigkeit, noch einmal zu überlegen, was den eigenen Wert ausmacht, bereits hingewiesen habe, wird sich dieser Abschnitt auf die Überzeugungen konzentrieren, dass «Perfektion möglich» und «Fehler eine Katastrophe» sind.

Mary, Robert und Kimberly wurden von Eltern erzogen, die selbst Perfektionisten waren. Roberts und Kimberlys Eltern waren extremer als Marys, folglich war auch ihr Kampf gegen den Perfektionismus schwieriger. Bei allen dreien bestand der erste Schritt darin zu erkennen, in welchen Situationen der Perfektionismus bei ihnen zu einer versteckten Quelle verstärkter Angstsymptome oder unangemessener Verhaltensweisen wurde. Der nächste Schritt bestand darin, Aussagen zu formulieren, die das perfektionistische Denken in Frage stellten, und neue Verhaltensweisen zu finden, die sich an die Stelle alter Verhaltensmuster setzen ließen. Hier Roberts Zusammenfassung zu der Überzeugung, dass Perfektion möglich ist.

Perfektionismus: «Perfektion ist möglich»

Warum dies für mich ein Thema ist
Meine Eltern waren beide sehr kritisch. Dass sie einmal sagten, ich habe etwas richtig gemacht, kam äußerst selten vor. Ich wuchs mit dem Gefühl auf, dass meine Eltern nur die absolute Perfektion akzeptieren würden. Alles andere wurde lächerlich gemacht.

Situationen, in denen mir dieses Thema Probleme macht
1. Bei der Arbeit, aber auch bei Veranstaltungen und geselligen Zusammenkünften suche ich immer nach etwas, das ich kritisieren kann.
2. Wenn ich mal einen Fehler mache, lamentiere ich endlos darüber, wie schrecklich das ist.
3. Wenn ich mal etwas nicht verstehe, sei es ein Formular, das ich bei der Arbeit ausfüllen muss, oder das Verhalten von jemandem, mache ich mir endlos Sorgen darüber, was ich alles falsch machen kann.

Was ich mir sagen kann
Perfektionismus kann man gar nicht erreichen. Kein Mensch kann alles perfekt machen. Nicht umsonst heißt es: «Nobody is perfect.» Und ein altes Sprichwort sagt: «Irren ist menschlich.» Wenn ich mir Perfektion zum Ziel setze, muss ich zwangsläufig scheitern. Perfektion kann immer nur eine Richtung anzeigen, in die man gehen will; ankommen kann man dort nie.

Was ich tun kann
1. Ich kann mich auf die positiven Aspekte meines Handelns konzentrieren, anstatt mich bei den Unzulänglichkeiten aufzuhalten.
2. Ich kann mich selbst zurücknehmen, wenn ich merke, dass ich kleinlich und pingelig werde.
3. Ich kann bewusst üben, in dem, was andere tun, eher das Positive zu sehen und weniger darauf herumzuhacken, was vielleicht nicht so gelungen ist.
4. Ich kann bewusst üben, anderen Komplimente zu machen und sie zu bestärken und aufzubauen. Vom *Mies*macher kann ich zum *Mut*macher werden.

«Fehler sind eine Katastrophe»

Die größten Probleme verursacht Perfektionismus, wenn er dazu führt, dass man die Bedeutung von Fehlern übertreibt. Schließlich kann man sich so auf einen Fehler fixieren, dass es einem nicht gelingt, auf logische Weise zu einer Lösung zu finden. Sowohl Mary als auch Robert meinten, dass dies auf sie zuträfe. Um das Problem anzugehen, mussten sie zwei Schritte unternehmen:

Als Erstes mussten sie einen inneren Dialog entwickeln, der ihnen half, sich nicht mehr auf das Problem, sondern vielmehr auf die Lösung zu konzentrieren. Dann mussten sie lernen, die Probleme, die durch Fehler entstehen können, auf systematische Weise zu lösen. Hier Roberts Zusammenfassung zu diesem Thema. (Da es mit dem Thema «Perfektionismus» verwandt ist, bewahrte er beide Blätter zusammen auf.)

Perfektionismus: «Fehler sind eine Katastrophe»

Warum dies für mich ein Thema ist
Dass meine Eltern einmal sagten, ich hätte etwas richtig gemacht, kam äußerst selten vor. Meist betonten sie gerade das Detail, das vielleicht nicht so ganz gelungen war. Dabei handelte es sich aber um Unzulänglichkeiten, die für ein Kind in meinem Alter völlig normal waren. In der Schule hatte ich es schwer, sowohl die Kinder als auch die Lehrer machten sich über mich lustig. Ich hatte schreckliche Angst davor, einen Fehler zu machen, weil es dann immer zu unangenehmen und äußerst peinlichen Situationen kam.

Situationen, in denen mir dieses Thema Probleme macht
1. Das größte Alarmzeichen ist, dass ich ständig darüber lamentiere, wie dumm ich gewesen sei, einen Fehler zu machen.
2. Meist werde ich dann wütend und gerate außer mir.
3. Ich fange an mich zu verhalten wie meine Eltern. Ich gebe anderen die Schuld an meinen Fehlern und sage verletzende Dinge, die nicht der Wahrheit entsprechen.

Was ich mir sagen kann
1. Einen Fehler zu machen oder eine Aufgabe nicht zu schaffen macht mich nicht zum Versager. Mein Wert als Mensch hat damit gar nichts

zu tun. «Dass ich einen Fehler *mache,* heißt nicht, dass ich einer *bin*» (Hugh Prather).

2. In Wahrheit sind die meisten Fehler unbedeutend. Außerdem werden ständig irgendwo irgendwelche Fehler gemacht. Ich kann mich fragen: Wird sich durch diesen einen Fehler mein Leben verändern? Wird er in einer Woche oder einem Monat noch wichtig sein?
3. Fehler sind ein natürlicher Bestandteil jeden Lernprozesses. Aus Fehlern wird man klug!
4. Ich höre auf, über meinen Fehler zu lamentieren, und wende mich der Problemlösung zu. Dazu kann ich den dreistufigen Ansatz zur Problemlösung verwenden.

Was ich tun kann – Der dreistufige Ansatz zur Lösung von Problemen

1. Was ist geschehen?
2. Lässt es sich wieder rückgängig machen? Falls ja, wie? Falls nicht, muss ich dies akzeptieren und nach vorne sehen.
3. Was habe ich daraus gelernt? Kann ich den gleichen Fehler in Zukunft vermeiden? Bedenken Sie, dass es immer Dinge gibt, auf die man sich nicht vorbereiten oder die man nicht verhindern kann.

Sich mit den eigenen Gefühlen anfreunden

Gefühle sagen uns nichts anderes, als dass ein Bedürfnis besteht oder erfüllt worden ist. Manchmal ist dieses Bedürfnis durch ein schwieriges Lebensereignis wie eine Krankheit oder einen Schicksalsschlag entstanden. In anderen Fällen erinnert es an ungesunde Grundüberzeugungen, Konflikte in Beziehungen oder ungelöste spirituelle Fragen. Für die meisten meiner Klientinnen und Klienten, darunter auch Mary, Robert und Kimberly, besteht die schwierigste Lektion darin, die eigenen Gefühle zu akzeptieren und sich mit ihnen anzufreunden, d. h., ihre Gefühle als Zeichen dafür anzusehen, dass sie gesunde, normale Menschen sind. Sobald man sie akzeptiert, wird es auch leichter, mit den eigenen Gefühlen umzugehen. Sie werde feststellen, dass deren Intensität Ihnen dann keine Angst mehr machen wird.

Möglich ist, dass Sie einige oder viele Emotionen stärker empfinden als die meisten Menschen. Bei sensiblen Menschen ist dies weit verbreitet. Sie sind deshalb nicht unnormal, sondern nur ein wenig anders. Dass sie sensibler sind als andere, liegt innerhalb der normalen Bandbreite menschlicher Existenz. Menschen sind nun einmal sehr unterschiedlich, und jeder empfindet das Leben ein wenig anders. Denken Sie immer daran, dass Ihre Sensibilität auch ein großer Vorteil ist, der es Ihnen ermöglicht, mehr Freude zu empfinden und vieles tiefer und klarer zu sehen als der Durchschnittsmensch.

Unerwartete Wut

Eines der Gefühle, mit denen Mary sich anfreunden musste, war Wut. Nachdem sie sich drei Wochen lang täglich die Liste Ihrer Rechte (siehe Kapitel 10) durchgelesen und die Methode «Beschreiben, erklären, vorschlagen» (siehe Kapitel 11) angewendet hatte, erlebte Mary starke Wutgefühle, die sie so von sich nicht kannte und die sie beängstigten. Sie hatte sich immer zugute gehalten, dass sie selten Wut hatte. Jetzt verspürte sie nicht nur sehr viel mehr Wut, sondern ließ diese Wut gelegentlich auch andere spüren.

So wie Mary ergeht es vielen Menschen. Wenn jemand, der lange Zeit Konflikten aus dem Weg gegangen ist, seine Wut unterdrückt und sich nicht für seine Rechte stark gemacht hat, plötzlich anfängt, persönliche Bedürfnisse stärker wahrzunehmen und sich für deren Erfüllung einzusetzen, kann es durchaus häufiger zu Wutgefühlen kommen als zuvor.

Kapitel 4 erklärt, dass wir Angst oder Wut verspüren, wenn ein Bedürfnis bedroht ist. Welche der beiden Alternativen wir fühlen, hängt davon ab, wie wir das Wesen der Bedrohung und unsere Fähigkeit, ihr zu begegnen, einschätzen. In Kapitel 4 wird auch erwähnt, dass Wut die nötige Energie und Motivation schafft, um die Bedrohung zu überwinden, während Angst die Energie und Motivation schafft, der Bedrohung aus dem Weg zu gehen. Als Kind ignorierte Mary ihre Bedürfnisse und unterdrückte ihre Wut, um die Anerkennung ihrer Eltern zu gewinnen. Infolgedessen hatte sie wenig Erfahrung mit Wut.

Da eine von Marys Grundüberzeugungen darin bestand, dass sie unfähig sei, ihre Bedürfnisse zu befriedigen, bestand die für sie typische Reaktion auf bedrohte Bedürfnisse aus Angst oder Depression. (Ihre Depression ging auf die vielen Verluste zurück, die sie im Stillen erlitt, weil sie nichts für die Erfüllung ihrer Bedürfnisse tat.) Zum ersten Mal in ihrem Leben begann sie jetzt zu sehen, dass ihre Bedürfnisse wichtig waren und sie das Recht und die Fähigkeit besaß, Schritte zu deren Erfüllung zu unternehmen. In vielen Situationen spürte sie, dass die Bedrohung ihrer Bedürfnisse überwindbar war. Dies wiederum löste ihre Wutgefühle aus.

Weil Mary ihre Wut so viele Jahre lang unterdrückt hatte, bedurfte es erst einmal ziemlich starker Wutgefühle, um das bestehende Reaktionsmuster zu durchbrechen und die Überzeugung zu überwinden, dass Wut etwas Schlimmes sei. So wie sie gelernt hatte, mit ihrer Angst umzugehen, lernte sie jetzt, mit ihrer Wut besser zurechtzukommen, um sie von einem Feind zu einem Verbündeten machen zu können. Nachdem sie einige Monate lang zwischen der Unterdrückung von Wut und ungewohnten Wutausbrüchen hin- und hergeschwankt war, pendelte sich Mary allmählich auf einem Mittelweg ein. Sie begann, die eigenen Bedürfnisse, die – wenn sie unerfüllt blieben – bei ihr Wutgefühle verursachten, ernster zu nehmen, und lernte gleichzeitig, sich auf angemessene Weise zu beherrschen. Zwar sind solche ersten Erfahrungen mit der eigenen Wut für jemanden wie Mary oft nicht einfach, doch dauert es in der Regel nicht allzu lang, bis die Betroffenen sich mit ihren «neuen» Gefühlen arrangieren und lernen, mit ihnen umzugehen. Auf diese Weise können sie ihre Wut auch als Quelle der Motivation und Energie für ein selbstbewusstes Auftreten nutzen.

Sich selbst für «normal» erklären

Menschen mit Angstproblemen fühlen sich oft allein und meinen, sie seien anders als andere. Häufig höre ich sie sagen, sie seien «verrückt» und wünschten sich nichts sehnlicher, als einfach so normal zu sein wie alle anderen auch. Häufig idealisieren sie andere, denken, alle anderen würden ihre Probleme spielend lösen und ihr Leben mit links meistern.

Eine der schwierigsten Aufgaben auf dem Weg zur langfristigen Genesung besteht darin, sich selbst und alles, was man erlebt, als normale Variationen menschlicher Erfahrung zu akzeptieren. Grundüberlegungen aus der Kindheit wie «Ich bin unterlegen», «Ich bin anders», «Ich bin nicht liebenswert» oder «Ich bin schlecht» erschweren diese Akzeptanz. Besonders schön wird dieses Dilemma in dem bekannten Bonmot von Groucho Marx wiedergegeben: «Ich möchte keinem Club angehören, der mich als Mitglied aufnimmt.» Auf ähnliche Weise glauben viele meiner Klientinnen und Klienten, was mit ihnen zusammenhinge, könne nicht gesund sein.

Um zu illustrieren, worauf es dabei ankommt, frage ich meine Klientinnen und Klienten scherzhaft: «Wussten Sie, dass Selbstgespräche ein Zeichen psychischer Gesundheit sind?» Wenn sie mich dann verblüfft anschauen, sage ich: «Wissen Sie, woher ich weiß, dass das stimmt? Ich weiß es, weil ich Selbstgespräche führe und Experte für das Thema psychische Gesundheit bin.» Auf ähnliche Weise müssen Sie sich als normal erklären. Ein paar Schrullen gehören zum Normalsein dazu und fallen nicht weiter auf. Schauen Sie sich um: Jeder Mensch sieht nicht nur anders aus, er verhält sich auch anders und geht auf andere Weise durchs Leben. Wahrscheinlich empfinden Sie die meisten dieser Unterschiede bei anderen als völlig normal und nicht als Zeichen irgendeiner Krankhaftigkeit. Es wird Zeit, dass Sie sich selbst auf die gleiche Weise sehen.

Ein weit verbreiteter Irrtum, der Menschen davon abhält, sich als normal anzusehen, besteht in der Verwechslung von *Normalität* und *Perfektion*. Menschen, die meinen, anderen unterlegen zu sein, versuchen oft, die vermeintliche Unzulänglichkeit durch Perfektionismus gutzumachen. Nur wer sich vorbildlich verhält und etwas Besonderes leistet, kann unter diesen Umständen als akzeptabel gelten. Die durch den Perfektionismus geschürten unrealistischen Erwartungen führen jedoch dazu, dass man das eigene Verhalten und die eigenen Leistungen als unzulänglich ansieht. Dies wiederum verstärkt die Grundüberzeugung, unterlegen zu sein.

Kimberly ist ein gutes Beispiel für jemanden, der Normalität mit Perfektion verwechselt. Die unrealistischen Ansprüche ihres Vaters vermittelten Kimberly das Gefühl, dass außer absoluter Perfektion nichts akzeptabel sei. Dies führte dazu, dass sie ihre posttraumatischen Belastungssymptome als persönliches Versagen und nicht als normale Reaktion auf eine unnormale Situation ansah.

Die Kraft, die hinter der Verwechslung von Normalität und Perfektion steckt, ist der Wunsch, von anderen akzeptiert zu werden. Mary, Robert und Kimberly hatten alle die Grundüberzeugung, dass andere von ihnen Perfektion erwarteten und alles andere zu Ablehnung führen würde. Diese fälschliche Annahme ging auf die Erfahrungen in ihrer Kindheit zurück, als sie von perfektionistischen Eltern Ablehnung erfuhren.

Neu zu bestimmen, was normal ist, ist einer der Schlüssel zur langfristigen Genesung. Ein normaler Mensch ist *nicht* perfekt. Jeder hat Schwächen und macht immer wieder Fehler. Wenn Sie einen sensiblen Körper haben, werden Sie auf bestimmte Ereignisse körperlich heftiger reagieren als andere. Mary, Robert und Kimberly hatten keine Probleme damit, Unzulänglichkeiten bei anderen Menschen zu akzeptieren. Nur bei sich selbst taten sie sich schwer damit. Im Laufe der Zeit konnten sie jedoch immer besser erkennen, dass *normal* nicht *perfekt* bedeutet. Es gelang ihnen, sich selbst gegenüber gnädiger zu sein, sich selbst Fehler leichter zu verzeihen und vorübergehende Rückfälle in alte Muster besser zu verkraften.

Zusammenfassung von Schlüsselideen

1. Langfristige Genesung erfordert oft die Entwicklung eines positiveren Selbstbilds.
2. Selbstachtung ist ein Teil des umfassenderen Selbstbilds und bezieht sich darauf, welchen Wert man sich selbst beimisst.
3. Die beiden wichtigsten Ansätze für die Entwicklung eines positiveren Selbstbilds sind: 1. Hinterfragen negativer, aus der Kindheit mitgeschleppter Grundüberzeugungen. 2. Erkennen der Gewohnheitsmuster, die mit diesen Grundüberzeugungen zusammenhängen, und Einüben neuer, positiverer Verhaltensweisen.
4. Zur Entwicklung eines positiveren Selbstbilds gehören Überlegungen zu der Frage, was den Wert eines Menschen ausmacht.
5. Perfektionismus stützt sich auf zwei irrige Annahmen: «Perfektion ist möglich» und «Fehler sind eine Katastrophe».
6. Lernen Sie, sich mit ihren Gefühlen anzufreunden.
7. Wer seine Wut lange Zeit unterdrückt hat, muss oft erst lernen, Wutgefühle auszuhalten und auf gesunde Weise mit ihnen umzugehen.
8. Zum Genesungsprozess gehört, sich selbst als «normal» wahrzunehmen.

Praktische Übungen zu Kapitel 13

Formulieren Sie Zusammenfassungen zu den in diesem Kapitel behandelten Themen

In diesem Kapitel werden verschiedene Grundthemen angesprochen, die mit starken Angstproblemen zusammenhängen können. Formulieren Sie Zusammenfassungen für alle Themen, die auf Sie zutreffen. Vergessen Sie nicht, sich (wie in Kapitel 10 beschrieben) dabei zu allen vier Überschriften zu äußern. Reservieren Sie ein bis zwei Tage dafür, zusätzlich noch einmal alle Zusammenfassungen durchzugehen, die Sie zu den Themen früherer Kapitel geschrieben haben.

Wenn Sie bisher noch keine Zusammenfassung geschrieben haben, sollten Sie jetzt damit beginnen. Meine Klientinnen und Klienten haben mit dieser Methode nur die allerbesten Erfahrungen gemacht.

Üben Sie weiter an der Desensibilisierung und führen Sie Tagebuch

Nehmen Sie sich fest vor, bei diesen wichtigen Übungen noch einige Monate am Ball zu bleiben.

14 Letzte Schritte

In den vorherigen Kapiteln haben Sie viele der Hochs und Tiefs mitverfolgen können, die Mary, Robert und Kimberly auf dem Weg zur langfristigen Genesung erlebten. Um alle weiteren Umwege zu beschreiben, müsste ich noch eine ganze Reihe von Kapiteln hinzufügen. Allerdings wären dies allesamt nur Variationen der bereits erläuterten Grundprobleme. In Kapitel 11 z. B. sahen wir, dass Roberts Schluckprobleme zweimal wiederkehrten. Mit mehrmonatigem Abstand gab es danach noch zwei weitere kleinere «Rückfälle». Auch diese waren mit Situationen verbunden, in denen Robert seine Konfliktscheu überwinden, sich für seine Rechte einsetzen und Grenzen setzen musste. Beim ersten Mal hatte dies mit seiner Arbeit zu tun, beim zweiten Mal ging es um Sorgerechtsstreitigkeiten mit seiner ersten Frau. In beiden Fällen wandten wir die in Kapitel 11 beschriebenen Maßnahmen an, und schon bald ging es Robert wieder besser.

Ein Jahr nach unserer letzten Sitzung sprach ich mit Robert, und er berichtete mir, die Schluckbeschwerden seien nicht mehr wiedergekommen. Er kann jetzt alles essen, auch wieder unbeschwert in Restaurants gehen, und hat keine weiteren auffälligen Symptome – was aber nicht heißt, dass er nie wieder Angstgefühle verspürt. Weil er bei der Arbeit stark unter Druck steht und weil er nun einmal einen sehr sensiblen Körper hat, erlebt Robert auch jetzt noch gelegentlich körperliche Symptome, vor allem vor Präsentationen oder Abschlussfristen. Aber es gibt einen großen Unterschied: Er sieht diese Empfindungen jetzt als normale Reaktionen auf stressreiche Situationen an. Er setzt die erlernten Techniken zur Stressbewältigung ein und schenkt seinen Angstgefühlen nicht mehr so viel Aufmerksamkeit. Überdies hat er beobachtet, wie seine Kolleginnen und Kollegen sich in stressreichen Zeiten verhalten, und festgestellt, dass er mit Stress inzwischen sehr viel besser umgehen kann als sie. «Ich bin jetzt Experte im Umgang mit Stress», formulierte er es treffend.

Auch Mary erlebte in den anderthalb Jahren, in denen ich mit ihr arbeitete, noch mehrere schwierige Phasen, die den in den vorigen Kapiteln beschriebenen ähnlich waren. Zwar musste sie noch ein weiteres Jahr eigenständig an der Desensibilisierung weiterüben, doch kann sie inzwischen wieder angstfrei joggen und verreisen, wohin sie möchte. Wenn bei ihr doch einmal Angstgefühle auftreten, stehen diese, wie bei Robert, stets mit Stress in Zusammenhang. Aber sie hat keine «Angst vor der Angst» mehr, sondern greift fast automatisch auf die erlernten Techniken zurück, mit denen sie die Angst im Zaum halten und die ihr zugrunde liegenden Probleme lösen kann.

Kimberly und ich arbeiteten etwa ein Jahr lang zusammen. Leider erlebte sie in dieser Zeit noch einige andere alltägliche Situationen, die eine Rückkehr ihrer posttraumatischen Symptome auslösten. Gegen Ende ihrer Therapie entschied sie sich für einen anderen Arbeitsplatz, was den Umzug in eine andere Stadt erforderte. Etwa ein Jahr nach unserer letzten Sitzung schickte sie mir einen Brief. Sie schrieb, ihre neue Stelle würde ihr viel Freude machen und sie habe schon seit Monaten keine weiteren Symptome mehr gehabt.

Wie geht es weiter?

Einer der wichtigsten Punkte, von denen ich hoffe, dass ich sie Ihnen verständlich machen konnte, lautet: Eine langfristige Genesung braucht Zeit. Je mehr Themen aus der Kindheit mit Ihren Symptomen verwoben sind, desto länger wird es dauern, bis sie wieder genesen sind. Weil die Botschaft, die Ihre Angst Ihnen übermitteln wird, manchmal schwer zu verstehen ist, kann es sein, dass Sie manchmal einige Schritte zurückgehen und von dort erneut anfangen müssen. Das ist ganz normal und ein natürlicher Teil des Heilungsprozesses.

Da Wiederholung der Schlüssel zum Erfolg ist, rate ich Ihnen, dieses Buch ganz langsam und bewusst noch einmal zu lesen. Weil die in den einzelnen Kapiteln vorgestellten Ideen und Techniken alle miteinander zusammenhängen, kann man manches beim ersten Mal leicht übersehen. Und um die in einem frühen Kapitel vorgestellten Ideen und Techniken vollständig zu verinnerlichen, ist oft das Verständnis späterer Kapitel notwendig. Jetzt, wo Sie auch die späteren Kapitel durchgearbeitet haben, werden Sie die in den ersten Kapiteln erläuterten Inhalte mit anderen Augen sehen und sehr viel leichter umsetzen können. Für viele kann sogar ein drittes Durcharbeiten dieses Buches hilfreich sein.

Was, wenn ich nicht vorankomme?

Wenn es Ihnen schwer fällt, allein mit dem Buch zu arbeiten, suchen Sie sich eine Partnerin oder einen Partner, mit der oder dem Sie es gemeinsam durchgehen können. Auch eine Selbsthilfegruppe kann dazu animieren, am Ball zu bleiben. Wenn Sie das Gefühl haben, gar nicht mehr voranzukommen, kann es sinnvoll sein, eine Therapeutin oder einen Therapeuten um Hilfe zu bitten, die oder der mit der Behandlung von Angstproblemen Erfahrung hat. Im Rahmen einer Therapie können Sie «tote Winkel» beleuchten und bearbeiten, die Sie bisher tunlichst übersehen haben, weil sie mit allzu schmerzlichen Gefühlen verbunden sind. In Anhang 2 finden Sie nützliche Hinweise für die Suche nach einer geeigneten Therapeutin bzw. einem geeigneten Therapeuten.

Gelegentlich gibt es Klientinnen und Klienten, bei denen bestimmte Situationen, Orte oder Erinnerungen so starke emotionale Reaktionen auslösen können, dass die in diesem Buch beschriebenen kognitiv-verhaltenstherapeutischen Techniken dem nicht standhalten können. Beispiele wären die Begegnung mit einem als bedrohlich empfundenen Elternteil, mit einer Kreuzung, an der ein Unfall passierte, oder Erinnerungen an eine Vergewaltigung, einen Raubüberfall oder ein Kindheitstrauma, die zu starken Angstgefühlen führen können. In solchen Fällen hat sich meiner Erfahrung nach ein Therapieansatz mit der Bezeichnung Eye Movement Desensitization and Reprocessing (EMDR) sehr gut bewährt. Andere Ansätze wie Hypnose oder Neuro-Linguistisches Programmieren (NLP) können ebenfalls helfen. In Anhang 2 finden Sie Hinweise dafür, wie Sie auf diese Methoden spezialisierte Therapeutinnen und Therapeuten finden können.

Die erlernten Techniken auf andere Lebensbereiche anwenden

In den vor Ihnen liegenden Monaten werden Sie feststellen, dass die Fähigkeiten und Einsichten, die Sie durch die Arbeit mit diesem Buch gewonnen haben, auch in vielen anderen Bereichen Ihres Lebens, die nichts mit Angstgefühlen zu tun haben, nützlich sind. Als Robert z. B. eine langfristige Genesung erlangt hatte, stellte er fest, dass ein Teil seiner Unzufriedenheit in seiner Ehe mit seiner Schwierigkeit zusammenhing, in zwischenmenschlichen Beziehungen echte Nähe zuzulassen. Er hatte oft das Gefühl, von seiner Frau «weit weg» zu sein und verdarb Zeiten des guten Einvernehmens häufig dadurch, dass er mit ihr über Nebensächlichkeiten zu streiten begann. Dahinter steckte die Grundüberzeugung: «Menschliche Nähe ist gefährlich». Robert erinnerte sich an die im Rahmen dieses Selbsthilfeprogrammes erlernten Techniken und schrieb dazu die folgende Zusammenfassung:

«Menschliche Nähe ist gefährlich»

Warum dies für mich ein Thema ist
Meine Eltern hatten beide keine Ahnung, wie man menschliche Nähe herstellt und positiv miteinander umgeht. In meiner Kindheit gab es nur negative zwischenmenschliche Begegnungen: Beschimpfungen, Vorwürfe, Schläge. Später als Erwachsener habe ich dann im Umgang mit anderen die gleichen Verhaltensweisen an den Tag gelegt. Wenn ich mich mal verletzlich zeigte, wurde auf mir herumgetrampelt.

Situationen, in denen mir dieses Thema Probleme macht
1. Ich hacke auf meiner Frau und meinen Freunden herum, betone immer nur das Negative und kränke sie deshalb oft.
2. Ich verhalte mich oft kindisch und stelle unangemessene Forderungen.
3. Immer wieder packt mich irrationale Wut.
4. Ich gebe meiner Frau die Schuld an Dingen, die mit ihr gar nichts zu tun haben.

Was ich mir sagen kann
Ich kann mir klar machen, dass ich im Zeittunnel stecke, und mit den bewährten zwei Maßnahmen darauf reagieren:
1. *Überlegen, was gerade vor sich geht:* «Ich befinde mich im Zeittunnel und benehme mich wieder wie damals als Kind in meinem Elternhaus.»
2. *Feststellen, was daran real ist:* «Meine Frau ist nicht meine Mutter. Ich bin kein Kind mehr. Ich bin ein erwachsener Mann, der sich schützen und verteidigen kann. Meine Frau ist zur ehrlichen Kommunikation fähig, meine Eltern waren dies nicht. Meine Frau liebt mich und würde mich niemals willentlich kränken. Ich habe von ihr nichts zu befürchten. Ihr gegenüber kann ich mich verletzlich zeigen und Nähe zulassen.»

Was ich tun kann

1. Ich kann eine Auszeit nehmen. Ich kann für eine Weile aus dem Zimmer gehen und mit Hilfe des oben aufgeführten rationalen inneren Dialogs aus dem Zeittunnel in die Gegenwart zurückkehren.
2. Ich kann herausfinden, woraus mein aktuelles Bedürfnis besteht. Drei Bedürfnisse, die häufig alte Familienmuster wachrufen, sind:
   a. Ich bin enttäuscht worden oder hatte einen schweren Tag und brauche ein bisschen Zuspruch. Ich kann meine Frau bitten, mich in den Arm zu nehmen und sich eine Weile zu mir zu setzen.
   b. Meine Frau hat etwas getan, das mich gekränkt hat. Ich kann mir klarmachen, dass dies in den meisten Fällen unabsichtlich geschehen ist und sie wahrscheinlich gar nicht bemerkt hat, dass sie mich damit kränkte.
   c. Ich muss sie um etwas bitten, über das zu sprechen mir schwer fällt.
3. Nachdem ich herausgefunden habe, wie mein Bedürfnis lautet, finde ich mit Hilfe der Methode «Beschreiben, erklären, vorschlagen» dafür eine möglichst sachliche Formulierung. Ich kann offen und ehrlich sein. Ich kann mich an meine Verantwortlichkeiten erinnern und freundlich sein.

Robert setzte mehrere Monate lang die obige Zusammenfassung ein. In den ersten drei Wochen las er sie täglich durch. Danach nahm er sie jedes Mal vor, wenn er merkte, dass er in alte Muster verfiel. Bei unserem Nachsorgegespräch am Telefon ein Jahr nach Beendigung der Therapie erzählte mir Robert, dass er gerade diese Zusammenfassung immer wieder einmal herausholen und durchlesen würde. Auch wenn es ihm noch immer schwer fiel, menschliche Nähe zuzulassen, hatte er doch große Fortschritte gemacht, und seine Ehe verlief sehr viel harmonischer.

Viele meiner Klientinnen und Klienten müssen sich mit Angst vor menschlicher Nähe, großem Sicherheitsbedürfnis und Konfliktscheu auseinander setzen. Falls auch Sie mit einem dieser Themen Probleme haben, betrachten Sie es einfach als weiteren Lebensbereich, in dem Sie eine Phase der Desensibilisierung durchlaufen müssen.

Schlusswort

Zum Schluss möchte ich Ihnen noch einmal ausdrücklich Mut machen, sich auf den Weg zur langfristigen Genesung zu begeben. Vielen Menschen ist es gelungen, dieses Ziel zu erreichen. Alles spricht dafür, dass auch Sie erfolgreich sein werden!

Selbst wenn es vielleicht mit der größten Anstrengung verbunden ist, die Sie bisher in Ihrem Leben erbringen mussten – das innere Wachstum, die menschliche Reife und die positive Kraft, die Sie dadurch gewinnen werden, sind jede Mühe wert.

Sehr gern würde ich erfahren, welche Erfahrungen Sie bei der Arbeit mit diesem Buch gemacht haben. Ihre Anmerkungen und Vorschläge können mir helfen, das Selbsthilfeprogramm in zukünftigen Auflagen noch zu verbessern. Nehmen Sie sich deshalb ein paar Minuten Zeit, schreiben Sie die Antworten auf die folgenden Fragen (in englischer Sprache) auf und schicken Sie sie an die folgende Adresse:

Reneau Peurifoy
c/o Life Skills
P.O. Box 7915
Citrus Heights, CA 95621-7915
USA

1. Was hat Ihnen an dem Buch gefallen?
2. Was hat Ihnen an dem Buch nicht gefallen?
3. Welche Kapitel oder Abschnitte fanden Sie am hilfreichsten? Warum?
4. Welche Kapitel oder Abschnitte fanden Sie am wenigsten hilfreich? Warum?
5. Welche Veränderungen würden Sie für zukünftige Auflagen des Buches vorschlagen?
6. Haben Sie weitere Anmerkungen zu dem Buch?

Anhang

1. Kurze Übersicht über die wichtigsten Angststörungen

Zwei typische Symptome im Zusammenhang mit Angstproblemen sind *Panikattacken* und *Agoraphobie*. Die beiden Symptome können wie folgt beschrieben werden:

Panikattacken

Eine Panikattacke ist ein intensiver Angstzustand, der ohne ersichtlichen Grund auftritt und von mindestens vier der folgenden, plötzlich einsetzenden und innerhalb von höchstens zehn Minuten ihren Höhepunkt erreichenden Symptomen begleitet wird:

- Herzklopfen, Herzjagen oder beschleunigter Puls
- Starkes Schwitzen
- Zittern
- Kurzatmigkeit, Atemnot oder Erstickungsgefühle
- Würgen oder Schluckbeschwerden
- Schmerzen in der Brust
- Übelkeit oder Bauchschmerzen
- Schwindel, Gleichgewichtsstörungen oder Schwächegefühle
- Depersonalisation (das Gefühl, «neben sich» zu stehen) und Derealisation (das Gefühl, dass alles «unwirklich» ist)
- Angst, verrückt zu werden oder die Selbstbeherrschung zu verlieren
- Taubheit oder Kribbeln in Fingern, Zehen oder Lippen
- Angst vor schwerer Krankheit oder Tod
- Hitzewallungen oder Frösteln

Treten Angst oder Panik unabhängig von der jeweiligen Situation auf, spricht man von *spontaner Angst bzw. Panik*. Sind sie an bestimmte Situationen (z. B. dem Aufenthalt in einer großen Menschenmenge) gebunden, wird der Begriff *situative oder phobische Angst bzw. Panik* gebraucht. Ist eine Panikattacke in einer bestimmten Situation wahrscheinlich, ohne in dieser Situation immer aufzutreten, spricht man von einer *situativ prädisponierten Panikattacke*. Ein Beispiel dafür wäre jemand, der beim Autofahren häufig Panikattacken hat, manchmal aber auch die gleiche Route fahren kann, ohne Panik zu verspüren.

Agoraphobie

Das Schlüsselmerkmal der Agoraphobie ist die Angst vor Situationen, aus denen zu fliehen schwierig oder peinlich wäre oder in denen es im Fall einer Panikattacke keine Hilfe gäbe. Diese Angst führt dazu, die fraglichen Situationen zu vermeiden oder nur in Gegenwart einer Begleitperson durchstehen zu können.

Die verschiedenen Angststörungen

Das international wichtigste und am weitesten verbreitete Klassifikationssystem für psychische Störungen ist das so genannte «Diagnostische und Statistische Manual psychischer Störungen» (DSM-IV). Hier die darin aufgelisteten Kategorien von Angststörungen:

Panikstörung ohne Agoraphobie

Die Betroffenen haben wiederholt auftretende unerwartete Panikattacken. Sie machen sich große Sorgen, dass diese Attacken erneut auftreten und mit großen Gefahren verbunden sein könnten («Ich könnte die Beherrschung verlieren», «Ich könnte verrückt werden», «Ich könnte eine Herzattacke bekommen», oder: «Ich könnte mich blamieren»), ohne dass es dabei zu agoraphobischem Verhalten kommt.

Panikstörung mit Agoraphobie

Die Betroffenen haben alle Symptome einer Panikstörung ohne Agoraphobie, legen aber zusätzlich noch agoraphobisches Vermeidungsverhalten an den Tag.

Agoraphobie ohne Panikstörung in der Vorgeschichte

Da über 95 Prozent aller Menschen mit Agoraphobie auch Panikattacken haben oder hatten, ist Agoraphobie ohne Panikstörung in der Vorgeschichte recht ungewöhnlich. Eine wissenschaftliche Studie zum Thema stellte fest, dass die Mehrheit der Menschen, bei denen diese Störung diagnostiziert wurde, bei näherer Betrachtung eher unter einer spezifischen Phobie litten als unter Agoraphobie.

Spezifische Phobie

Eine spezifische Phobie ist durch übermäßige oder irrationale Angst gekennzeichnet, die durch eine bestimmte Situation oder einen bestimmten Gegenstand ausgelöst wird. Bei Kindern kann diese Angst in Weinen, Wutanfällen oder Klammerverhalten Ausdruck finden. Erwachsene erkennen in der Regel den übertriebenen oder irrationalen Aspekt ihrer Angst.

Vier Subtypen lassen sich unterscheiden:

– *Tier-Typus:* Bei diesem Subtypus wird die Angst durch Tiere oder Insekten ausgelöst. Er setzt in der Regel im Kindesalter ein.

– *Umwelt-Typus:* Bei diesem Subtypus wird die Angst durch natürliche Umweltphänomene wie Stürme, Höhen oder Wasser ausgelöst. Auch er beginnt in der Regel in der Kindheit.

– *Blut-Spritzen-Verletzungs-Typus:* Hier wird die Angst durch den Anblick von Blut oder einer Verletzung oder durch eine Injektion oder ein anderes invasives medizinisches Verfahren ausgelöst.

– *Situativer Typus:* Die Angst wird durch spezifische Situationen wie den Aufenthalt in einem öffentlichen Verkehrsmittel, in Tunneln, auf Brücken, in Fahrstühlen, Fahrzeugen, Autos oder geschlossenen Räumen ausgelöst. Der Störungsbeginn liegt meist in der Kindheit oder in der Mitte des dritten Lebensjahrzehnts.

- *Anderer Typus:* In diese Kategorie fallen spezifische Phobien, bei denen die Angst durch andere Reize ausgelöst wird. Dies kann die Angst vor oder die Vermeidung von Situationen sein, die zu Ersticken, Erbrechen oder der Ansteckung mit einer Krankheit führen können. Auch die Angst von Kindern vor lauten Geräuschen oder verkleideten Personen gehört in diese Kategorie.

Soziale Phobie

Das Hauptmerkmal der sozialen Phobie ist eine ausgeprägte Angst vor sozialen oder Leistungssituationen wie geselligen Zusammenkünften, sportlichen Wettkämpfen, musikalischen Aufführungen, dem Halten eines Referats in der Schule oder eines Vortrags vor einer größeren Versammlung usw. Solche Situationen werden nur mit großen Angstgefühlen durchgestanden oder ganz vermieden. Menschen mit sozialer Phobie fürchten meist, sich in aller Öffentlichkeit zu blamieren oder in peinliche Situationen zu geraten. Allein diese Vorstellung kann schon zu starken Angstgefühlen oder gar Panikattacken führen. Erwachsene mit sozialer Phobie erkennen in der Regel, dass ihre Angst übertrieben und unbegründet ist.

Zwangsstörung

Das Hauptmerkmal der Zwangsstörung sind wiederkehrende Zwangsgedanken oder Zwangshandlungen, die schwer genug sind, um zeitaufwändig zu sein (sie nehmen mehr als eine Stunde am Tag ein) oder ausgeprägtes Leiden oder deutliche Beeinträchtigungen zu verursachen. Zwangsgedanken sind anhaltende Ideen, Gedanken, Impulse oder Vorstellungen, die als aufdringlich und unangemessen wahrgenommen werden und ausgeprägte Angst oder Leiden verursachen. Häufige Zwangsgedanken sind die Angst, sich selbst und andere zu beschmutzen oder zu infizieren, die Angst, soziale Normen (z. B. durch Fluchen oder unakzeptables sexuelles Verhalten) zu verletzen, und wiederkehrende Zweifel, ob man eine bestimmte Handlung (z. B. das Abschließen einer Tür) ausgeführt hat oder nicht.

Zwangshandlungen sind Verhaltensweisen, die auf rituelle Weise ständig wiederholt werden. Sie können in der Absicht ausgeführt werden, ein Ereignis oder eine Situation in der Zukunft herbeizuführen oder zu verhindern, auch wenn die Zwangshandlung auf dieses Ereignis oder diese Situation keine realistische Auswirkung hat. Zwangshandlungen können auch normale, rationale Handlungen sein, die auf deutlich zwanghafte Weise ausgeführt werden, z. B. rituelles oder übertriebenes Händewaschen aus Angst vor einer Infektion. Die häufigsten Zwangshandlungen sind Händewaschen, Zählen, Überprüfen und Berühren. In geringem Ausmaß auftretende Zwangsgedanken und Zwangshandlungen werden nur dann als Problem angesehen, wenn sie das normale Leben beeinträchtigen, als emotional belastend empfunden werden oder von der betroffenen Person nicht mehr unter Kontrolle gebracht werden können.

Posttraumatische Belastungsstörung

Eine Posttraumatische Belastungsstörung entsteht, wenn jemand mit einem Ereignis konfrontiert wird, das seine körperliche Unversehrtheit oder gar sein Leben bedroht. Durch belastende Erinnerungen, Träume, Rückblenden oder starke Angstgefühle in Situationen, die dem traumatischen Ereignis in irgendeiner Weise ähneln, wird das Ereignis erneut durchlebt. Alles, was mit dem traumatischen Erlebnis zusammenhängt, wird deshalb von den Betroffenen meist ängstlich gemieden. Häufig kommt es auch zu einer emotionalen Abstumpfung, d. h. wichtige Aspekte des Traumas werden nicht mehr erinnert, das Interesse an bestimmten Aktivitäten lässt nach, und es kommt zu einer Distanzierung und Entfremdung von bisher wichtigen Bezugspersonen. Mögliche zusätzliche Symptome: Einschlaf- und Durchschlafstörungen, erhöhte Reizbarkeit, Konzentrationsschwierigkeiten, übertriebene Wachsamkeit und übermäßige Schreckhaftigkeit.

Akute Belastungsstörung

Mit dieser Bezeichnung ist eine Kurzform der Posttraumatischen Belastungsstörung gemeint. Sie wird diagnostiziert, wenn die im vorherigen Abschnitt beschriebenen Symptome innerhalb von einem Monat nach einem traumatischen Erlebnis auftreten und wenigstens zwei Tage, höchstens aber vier Wochen anhalten. Ziehen sich die Symptome länger hin, spricht man von einer Posttraumatischen Belastungsstörung.

Generalisierte Angststörung

Die Hauptmerkmale einer generalisierten Angststörung sind ausgeprägte, über mindestens sechs Monate an der Mehrzahl der Tage auftretende Sorgen und Befürchtungen hinsichtlich bestimmter Ereignisse oder Tätigkeiten. Diese Gefühle stehen in keinem Verhältnis zu der tatsächlichen Wahrscheinlichkeit, dass es zu den gefürchteten Ereignissen kommen wird, und beeinträchtigen die Bewältigung alltäglicher Aufgaben. Obgleich die Angstgefühle stark sein können, kommt es nicht zu Panikattacken. Die Sorgen und Befürchtungen können sich auf alltägliche Dinge wie verschiedene Aufgaben bei der Arbeit, finanzielle Dinge, die Gesundheit von Angehörigen oder Sicherheit von Kindern beziehen. Aber auch kleinere Aufgaben wie Verrichtungen im Haushalt, Autoreparaturen, Zuspätkommen bei Verabredungen usw. können Gegenstand von Angstgefühlen sein.

Angststörung aufgrund eines medizinischen Krankheitsfaktors

Bei dieser Störung stehen Angstgefühle im Vordergrund, die direkt auf eine medizinische Erkrankung zurückgehen. Zu der Vielzahl von Erkrankungen, die Angstgefühle auslösen können, gehören endokrine Störungen (Schilddrüsenunterfunktion und –überfunktion, Phäochromozytom, Hypoglykämie, Hyperkortizismus), Herz-Kreislauf-Erkrankungen (Herzinsuffizienz, Lungenembolie, Arrhythmie), Lungenerkrankungen (chronisch obstruktive Lungenkrankheit, Lungenentzündung), Stoffwechselstörungen (Vitamin B_{12}-Mangel, Porphyrie) und neurologische Erkrankungen (Neoplasma, vestibuläre Dysfunktion, Enzephalitis).

Um zu dieser Diagnose zu gelangen, müssen aus Vorgeschichte, körperlicher Untersuchung oder Laborergebnissen Hinweise auf eine medizinische Krankheit vorliegen, die für die Symptome verantwortlich sein kann. Manchmal stehen bei dieser Störung Ängste oder Sorgen um eine Anzahl von Ereignissen oder Aktivitäten im Vordergrund. In anderen Fällen kommt es zu Panikattacken, Zwangsgedanken oder Zwangshandlungen.

Substanzinduzierte Angststörung

Die mit dieser Störung einhergehenden ausgeprägten Angstgefühle, Panikattacken, Zwangsgedanken oder Zwangshandlungen gehen auf die direkte körperliche Wirkung einer Substanz (z. B. Droge, Medikament, Gift) zurück.

Nicht näher bezeichnete Angststörung

In diese Kategorie fallen Störungen mit ausgeprägter Angst oder phobischer Vermeidung, die nicht die Kriterien der bisher genannten Angststörungen erfüllen. Häufig dient sie als vorläufige Diagnose, wenn unzureichende oder widersprüchliche Informationen vorliegen. Kommen detailliertere Hinweise hinzu, wird sie in eine der oben genannten Diagnosen umgewandelt.

2. Hinweise für die Suche nach einer Therapeutin bzw. einem Therapeuten

Voraussetzung für eine erfolgreiche Therapie ist, dass beide Seiten – Therapeutin bzw. Therapeut und Klientin bzw. Klient – gut zusammenpassen. Die folgenden Hinweise sollen Ihnen helfen, eine Ansprechperson zu finden, mit der Sie gute Erfahrungen machen und die erwünschten Ergebnisse erzielen.

Woher bekomme ich die richtigen Adressen?

Verschaffen Sie sich einen Überblick über die in Ihrer Nähe praktizierenden Therapeutinnen und Therapeuten. Kirchliche oder kommunale Beratungsstellen, Ihre Krankenkasse, aber auch die «Gelben Seiten» können dabei behilflich sein.

Ein wichtiger Ansprechpartner ist auch der Berufsverband Deutscher Psychologinnen und Psychologen, der auf die Behandlung von Angststörungen spezialisierte Therapeutinnen und Therapeuten nennen kann. Die Adresse lautet:

Psychotherapie-Informations-Dienst (PID)
Oberer Lindweg
53129 Bonn
Beratungstelefon + 49 228 74 66 99
Internet: http://www.psychotherapiesuche.de/

Auch zahlreiche Kliniken haben sich auf die Behandlung von Angststörungen spezialisiert oder haben spezielle Angstambulanzen, z. B.:

Psychiatrische und Psychologische Therapie bei Angststörungen:
Angstambulanz
Psychiatrische Klinik
Martinistr. 52
20246 Hamburg
Tel. 040 47 17, 42 25 und 32 23
Internet: http://www.uke.uni-hamburg.de/kliniken/psychiatrie/kernklinik/sozialpsychiatrie/

Eine Liste von Praxen, Kliniken und Kurhäusern in Deutschland, Österreich und der Schweiz finden Sie unter www.aphs.ch

Was soll ich fragen?

Nehmen Sie zunächst telefonisch mit einigen geeignet erscheinenden Therapeutinnen und Therapeuten in Ihrer Nähe Kontakt auf und fragen Sie nach freien Kapazitäten und möglichen Wartezeiten. Sind die äußeren Bedingungen zufrieden stellend, sollten Sie fragen, ob die betreffende Person mit der Behandlung Ihres besonderen Problems Erfahrung hat. So wie Ärztinnen und Ärzte Fachgebiete haben, sind auch Psychotherapeutinnen und –therapeuten auf bestimmte Bereiche spezialisiert. Und so, wie Sie sich im Falle einer Operation für eine qualifizierte Fachkraft entscheiden würden, die diesen Eingriff schon viele Male durchgeführt hat, sollten Sie auch auf psychotherapeutischem Gebiet jemanden suchen, der sich mit Ihren Problemen auskennt und mit deren Behandlung Erfahrung hat. Fassen Sie deshalb am Telefon oder in einem unverbindlichen Erstgespräch Ihr Problem kurz zusammen. Beschreiben Sie Ihre primären Symptome und erklären Sie, wie lange diese schon andauern und wie schwer sie sind. Mary z. B. erklärte einer Therapeutin am Telefon:

Ich rufe an, weil ich jemanden suche, der sich auf die Behandlung von Angststörungen spezialisiert hat. Ich leide seit etwa fünf Jahren unter Panikattacken. In letzter Zeit haben sich meine Angstgefühle so verstärkt, dass ich mich kaum noch weiter als einige Kilometer von meiner Wohnung entfernen und auch nicht mehr in Restaurants, ins Theater oder Kino gehen kann.

Anschließend können Sie die folgenden Fragen stellen:

- Kennen Sie sich mit Angststörungen aus?
- Haben Sie mit der Behandlung von Angststörungen Erfahrung?
- Wie viele Menschen mit Angststörungen haben Sie in der Vergangenheit behandelt?
- Welche Erfolge hatten Sie dabei?
- Wie würden Sie sich in einem Fall wie meinem eine erfolgreiche Behandlung vorstellen?
- Welchen therapeutischen Ansatz verfolgen Sie?
- Wie lange dauert die Therapie in der Regel?
- Was kostet die Behandlung, und sind Sie berechtigt, mit meiner Krankenkasse abzurechnen?

Welcher therapeutische Ansatz ist der beste?

Es gibt viele verschiedene therapeutische Ansätze, von denen jeder seine eigene Begrifflichkeit hat. Bei Angstproblemen ist es ratsam, jemanden zu suchen, der sich mit verhaltenstherapeutischen oder kognitiv-verhaltenstherapeutischen Methoden auskennt.

Die kognitive Therapie zielt auf das Erlernen von Techniken ab, die eine Veränderung ungünstiger Denkmuster ermöglichen. Viele Abschnitte aus diesem Buch basieren auf einem kognitiven Ansatz, vor allem die Ausführungen über negative Denkmuster in Kapitel 7 und die rationalen inneren Dialoge in den späteren Kapiteln. Die in Kapitel 8 beschriebene systematische Desensibilisierung stammt aus der Verhaltenstherapie. Dieser Ansatz zielt darauf ab, sich als schwierig empfundenen Situationen auszusetzen und dabei bestimmte Techniken anzuwenden, die einen besseren Umgang mit ängstlichen Gefühlen und Gedanken ermöglichen. Die Abschnitte aus den Zusammenfassungen mit den Überschriften «Situationen, in denen mir dieses Thema Probleme macht» und «Was ich tun kann» sind diesem Ansatz nachempfunden.

Kognitive und verhaltenstherapeutische Ansätze werden häufig mit anderen Behandlungsformen wie der medikamentösen Behandlung oder der psychodynamischen Therapie kombiniert. Die Suche nach Grundüberzeugungen und Assoziationen, die zur Entwicklung von Symptomen führen, ist ein Beispiel für einen psychodynamischen Ansatz. Viele Therapeutinnen und Therapeuten setzen eine auf den individuellen Fall maßgeschneiderte Kombination dieser Ansätze ein.

Eine sehr interessante neue Behandlungsmethode, die sich meiner Erfahrung nach in Kombination mit einem kognitiv-verhaltenstherapeutisch-psychodynamischen Ansatz sehr bewährt hat, ist das so genannte Eye Movement Desensitization and Reprocessing (EMDR). Auch wenn diese Methode auf den ersten Blick trügerisch einfach wirkt, ist es auch in diesem Fall äußerst wichtig, dass Sie die Hilfe qualifizierter und erfahrener Therapeutinnen und Therapeuten in Anspruch nehmen. Adressen bekommen Sie beim:

Fachverband für Anwender der psychotherapeutischen Methode EMDR:
EMDRIA Deutschland e. V.
Niedernstr. 16
33602 Bielefeld
Tel.: 0521 557 48 86
Fax: 0521 557 48 87
Internet: *www.emdria.de*
EMDR-Netzwerk- Österreich
http://www.emdr-netzwerk.at

Beachten Sie außerdem, dass verschiedene Therapeutinnen und Therapeuten durchaus etwas Unterschiedliches meinen können, wenn sie ein und denselben Begriff benutzen. Scheuen Sie sich deshalb nicht nachzufragen, wenn ein Begriff fällt, den Sie nicht kennen oder dessen Bedeutung Sie in diesem Zusammenhang nicht verstehen.

Wie beurteile ich, ob eine Therapeutin oder ein Therapeut für mich die oder der Richtige ist?

Nach zwei bis drei Sitzungen sollten Sie beurteilen können, ob die gewählte Person Ihnen von ihrem Wissen, ihrem Ansatz, ihrer Persönlichkeit und ihrem Stil her zusagt. Stellen Sie sich die folgenden Fragen:

- Fühle ich mich in ihrer/seiner Gegenwart wohl?
- Kann ich offen und ehrlich mit ihr/ihm sprechen?
- Drückt sie/er sich auf eine für mich verständliche Art und Weise aus?
- Nimmt sie/er sich Zeit, mir Dinge zu erklären, die ich nicht auf Anhieb verstehe?
- Behandelt sie/er mich wie einen Erwachsenen oder eher wie ein Kind oder jemanden, der eine Stufe tiefer steht?
- Kann ich ihr/ihm ohne Probleme sagen, dass ich anderer Meinung bin?
- Setzt sie/er meiner Therapie Ziele, die für mich verständlich sind?

In der Regel dauert es Monate oder gar Jahre, bis eine langfristige Genesung erreicht ist. Dies bedeutet nicht unbedingt, dass Sie die ganze Zeit über zu wöchentlichen Therapiesitzungen gehen müssen. Viele Betroffene legen bei den regelmäßigen Terminen immer wieder Pausen ein, um die erlernten Techniken zu üben, und kehren dann zurück, um die dabei aufgetretenen Schwierigkeiten zu besprechen, die sie nicht allein lösen können. Auch wenn der therapeutische Prozess als langfristig anzusehen ist, sollten Sie nach einer gewissen Zeit deutliche Fortschritte feststellen können. *Lassen Sie nicht zu, dass eine Therapie monate- oder gar jahrelang ohne sichtbare Erfolge vor sich hindümpelt.* Wenn Sie das Gefühl haben, keine Fortschritte zu machen, und nach sechs Sitzungen in Ihrer Therapie keine klare Richtung zu erkennen ist, müssen Sie es wahrscheinlich mit einer anderen Therapeutin oder einem anderen Therapeuten versuchen.

Vor einem Wechsel sollten Sie Ihre Therapeutin oder Ihren Therapeuten darüber informieren, dass Sie erwägen, jemand anderen zu suchen, weil Sie das Gefühl haben, dass Sie in der Therapie nicht vorankommen. Schließlich kann es durchaus sein, dass Sie die eigenen Fortschritte schlicht nicht sehen. Wenn Sie mit verschiedenen Therapeutinnen und Therapeuten gearbeitet haben, ohne nennenswerte Fortschritte zu erzielen, könnte es sein, dass Sie Ihre eigenen Bemühungen kritisch hinterfragen müssen. Haben Sie sich auch wirklich dem therapeutischen Prozess verschrieben und alle Aufgaben erledigt, die Sie üben sollten? Falls nicht, kehren Sie zu der Therapeutin bzw. dem Therapeuten zurück, der Ihnen am effektivsten erschien.

3. Hinweise für die Suche nach einer Selbsthilfegruppe

Wie bei der Auswahl der richtigen Therapeutin oder des richtigen Therapeuten ist es auch bei der Suche nach einer Selbsthilfegruppe wichtig, dass beide Seiten zusammenpassen. Sollten in Ihrer Gegend mehrere Gruppen existieren, schauen Sie ruhig bei allen einmal vorbei, um sich einen persönlichen Eindruck zu verschaffen. Nehmen Sie aber stets mindestens an drei Sitzungen teil, ehe Sie entscheiden, ob eine bestimmte Gruppe für Sie geeignet ist oder nicht.

Gibt es in Ihrer Nähe noch keine Selbsthilfegruppe, können Sie erwägen, selbst eine ins Leben zu rufen.

Mehrere Dachverbände vermitteln Adressen von Selbsthilfegruppen oder geben Hilfestellung bei der Neugründung örtlicher Gruppen:

DASH (Deutsche Angst-Selbsthilfe)
Bayerstr. 77a
80335 München
Tel. 089 54 40 37 75
Fax 089 54 40 37 76

AGORAPHOBIE e. V.
Taunusstr. 5
12161 Berlin
Telefon 030 851 58 24
Telefonische Sprechzeiten
Mo 9–14 Uhr, Mi 13–18 Uhr
Do 18–20 Uhr, Fr 9–13 Uhr

Deutsche Angst-Selbsthilfe
NAKOS Nationale Kontakt- und Informationsstelle zur Anregung und Unterstützung von Selbsthilfegruppen
Albrecht-Achilles-Straße 65
10709 Berlin

KISS (Kontakt- und Informationsstelle für Selbsthilfegruppen) Nürnberg
Frauentorgraben 69
90443 Nürnberg
Tel. 0911 234 94 49
http://www.fen.baynet.de/~yy204/start.htm

SHG bei Depression und Angst
Obere Augartenstraße 26–28
A-1020 Wien
Tel. 290 59 74

Club D&A, Selbsthilfe bei Depression und Angststörungen
Lederergasse 22/12
A-1080 Wien
Tel. 407 77 27
Fax 407 77 27–71

Gesellschaft zur Förderung der Selbsthilfe für Menschen
mit Angststörungen und Panikattacken
Raffaelgasse 30/11
A-1200 Wien
Tel. 334 63 62

Angst- und Panikhilfe Schweiz
Hölzliweg 165
CH-4232 Fehren
Telefon: 0848 801 109
E-Mail: aphs@aphs.ch
Web: www.aphs.ch

Wie hilfreich es sein kann, sich einer solchen Gruppe anzuschließen, kann gar nicht oft genug betont werden. In meiner langjährigen Zusammenarbeit mit zahlreichen Selbsthilfegruppen habe ich viele positive Erfahrungen gemacht.

Überhaupt ist es ratsam, dass Selbsthilfegruppen sich örtliche Therapeutinnen oder Therapeuten suchen, die die Gruppe bei Bedarf beraten können. Dabei braucht es nicht nur um fachliche Fragen, sondern auch um die Lösung gelegentlich in solchen Gruppen auftretender zwischenmenschlicher Probleme zu gehen.

So nützlich Selbsthilfegruppen sind, haben sie doch auch ihre Grenzen. Um wirksam arbeiten zu können, müssen sie sich auf einen Themenbereich konzentrieren. Viele Menschen mit Angststörungen haben jedoch zusätzliche, nicht mit der Angst zusammenhängende Probleme, die sie angehen müssen, um zu einer langfristigen Genesung zu gelangen. Die drei häufigsten Probleme dieser Art sind Suchtprobleme, Kindheitserfahrungen mit körperlichem, sexuellem oder emotionalem Missbrauch sowie schwere Erkrankungen oder Behinderungen. In solchen Fällen kann es durchaus hilfreich sein, an einer Gruppe teilzunehmen, die sich mit Angststörungen beschäftigt, und sich eine zweite Selbsthilfegruppe zu suchen, in der das andere Problem bearbeitet werden kann.

Auch bei solchen Fragen können beratende Therapeutinnen und Therapeuten weiterhelfen. Ich würde mich daher freuen, wenn diese Hinweise meine Kolleginnen und Kollegen motivieren können, örtliche Selbsthilfegruppen tatkräftig zu unterstützen.

4. Entspannungstechniken

Der von Herbert Benson geprägte Begriff «Entspannungsreaktion» bezeichnet einen Entspannungszustand der Tiefenmuskulatur, der mit Hilfe einer fest umschriebenen Technik hervorgerufen wird. Manche dieser Techniken sollten von Therapeutinnen und Therapeuten angeleitet oder in speziellen Kursen erlernt werden, z. B. Biofeedback, Autogenes Training, Hypnose, Bilderreisen und Meditation. In diesem Anhang finden Sie kurze Beschreibungen von vier bewährten Entspannungstechniken, die Sie auch allein erlernen und einsetzen können.

Nehmen Sie sich fest vor, 15 bis 30 Minuten am Tag zu üben. Dazu brauchen Sie nicht mehr als einen bequemen, ungestörten Platz zum Sitzen oder Liegen. Zur Beendigung Ihrer Übungszeit sollten Sie sich lieber keinen Wecker stellen. Sein Klingeln könnte Sie erschrecken und dazu führen, dass sich Ihre Muskeln wieder verspannen.

Je nachdem, welche Techniken Ihnen besonders zusagen und wie viel Zeit Ihnen zur Verfügung stehen, können Sie sich für eine Technik entscheiden oder die verschiedenen Techniken kombinieren. So könnten Sie z. B. mit der Progressiven Muskelentspannung beginnen und dann zu Herbert Bensons Entspannungstechnik übergehen.

Wenn Sie feststellen, dass es Ihnen schwer fällt, die Techniken allein einzuüben, belegen Sie einen Kurs zum Thema, z. B. bei der Volkshochschule oder einer anderen Einrichtung der Erwachsenenbildung in Ihrer Nähe. Informationen über solche Anbieter bekommen Sie auch bei Ihrer Krankenkasse, die sich häufig auch an den Kosten für solche Kurse beteiligt.

Progressive Muskelentspannung

Die progressive Muskelentspannung gehört zu den ältesten der «modernen» Entspannungsmethoden. Sie wurde 1908 von Edmund Jacobson entwickelt und beruht auf der Erkenntnis, dass sich ein Muskel umso gründlicher *ent*spannt, wenn er vorher *an*gespannt wurde.

Schließen Sie die Augen und atmen Sie entspannt, während Sie in Gedanken eine Reise durch Ihren Körper machen und nachspüren, wie sich die verschiedenen Muskelgruppen und Gelenke anfühlen. Spüren Sie, welche Bereiche am stärksten angespannt sind.

Jeweils eine Muskelgruppe wird nun zunächst angespannt und anschließend entspannt. Beginnen Sie mit den Füßen und arbeiten Sie sich langsam herauf bis zu Kopf und Gesicht. Stimmen Sie das An- und Entspannen auf Ihren Atemrhythmus ab, indem Sie Ihre Muskeln beim Einatmen anspannen und beim Ausatmen entspannen. Spannen Sie die einzelnen Muskeln vorsichtig an; besonders an den Nacken- und Rückenmuskeln, die häufig stark verspannt sind, kann es sonst zu Schmerzzuständen kommen; eine Überdehnung der Zehen oder Füße kann zu Muskelkrämpfen führen.

Experimentieren Sie mit verschiedenen Muskelgruppen, um herauszufinden, was Ihnen besonders gut tut. Sie können damit beginnen, nur die Zehen am linken Fuß und dann am rechten Fuß anzuspannen und zu entspannen. Oder Sie können verschiedene Muskelgruppen kombinieren, also z. B. die Zehen an beiden Füßen gleichzeitig anspannen.

Wenn Sie alle wichtigen Muskelgruppen nacheinander angespannt und entspannt haben, halten Sie einen Moment lang inne und spüren Sie, um wie viel entspannter Sie im Vergleich zum Beginn der Übung sind. Spüren Sie nach, in welchen Körperbereichen eine gewisse Anspannung zurückgeblieben ist. Wenn Sie möchten, können Sie nun eine der anderen Übungen anschließen, um die Entspannung noch zu vertiefen.

Atem-Zähl-Übung

Dies ist nicht nur eine gute Technik zum Herbeiführen der Entspannungsreaktion, sondern hilft auch besonders gut bei Einschlafproblemen.

Schließen Sie die Augen und atmen Sie ruhig und entspannt. Beginnen Sie, von 50 oder 100 an rückwärts zu zählen. Passen Sie den Zählvorgang an Ihre Atmung an, indem Sie jeweils beim Ausatmen in Gedanken eine

Zahl nennen. Zwischen zwei Atemzügen, also nach dem *Ausatmen*, entsteht eine kleine Pause, in der die Atmung ruht. Nutzen Sie diese Zeit um zu spüren, wie Ihr Körper zwischen Ausatmung und Einatmung vollständig zur Ruhe kommt.

Setzen Sie beim Zählen Ihre Phantasie ein. Stellen Sie sich die Zahlen bildlich vor, z. B. bunt oder dreidimensional. Sie können sich auch vorstellen, dass jede Zahl bei Ihrem Erscheinen von angenehmen Geräuschen oder Musik begleitet wird.

Beim Üben werden Sie öfter mal vergessen, bei welcher Zahl Sie gerade waren. Das ist völlig normal. Gehen Sie einfach zu der Zahl zurück, an die Sie sich noch erinnern können.

Herbert Bensons Entspannungstechnik

Herbert Benson entwickelte diese Entspannungstechnik, die so genannte Focal Point-Technik, nachdem er verschiedene Methoden der Meditation studiert hatte. Bei seiner Technik steht ein Wort oder ein kurzer Satz im Mittelpunkt der Konzentration. Prinzipiell kann jedes Wort eingesetzt werden, am häufigsten werden jedoch Wörter wie «eins», «ruhig» oder «entspannt» gewählt. Manche Menschen entscheiden sich auch für einen kurzen Satz wie: «Ich bin ganz ruhig und entspannt.» Natürlich können Sie auch Wörter oder kurze Sätze mit einer religiösen Bedeutung wählen wie «Shalom», «Gott ist mit mir» oder: «Ich bin behütet und beschützt.»

Schließen Sie die Augen und wählen Sie ein bestimmtes Wort, auf das Sie sich konzentrieren wollen. Dieses Wort hilft Ihnen, Ihre Gedanken von äußeren Dingen auf einen inneren, passiven Ruhepol zu lenken und sich dadurch gründlich zu entspannen.

Hilfreich ist auch, einen zweiten Konzentrationspunkt in Form einer bildlichen Vorstellung zu schaffen, die dem gewählten Wort als Hintergrund dient. Dabei kann es sich um Bilder aus der Natur, etwa einen ruhigen See oder eine Blumenwiese, aber auch um religiöse Bilder handeln.

Wiederholen Sie das Wort oder den kurzen Satz, für den Sie sich entschieden haben, in Gedanken bei jedem Ausatmen. Nehmen Sie dabei selbst eine völlig passive Einstellung an. Das ist das Wichtigste an dieser Methode. Machen Sie sich keine Sorgen darüber, wie gut Sie die Technik beherrschen, sondern warten Sie einfach ab und schauen Sie, was mit Ihnen geschieht.

Wie bei den anderen Techniken kann es sein, dass Ihre Gedanken gelegentlich abschweifen. Das ist ganz normal und kein Grund aufzugeben. Lassen Sie die Gedanken einfach kommen und gehen und lenken Sie sie dann wieder zurück auf Ihren Atem und auf das gewählte Wort oder den gewählten Satz.

Phantasiereise

Diese Methode, oft auch unter den Begriffen «Imagination» oder «Visualisation» geführt, beruht auf einem einfachen Prinzip: Wenn Sie sich ein bestimmtes Ereignis lebhaft vorstellen, lösen Sie die physiologischen Reaktionen aus, die im wirklichen Leben mit diesem Ereignis verknüpft wären. Sie können dieses Prinzip an sich selbst beobachten, wenn Sie fernsehen oder sich einen Film anschauen. In packenden Szenen spannen sich Ihre Muskeln an, in ruhigen Szenen entspannen sie sich dagegen.

Bei der Phantasiereise handelt es sich im Grunde um «absichtliches Tagträumen». Atmen Sie entspannt ein und aus, schließen Sie die Augen und stellen Sie sich etwas Friedliches und Erfreuliches vor. Ob Sie nun an eine Szene am Strand, einen stillen Bergsee, ein wogendes Weizenfeld oder einen üppigen Sommergarten denken – der möglichen Vielfalt sind nur durch Ihre eigene Vorstellungskraft Grenzen gesetzt. Seien Sie kreativ. Gehen Sie auf eine imaginäre Reise oder besuchen Sie wirkliche oder imaginäre Freunde. Rufen Sie eine angenehme Erinnerung wach oder versuchen Sie das Unmögliche und fliegen Sie auf einer Wolke geradewegs in den Himmel hinein. Es sind *Ihre* Phantasien, und *Sie allein* bestimmen, woran Sie denken möchten. Wenn Sie stark angespannt sind, kann es sinnvoll sein, eine der in den vorherigen Abschnitten beschriebenen Techniken einzusetzen, um sich mit einer gewissen Grundentspannung auf die Phantasiereise zu begeben. Falls unangenehme Gedanken auftauchen oder Ihre Gedanken abschweifen, bleiben Sie ganz ruhig und lenken Sie Ihre Aufmerksamkeit wieder zurück zu Ihrer Phantasievorstellung.

5. Hilfreiche Bücher

Baer, Lee: Der Kobold im Kopf. Die Zähmung der Zwangsgedanken. Bern: Hans Huber 2003.

Bass, Ellen & Davis, Laura: Trotz allem. Wege zur Selbstheilung für sexuell missbrauchte Frauen. Berlin: Orlanda Frauenverlag 2006

Beattie, Melody: Die Sucht gebraucht zu werden. München: Heyne 1994

Beck, Aaron & Emery, Gary: Kognitive Verhaltenstherapie bei Angst und Phobien. Eine Anleitung für Therapeuten. Tübingen: DGVT Deutsche Gesellschaft für Verhaltenstherapie 1981

Bower, S. A. & Bower, G. H.: Vertrauen zu sich selbst gewinnen. Ein Trainingsbuch. Freiburg: Herder 2002.

Burns: David D.: Feeling Good: Depressionen überwinden, Selbstachtung gewinnen. Sich wieder wohlfühlen lernen – ohne Medikamente. Paderborn: Junfermannsche Verlagsbuchhandlung 2006 (demnächst lieferbar)

Covey, Stephen R.: Die 7 Wege zur Effektivität. Prinzipien für persönlichen und beruflichen Erfolg. Offenbach: Gabal 2005

Davis, Laura: Verbündete. Ein Handbuch für Partnerinnen und Partner sexuell missbrauchter Frauen und Männer. Berlin: Orlanda Frauenverlag 1992

Drews, Toby Rice: Was tun, wenn der Partner trinkt? Wuppertal: Blaukreuz-Verlagsbuchhandlung 2003

Ellis, Albert: Grundlagen und Methoden der Rational-Emotiven Therapie. Leben lernen. Stuttgart: Klett-Cotta 1997

Fennell, Melanie J. V.: Anleitung zur Selbstachtung. Lernen, sich selbst der beste Freund zu sein. Bern: Hans Huber 2005.

Frankl, Viktor E.: Der Mensch vor der Frage nach dem Sinn. Eine Auswahl aus dem Gesamtwerk. Stuttgart: Piper 2005

Gray, John: Männer sind anders. Frauen auch. Männer sind vom Mars, Frauen von der Venus. München: Goldmann 1998

Greenberger, Dennis & Padesky, Christine A.: Mit Gedanken Gefühle behandeln: Ein Manual zur kognitiven Therapie für Klienten. DGVT Deutsche Gesellschaft für Verhaltenstherapie, o. J.

Jacobson, Edmund: Entspannung als Therapie. Progressive Relaxation in Theorie und Praxis. Stuttgart: Klett-Cotta 2006

Lerner, Harriet: Wohin mit meiner Wut? Neue Beziehungsmuster für Frauen. Frankfurt am Main: Fischer 2004

Kabat-Zinn, Jon: Gesund durch Meditation. Das große Buch der Selbstheilung. Frankfurt am Main: Fischer 2006

Marks, Isaac: Ängste. Verstehen und bewältigen. Heidelberg: Springer 1993

Markway, Barbara & Markway Gregory: Frei von Angst und Schüchternheit. Soziale Ängste besiegen - ein Selbsthilfeprogramm. Weinheim: Beltz 2004

McGoldrick, M. & Gerson, Randy: Genogramme in der Familienberatung. Bern: Hans Huber 2000

Miller, Alice: Das Drama des begabten Kindes und die Suche nach dem wahren Selbst. Frankfurt am Main: Suhrkamp 1997

Peurifoy, Reneau Z.: Angst, Panik und Phobien. Ein Selbsthilfe-Programm. Bern: Hans Huber 1993/2002

Rachman, Stanley: Angst. Diagnose, Klassifikation und Therapie. Bern: Hans Huber 2000.

Shapiro, Francine: EMDR – Grundlagen und Praxis. Handbuch zur Behandlung

traumatisierter Menschen. Paderborn: Junfermannsche Verlagsbuchhandlung 2005
Smith, Manuel J.: Sag Nein ohne Angst. Die neue Methode zur Steigerung von Selbstsicherheit und Selbstbehauptung. Augsburg: Weltbild 1996
Tricket, Shirley: Endlich wieder angstfrei leben. Zürich: Oesch 2002.
Woititz, Janet G.: Um die Kindheit betrogen. Hoffnung und Heilung für erwachsene Kinder von Suchtkranken. München: Kösel Verlag 2004

Register

U

V

W

Z